中国轻工业"十四五"规划教材

高等职业教育食品类专业教材

U0259780

食品营养与健康
（第二版）

主　编

浮吟梅　邢淑婕

中国轻工业出版社

图书在版编目（CIP）数据

食品营养与健康／浮吟梅，邢淑婕主编. —2 版 . —北京：
中国轻工业出版社，2025.3

ISBN 978-7-5184-4662-9

Ⅰ.①食… Ⅱ.①浮… ②邢… Ⅲ.①食品营养—关系—健康
Ⅳ.①R151.4

中国国家版本馆 CIP 数据核字（2024）第 090655 号

责任编辑：刘逸飞

策划编辑：张　靓　　　责任终审：白　洁　　封面设计：锋尚设计

版式设计：砚祥志远　　　责任校对：朱燕春　　责任监印：张京华

出版发行：中国轻工业出版社（北京鲁谷东街 5 号，邮编：100040）

印　　刷：三河市国英印务有限公司

经　　销：各地新华书店

版　　次：2025 年 3 月第 2 版第 2 次印刷

开　　本：787×1092　1/16　印张：23

字　　数：545 千字

书　　号：ISBN 978-7-5184-4662-9　定价：49.00 元

邮购电话：010-85119873

发行电话：010-85119832　　　010-85119912

网　　址：http://www.chlip.com.cn

Email：club@chlip.com.cn

本书编写人员

主　　编　浮吟梅　漯河职业技术学院

　　　　　　邢淑婕　漯河职业技术学院

副 主 编　殷微微　黑龙江农业职业技术学院

　　　　　　杨雯雯　漯河职业技术学院

参　　编　曹　娅　河南农业职业学院

　　　　　　贾　娟　漯河职业技术学院

　　　　　　马川兰　漯河职业技术学院

　　　　　　刘晓媛　信阳农林学院

　　　　　　李建芳　信阳农林学院

　　　　　　林晓丽　漯河职业技术学院

　　　　　　张　芳　河南双汇投资发展股份公司

　　　　　　姬玉梅　鹤壁职业技术学院

主　　审　崔惠玲　漯河职业技术学院

第二版前言

《食品营养与健康》高等职业教育教材第一版出版以来，受到广大师生和其他营养爱好者的好评。近年来，新时代教材建设的指导精神和营养与健康领域发生了重要变化，亟须对教材进行修订。

本教材贯彻落实习近平总书记关于教育的重要论述和全国教育大会精神，贯彻落实《关于深化新时代学校思想政治理论课改革创新的若干意见》和《高等学校课程思政建设指导纲要》的指导精神，围绕中共中央、国务院印发的《"健康中国2030"规划纲要》的重大战略和《国民营养计划（2017—2030年）》《健康中国行动（2019—2030年）》《学校食品安全与营养健康管理规定》《餐饮食品营养标识指南》等营养与健康领域的重要政策、法规、标准及重要指示，每个单元都引入思政精神和元素，有利于学生的思政教育和教师思政教学的开展，体现了立德树人、德技并修的培养理念。

本教材充分结合营养与健康领域的新变化、新知识，引入《中国居民膳食营养素参考摄入量（2023版）》《中国居民膳食指南（2022）》《食物交换份》、慢性病食养指南、高等职业教育"食品营养与健康"新专业目录等的内容与精神，更加突出健康理念，为学生和相关人员学习提供了最新的参考资料。

本教材强调理论联系实际，注重应用能力的培养，以2021年国家人力资源和社会保障部《公共营养师》职业技能标准为目标，结合最新营养教学改革成果，内容上做到全面、具体、实用，形式上便于开展理实一体化教学。

本教材突破了传统的内容体系，以"职业活动为导向、职业技能为核心"为指导思想，将教材分成理论知识、技能训练两大部分。每个项目根据技能目标分为若干个单元，并配置相应的工作任务和任务工单，每个技能训练中布置的工作任务都有对应的任务工单，可以对该技能进行针对性训练，体现项目导向、任务引领的课程改革发展形势，技能训练针对性强，效果好。

本教材共有六个项目：能量与营养素、食品选购与营养评价、膳食设计与评估、膳食调查与评价、人体营养状况测定与评价、营养与健康促进。根据强化技能训练的目的，本教材加强了食品选购、膳食设计、营养评估、食品营养标签、减盐减油、慢性病健康指导、烹饪营养指导和运动指导等与健康密切相关的理论知识和实践技能。

本教材绪论由林晓丽编写，项目一由殷微微编写，项目二由曹娅编写，项目三由杨雯雯编写，项目四由刘晓媛、李建芳编写，项目五由马川兰编写，项目六由贾娟编写，由浮吟梅、邢淑婕负责整体编写工作安排、统稿工作及内容审核，由张芳、姬玉梅负责技能部分编写指导，由崔惠玲负责总体审核工作。感谢漯河职业技术学院郭志芳副教授、王婷婷副教授和王润博讲师对本教材编写工作的大力支持。

本教材适用于高职高专食品、生物类专业及医学类专业师生，同时兼顾旅游类专业，也可作为其他人员工作及生活中的参考资料。

由于书中内容涉及知识面较广，作者水平有限，不妥及错误之处在所难免，敬请读者批评指正。

编　者

第一版前言

为了适应高职教育蓬勃发展的需要，突出高等职业教育的特色，迎合食品专业以就业为指导方针的新趋势，新编高职高专《食品营养与健康》教材尽可能满足食品、医学类各专业需要，成为实用性强的新型教材。

本教材强调理论联系实际，注重应用能力的培养，以营养师的技能标准为目标，结合最新营养教学改革成果，内容上做到全面、具体、实用，形式上便于开展理实一体化教学。为达到加强技能训练的目的，本书加入了食物和营养的评价方法、营养标签知识、人体营养状况的测定和评价、烹饪营养指导和运动指导等与健康密切相关的理论知识和实践技能。本书包含最新发布的《中国居民膳食指南（2022）》，附录提供了中国普通食物营养成分表和2013版《中国居民膳食营养素参考摄入量》，为学生和相关人员学习提供了最新的参考资料。

本书突破了传统的内容体系，根据营养师的能力需要将教材分成理论知识、技能训练两大部分。每个项目根据技能目标分为若干个单元，并配置相应的技能训练任务，技能训练针对性强，效果好。根据以上原则在传统教材内容的基础上，结合多年的教学和实践经验，对教材内容进行有机整合，共分五个项目，每个项目里有若干个单元，每个单元里安排有相应的能力训练和工作任务，教学时可根据需要对学生进行项目和任务的选择与安排，适应现在项目导向、任务引领的课程改革发展形势，同时配有设计好的进一步强化技能训练的工作任务书，便于教师在实践中采用理实一体化教学。

本书共分为五个项目，内容有：绪论；食品营养评价，包括蛋白质及其质量评价、血糖生成指数和血糖负荷的计算、脂肪质量评价、食物能量密度和营养素密度的计算、食品营养价值评价、营养标签的解读与制作等；人体营养状况测定和评价，包括人体体格测量、营养不良的症状与判别等；膳食调查和评价；膳食指导和食谱编制；营养咨询和教育，包括营养和食品安全知识指导、营养与健康教育等。

本书适用于高职高专食品、生物类各专业和医学类专业，同时兼顾旅游与酒店专业，也可作为其他人员工作及生活中的参考资料。

由于书中内容涉及面较广，作者水平有限，不妥及错误之处在所难免，敬请读者批评指正。

编　者

目 录 CONTENTS

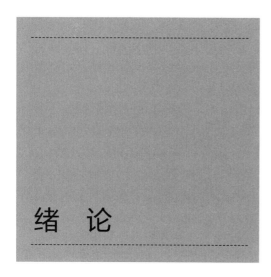

绪 论

内容引入

实现国民健康长寿,是国家富强、民族振兴的重要标志,也是全国各族人民的共同愿望。2016年8月26日,中共中央政治局召开会议,审议通过《"健康中国2030"规划纲要》,该纲要是今后15年推进健康中国建设的行动纲领;会议认为,编制和实施该纲要是保障人民健康的重大举措,对全面建成小康社会、加快推进社会主义现代化具有重大意义。为贯彻落实《"健康中国2030"规划纲要》,提高国民营养健康水平,国务院办公厅于2017年6月30日印发《国民营养计划(2017—2030年)》,健康中国行动推进委员会于2019年7月9日印发《健康中国行动(2019—2030年)》。2022年10月16日,习近平总书记在党的二十大报告中指出:"推进健康中国建设。""把保障人民健康放在优先发展的战略位置,完善人民健康促进政策。""深入开展健康中国行动和爱国卫生运动,倡导文明健康生活方式。"

《"健康中国2030"
规划纲要》(文件)

一、营养与营养素

1. 营养

"营养"作为一个名词、术语已为众人所习用,但对它的确切定义却未必准确了解。"营"在汉字里是谋求的意思,"养"是养生或养身,两个字组合在一起应当是"谋求养生"的意思。确切地说,应当是"用食物或食物中的有益成分谋求养生"。"营养"一词确切而比较完整的定义应当是:机体通过摄取食物,体内消化、吸收和代谢,利用食物中对身体有益的物质来构建机体组织器官、满足生理功能和身体活动需要的过程。研究人体及其他生物营养问题的科学称为营养学。

营养与营养素
(视频)

2. 膳食中的营养素

来自膳食的营养素种类繁多,根据其生理作用和健康功能的不同,可分为必需营养素、条件必需营养素、其他膳食成分等。

（1）必需营养素　必需营养素是一类机体存活、正常生长和功能所必需，但不能由机体自身合成或合成不足，而必须从食物中获得的营养素。与其他膳食成分相比，它们都具有一个重要的生物学特性，即缺乏该营养素可造成特异性缺乏病，甚至死亡。

至今已经确认的必需营养素有 42 种，包括蛋白质中的 9 种氨基酸（异亮氨酸、亮氨酸、赖氨酸、甲硫氨酸、苯丙氨酸、苏氨酸、色氨酸、缬氨酸、组氨酸）、脂类中的 2 种多不饱和脂肪酸（亚油酸、α-亚麻酸）、碳水化合物、7 种常量元素（钾、钠、钙、镁、硫、磷、氯）、8 种微量元素（铁、碘、锌、硒、铜、铬、钼、钴）、14 种维生素（维生素 A、维生素 D、维生素 E、维生素 K、维生素 B_1、维生素 B_2、维生素 B_6、维生素 C、烟酸、泛酸、叶酸、维生素 B_{12}、胆碱、生物素）和水。

营养素的分类包括蛋白质、脂类、碳水化合物、矿物质、维生素、水和膳食纤维，其中蛋白质、脂类和碳水化合物在人体内代谢过程中能够产生能量，故又称产能营养素。根据人体的需要量或体内含量又可分为宏量营养素（包括蛋白质、脂类和碳水化合物）和微量营养素（包括矿物质和维生素），其中矿物质又分为常量元素和微量元素。

（2）条件必需营养素　条件必需营养素特指人体正常状态下不一定需要，但对于体内不能足量合成的人群是必需供给的营养素。补充该营养素可纠正缺乏导致的异常表现。条件必需营养素这一概念最初只用于全胃肠外营养的患者，目前这一概念还包括生长发育不全、某些病理状态以及遗传缺陷等条件下人体所需的营养素。

（3）其他膳食成分　除了已知的营养素外，食物中含有多种非营养素的其他膳食成分，越来越多的研究证据表明，植物性食物中的多种成分在维护人体生理功能以及预防某些疾病方面具有不可或缺的作用。

二、营养与健康

1. 健康

人体通过摄取食物所获得的营养素在体内主要有三方面的作用：一是为人体机能正常运转提供持续的能量；二是提供人体的"建筑材料"，用以构成和修复身体组织；三是提供调节物质，用以调节机体的生理功能。因此营养素是健康的物质基础。

根据国家卫生健康委办公厅印发的《中国公民健康素养——基本知识与技能（2024年版）》中对健康的定义：健康不仅仅是没有疾病或虚弱，而是身体、心理和社会适应的完好状态。

世界卫生组织（WHO）提出的衡量健康的 10 项具体标准：①精力充沛，能从容不迫地应付日常生活和工作；②处事乐观，态度积极，乐于承担任务，不挑剔；③善于休息，睡眠良好；④应变能力强，能适应各种环境的变化；⑤对一般感冒和传染病有一定抵抗力；⑥体重适当，体态匀称，头、臂、臀比例协调；⑦眼睛明亮，反应敏锐，眼睑不发炎；⑧牙齿清洁，无缺损，无疼痛，牙龈颜色正常，无出血；⑨头发光洁，无头屑；⑩肌肉、皮肤富弹性，走路轻松。

2. 营养与健康

《国民营养计划（2017—2030 年）》中写道："营养是人类维持生命、生长发育和健康的重要物质基础，国民营养事关国民素质提高和经济社会发展。"

营养素缺乏或过剩均会导致相关疾病。缺乏营养素可能导致的疾病包括蛋白质能量营养不良、夜盲症、烟酸缺乏症（糙皮病）、钙缺乏症、缺铁性贫血等。营养素缺乏分两类，即原发性营养缺乏和继发性营养缺乏。前者指的是膳食中缺乏营养素，后者指的是机体在营养素的吸收与利用上存在障碍。营养过剩指的是人体摄取的营养超过了自身需求，多余的营养在体内也会引发疾病，包括肥胖症、冠心病、糖尿病及其他心脑血管疾病等。营养素还具有辅助治疗各种疾病的作用，合理的营养摄入可以让疾病治疗达到事半功倍的效果。总之，营养缺乏或过量，均会引发相关疾病，危害人体健康，只有均衡营养才能保证身体健康。

我国的传统饮食文化对饮食与健康的关系也有很好的阐述，如我国最早的医学典籍《黄帝内经·素问》就有关于"五谷为养，五果为助，五畜为益，五菜为充"的记载，意思就是五谷是人体赖以生存的基本物质，五果辅助补充营养，五畜补益五脏精气，五菜有协同充养作用，各种食物合理搭配，才可以保证用膳者必需的能量和各种营养素的供给。

饮食与健康（视频）

三、我国居民的营养与健康状况

1. 我国营养改善和慢性病防控工作取得的成效

《中国居民营养与慢性病状况报告（2020 年）》显示，近年来，随着健康中国建设和健康扶贫等民生工程的深入推进，我国营养改善和慢性病防控工作取得积极进展和明显成效。主要体现在以下几个方面。

（1）居民体格发育与营养不足问题持续改善，城乡差异逐步缩小。居民膳食能量和宏量营养素摄入充足，优质蛋白摄入不断增加。成人平均身高继续增长，儿童青少年生长发育水平持续改善，6 岁以下儿童生长迟缓率、低体重率均已实现 2020 年国家规划目标，特别是农村儿童生长迟缓问题已经得到根本改善。居民贫血问题持续改善，成人、6~17 岁儿童青少年、孕妇的贫血率均有不同程度下降。

（2）居民健康意识逐步增强，部分慢性病行为危险因素流行水平呈现下降趋势。近年来，居民吸烟率、二手烟暴露率、经常饮酒率均有所下降。家庭减盐取得成效，人均每日烹调用盐 9.3g，与 2015 年相比下降了 1.2g。居民对自己健康的关注程度也在不断提高，定期测量体重、血压、血糖、血脂等健康指标的人群比例显著增加。

（3）重大慢性病过早死亡率逐年下降，因慢性病导致的劳动力损失明显减少。2019年，我国居民因心脑血管疾病、癌症、慢性呼吸系统疾病和糖尿病等四类重大慢性病导致的过早死亡率为 16.5%，与 2015 年的 18.5% 相比下降了 2 个百分点，降幅达 10.8%，提前实现 2020 年国家规划目标。

2. 目前我国存在的营养与健康问题

合理膳食是保证健康的基础。近年来，我国居民营养健康状况明显改善，但仍面临营养缺乏与营养过剩并存、营养相关疾病多发等问题。目前，我国居民一些突出的营养问题主要体现在三个方面：一是膳食结构不合理的问题突出，膳食脂肪供能比持续上升，食用油、食用盐摄入量远高于推荐值，而水果、豆及豆制品、奶类消费量不足。二是我国居民超重肥胖的形势严峻，城乡各年龄段居民超重肥胖率持续上升，慢性病患病率/发病率仍呈上升趋势。三是部分重点地区、重点人群，如婴幼儿、育龄妇女和高龄老年人面临的重要微量营养素缺乏等问题仍需要引起关注。

四、我国营养与健康领域的重要政策

（一）《国民营养计划（2017—2030 年）》

人民健康是民族昌盛和国家富强的重要标志，预防是最经济、最有效的健康策略。党中央、国务院发布《"健康中国 2030"规划纲要》，提出了健康中国建设的目标和任务。党的十九大做出实施健康中国战略的重大决策部署，强调坚持预防为主，倡导健康文明生活方式，预防控制重大疾病。为贯彻落实《"健康中国 2030"规划纲要》，提高国民营养健康水平，由国务院办公厅于 2017 年 6 月 30 日印发《国民营养计划（2017—2030 年）》并实施。

《国民营养计划
（2017—2030 年）》
（文件）

1. 主要目标

到 2030 年，营养法规标准体系更加健全，营养工作体系更加完善，食物营养健康产业持续健康发展，传统食养服务更加丰富，"互联网＋营养健康"的智能化应用普遍推广，居民营养健康素养进一步提高，营养健康状况显著改善。实现以下目标。

进一步降低重点人群贫血率，5 岁以下儿童贫血率和孕妇贫血率控制在 10% 以下；5 岁以下儿童生长迟缓率下降至 5% 以下；0~6 个月婴儿纯母乳喂养率在 2020 年的基础上提高 10%；进一步缩小城乡学生身高差别，学生肥胖率上升趋势得到有效控制；进一步提高住院病人营养筛查率和营养不良住院病人的营养治疗比例；居民营养健康知识知晓率在 2020 年的基础上继续提高 10%；全国人均每日食盐摄入量降低 20%，居民超重、肥胖的增长速度明显放缓。

2. 完善实施策略

（1）完善营养法规政策标准体系　研究建立各级营养健康指导委员会，加强营养健康法规、政策、标准等的技术咨询和指导。制修订中国居民膳食营养素参考摄入量、膳食调查方法、人群营养不良风险筛查、糖尿病人膳食指导、人群营养调查工作规范等行业标准。研究制定老年人群营养食品通则、餐饮食品营养标识等标准，加快修订预包装食品营养标签通则、食品营养强化剂使用标准、婴儿配方食品等重要食品安全国家标准。

（2）加强营养能力建设　加快研究制定基于我国人群资料的膳食营养素参考摄入量，改变依赖国外人群研究结果的现状，优先研究铁、碘等重要营养素需要量。强化营养人才的专业教育和高层次人才培养，推进对医院、妇幼保健机构、基层医疗卫生机构的临床医生、集中供餐单位配餐人员等的营养培训。开展营养师、营养配餐员等人才培养工作，推动有条件的学校、幼儿园、养老机构等场所配备或聘请营养师。

（3）强化营养和食品安全监测与评估　定期开展人群营养状况监测。加强食物成分监测工作。开展人群营养健康状况评价、食物营养价值评价。强化碘营养监测与碘缺乏病防治。

（4）发展食物营养健康产业　针对不同人群的健康需求，着力发展保健食品、营养强化食品、双蛋白食物等新型营养健康食品。

（5）大力发展传统食养服务　通过多种形式促进传统食养知识传播，推动传统食养与现代营养学、体育健身等有效融合。开展针对老年人、儿童、孕产妇及慢性病人群的食养指导，提升居民食养素养。实施中医药治未病健康工程，进一步完善适合国民健康需求的食养制度体系。

另外还要加强营养健康基础数据共享利用，普及营养健康知识。

3. 开展重大行动

为配合实现以上目标和策略，《国民营养计划（2017—2030年）》中提出开展以下重大行动。

（1）生命早期1000天营养健康行动　开展孕前和孕产期营养评价与膳食指导；实施妇幼人群营养干预计划；提高母乳喂养率，培养科学喂养行为；提高婴幼儿食品质量与安全水平，推动产业健康发展。

（2）学生营养改善行动　指导学生营养就餐；开展学生超重、肥胖干预；开展学生营养健康教育。结合不同年龄段学生的特点，开展形式多样的课内外营养健康教育活动。

（3）老年人群营养改善行动　开展老年人群营养状况监测和评价；建立满足不同老年人群需求的营养改善措施，促进"健康老龄化"；建立老年人群营养健康管理与照护制度，实现营养工作与医养结合服务内容的有效衔接。

（4）临床营养行动　建立、完善临床营养工作制度；开展住院患者营养筛查、评价、诊断和治疗；推动营养相关慢性病的营养防治，制定完善高血压、糖尿病、脑卒中及癌症等慢性病的临床营养干预指南；推动特殊医学用途配方食品和治疗膳食的规范化应用。

（5）贫困地区营养干预行动　将营养干预纳入健康扶贫工作，因地制宜开展营养和膳食指导；实施贫困地区重点人群营养干预；加强贫困地区食源性疾病监测与防控，减少因食源性疾病导致的营养缺乏。

（6）吃动平衡行动　推广健康生活方式，积极推进全民健康生活方式行动，广泛开展以"三减三健"（减盐、减油、减糖，健康口腔、健康体重、健康骨骼）为重点的专项行动；提高运动人群营养支持能力和效果；推进体医融合发展，调查糖尿病、肥胖、骨骼疾病等营养相关慢性病人群的营养状况和运动行为，构建以预防为主、防治结合的营养运动健康管理模式。

（二）《健康中国行动（2019—2030年）》

为加快推动从以治病为中心转变为以人民健康为中心，动员全社会落实预防为主方针，实施健康中国行动，提高全民健康水平，健康中国行动推进委员会2019年7月9日印发了《健康中国行动（2019—2030年）》。

1. 总体目标

到2030年，全民健康素养水平大幅提升，健康生活方式基本普及，居民主要健康影响因素得到有效控制，因重大慢性病导致的过早死亡率明显降低，人均健康预期寿命得到较大提高，居民主要健康指标水平进入高收入国家行列，健康公平基本实现，实现《"健康中国2030"规划纲要》有关目标。

《健康中国行动
（2019—2030年）》
（文件）

2. 重大行动

为积极应对当前突出健康问题，必须关口前移，采取有效干预措施，这是解决当前健康问题的现实途径，是落实健康中国战略的重要举措。重大行动包括健康知识普及行动、合理膳食行动、全民健身行动、控烟行动、心理健康促进行动、健康环境促进行动、妇幼健康促进行动、中小学健康促进行动、职业健康保护行动、老年健康促进行动、心脑血管疾病防治行动、癌症防治行动、慢性呼吸系统疾病防治行动、糖尿病防治行动、传染病及地方病防控行动，共 15 项重大行动。党的十九大做出的实施健康中国战略的重大决策部署，充分体现了维护人民健康的坚定决心。

五、膳食营养素参考摄入量

《中国居民膳食营养素参考摄入量（2023 版）》是依据营养科学的大量研究成果制定的，是指导我国居民营养素摄入量目标的重要文件，对于制定国家政策和重要技术指标、食品营养标准、营养支持和治疗、膳食调查指导和评估、新食品研发，以及保障国民健康和膳食营养素合理摄入有着重大意义。合理营养是健康的物质基础，平衡膳食是合理营养的根本途径；人体需要的各种营养素都从饮食中获得，因此必须科学安排每日膳食以提供数量及质量适宜的营养素。如果某种营养素长期供给不足或供给过量就可能产生相应的营养缺乏或营养过剩的危害。

膳食营养素参考摄入量（DRIs）是为了保证人体合理摄入能量和营养素，避免摄入不足和摄入过量及降低慢性病风险，推荐的健康人群每日平均膳食营养素摄入量的一组参考值。DRIs 是在推荐膳食营养素供给量（RDA）基础上发展起来的一组每日平均膳食营养素摄入量的参考值。2023 年中国营养学会提出的 DRIs 包括 7 项内容：平均需要量（EAR）、推荐摄入量（RNI）、适宜摄入量（AI）、可耐受最高摄入量（UL）、宏量营养素可接受范围（AMDR）、降低膳食相关非传染性疾病风险的建议摄入量（PI-NCD）和特定建议值（SPL）。

1. 平均需要量（EAR）

EAR 是指某一特定性别、年龄及生理状况群体中个体对某营养素需要量的平均值。按照 EAR 水平摄入营养素，根据某些指标判断可以满足某一特定性别、年龄及生理状况群体中 50% 个体需要量的摄入水平，但不能满足另外 50% 个体对该营养素的需要。EAR 是制定 RNI 的基础，由于某些营养素的研究尚缺乏足够的人体需要量资料，因此并非所有营养素都能制定其 EAR。

2. 推荐摄入量（RNI）

RNI 是指可以满足某一特定性别、年龄及生理状况群体中绝大多数个体（97%~98%）需要量的某种营养素摄入水平。长期摄入 RNI 水平可以满足机体对该营养素的需要，维持组织中适当的营养素储备以保障机体健康。RNI 相当于传统意义上的 RDA。RNI 的主要用途是作为个体每日摄入该营养素的目标值。

RNI 是根据某一特定人群中体重在正常范围内的个体需要量而设定的。对个别身高、体重超过此参考范围较多的个体，可能需要按每千克体重的需要量调整其 RNI。

能量需要量（EER）是指能长期保持良好的健康状态、维持良好的体型、机体构成以及理想活动水平的个体或群体，达到能量平衡时所需的膳食能量摄入量。EER 的制定须考虑性别、年龄、体重、身高和身体活动的不同。群体的能量推荐摄入量直接等同于该群体的能量 EAR，而不是像蛋白质等其他营养素那样等于 EAR+2 倍标准差。所以能量的推荐摄入量不用 RNI 表示，而直接使用 EER 来描述。

此次提出 EAR 和 RNI 的营养素有蛋白质、总碳水化合物、维生素 A、维生素 D、维生素 B$_1$、维生素 B$_2$、维生素 B$_6$、维生素 B$_{12}$、维生素 C、烟酸、叶酸、钙、磷、镁、铁、锌、碘、硒、铜、钼、水和膳食纤维。

3. 适宜摄入量（AI）

当某种营养素的个体需要量研究资料不足而不能制定 EAR，从而无法推算 RNI 时，可通过设定 AI 来提出这种营养素的摄入量目标。AI 是通过观察或实验获得的健康群体某种营养素的摄入量。例如纯母乳喂养的足月产健康婴儿，从出生到 6 月龄，他们的营养素全部来自母乳，故摄入母乳中的营养素数量就是婴儿所需各种营养素的 AI。此次提出 AI 的营养素有亚油酸、亚麻酸、二十碳五烯酸（EPA）和二十二碳六烯酸（DHA）、维生素 E、泛酸、生物素、钾、钠、氯、氟、锰、铬。

4. 可耐受最高摄入量（UL）

UL 是营养素或其他膳食成分每日摄入量的安全上限，是健康人群中几乎所有个体都不会产生毒副作用的最高摄入水平。对一般群体来说，摄入量达到 UL 水平对几乎所有个体均不致损害健康，但并不表示达到此摄入水平对健康有益。对大多数营养素而言，健康个体的摄入量超过 RNI 或 AI 水平并不会产生益处。因此，UL 并不是一个建议的摄入水平。目前有些营养素还没有足够的资料来制定 UL，所以没有提出 UL 的营养素并不意味着过多摄入这些营养素没有潜在的危险。提出 UL 的营养素及膳食成分有维生素 A、维生素 D、维生素 E、维生素 B$_6$、维生素 C、叶酸、烟酸、胆碱、钙、磷、铁、锌、硒、氟、锰、钼、叶黄素、大豆异黄酮、番茄红素、原花青素、植物固醇、L-肉碱、姜黄素。

5. 宏量营养素可接受范围（AMDR）

AMDR 指蛋白质、脂肪和碳水化合物理想的摄入量范围，该范围可以提供这些必需营养素的需要，并且有利于降低慢性病的发生危险，常用占能量摄入量的百分比表示。

蛋白质、脂肪和碳水化合物的摄入比例影响微量营养素的摄入状况。当产能营养素摄入过量时可能导致机体能量储存过多，增加慢性病的发生风险。因此有必要提出 AMDR，以预防营养素缺乏，同时减少摄入过量而导致慢性病的风险。传统上 AMDR 常以某种营养素摄入量占摄入总能量的比例来表示，其显著的特点之一是具有上限和下限。如果个体的摄入量高于或低于推荐范围，可能引起必需营养素缺乏或罹患慢性病的风险增加。

6. 降低膳食相关非传染性疾病风险的建议摄入量（PI-NCD）

慢性非传染性疾病（NCD），也称慢性病，以肥胖、糖尿病、心血管疾病、恶性肿瘤、呼吸系统疾病等为代表。这些疾病的共同危险因素是长期膳食模式不合理、身体活动不足以及其他不良生活方式等，因此也称为膳食相关非传染性疾病。

PI-NCD，简称建议摄入量（PI），是以膳食相关非传染性疾病一级预防为目标，提出的必需营养素每日摄入量（水平）。当 NCD 易感人群该营养素的摄入量达到 PI，可降低其发生风险。提出 PI 的有维生素 C、钾、钠。

7. 特定建议值（SPL）

SPL 是以降低成年人膳食相关非传染性疾病风险为目标，提出的其他膳食成分的每日摄入量（水平）。当该成分的摄入量达到 SPL，可能有利于降低疾病的发生风险或死亡率。

绪论（在线测试）

项目一

能量与营养素

知识目标

1. 熟悉人体能量需要和食物来源。
2. 熟悉食品中各类营养素分类、功能和来源。

技能目标

1. 能对不同食物进行能量密度的计算和评价。
2. 能对食物蛋白质、碳水化合物和脂肪进行质量评价。
3. 能指导消费者科学饮水。

素质目标

1. 根据评价标准对项目进行评价，找出实施过程中存在的问题，完善任务工单，培养严谨的科学素养和精益求精的工匠精神。

2. 认识到营养在健康中国建设中的作用，感悟以"国家富强、人民健康幸福"为己任的食品产业从业人员的精神，增强投身生命健康产业的专业志趣和职业情怀。

3. 深刻认识到"人民健康是民族昌盛和国家富强的重要标志"；健康是广大人民群众的共同追求，培养正确的生活方式，树立疾病预防和促进康复的健康中国理念。

学习单元 1

能量

内容引入

2015—2019 年，国家卫生健康委组织中国疾病预防控制中心、国家癌症中心、国家心血管病中心开展了新一轮的中国居民慢性病与营养监测，覆盖全国 31 个省（自治区、直辖市）近 6 亿人口，现场调查人数超过 60 万，具有国家和省级代表性，根据监测结果编写形成《中国居民营养与慢性病状况报告（2020 年）》。报告结果显示，我国居民膳食脂肪供能比持续上升，农村首次突破 30% 推荐上限。家庭人均每日烹调用盐和用油量仍远高于推荐值，同时，居民在外就餐比例不断上升，食堂、餐馆、加工食品中的油、盐应引起关注。儿童青少年经常饮用含糖饮料问题已经凸显，15 岁以上人群吸烟率、成人 30 天内饮酒率超过四分之一，身体活动不足问题普遍存在。

人体在生命活动过程中，都需要能量，如物质代谢的合成和分解反应、心脏跳动、肌肉收缩、腺体分泌等。而这些能量来源于食物。已知，生物的能量直接或间接来源于太阳的辐射能。其中，植物借助叶绿素的功能吸收利用太阳辐射能，通过光合作用将二氧化碳和水合成碳水化合物；植物还可以吸收利用太阳辐射能合成脂类、蛋白质。而动物在食用植物时，实际上是从植物中间接吸收利用太阳辐射能，人类则是通过摄取动、植物性食物获得所需的能量。动、植物性食物中所含的营养素可分为五大类：碳水化合物、脂肪、蛋白质、矿物质和维生素，如果加上水，则为六大类。

一、人体的能量需要

食物中的碳水化合物、蛋白质和脂肪等营养素在人体中经过消化转变成可吸收的小分子营养物质，这些被吸收的小分子营养物质在细胞内经过一系列合成代谢后，会产生能量。在正常情况下，人体能量摄入与能量消耗呈动态平衡。如果摄入能量过多或过少，会引起体重过重或减轻而影响人体的健康。

（一）能量单位

食物能量含量只能通过在特定条件下，将能量从一种形式转化成另一种形式来测定。在营养学上，食物能量基于碳水化合物、蛋白质和脂肪三大营养成分在氧化过程中释放的热量来测定，并以热量单位来表示。传统的热量单位为卡（cal），为使用方便，实践中常用单位为千卡（kcal）和兆卡（Mcal）。三者关系为：1kcal = 1000cal；1Mcal = 1000kcal。国际营养科学联合会及国际生理科学联合会确认以焦［耳］（J）作为统一使用的能量单位。因此营养学传统单位为卡，现在规定用焦［耳］。卡与焦［耳］可以相互换算，换算关系如下。

$$1cal = 4.184J \quad 1kcal = 4.184kJ \quad 1Mcal = 4.184MJ$$

$$1J = 0.2396cal \quad 1kJ = 0.2396kcal \quad 1MJ = 0.2396Mcal$$

（二）能量来源及比例

1. 产能营养素

人体所需要的能量来源于食物中的碳水化合物、蛋白质和脂肪，三者统称为产能营养素。人体在正常情况下，主要是利用碳水化合物和脂肪提供能量。我国居民一般所需要的能量 60% 以上是由食物中的碳水化合物提供，20%~30% 来自脂肪。当人体中能源物质不足，长期不能进食或能量消耗过多，体内的糖原和脂肪已经大量消耗之后，将依靠组织蛋白质供能。

2. 能量系数

能量系数是指每克产能营养素在体内氧化所产生的能量，也称为食物能量卡价。碳水化合物、脂肪、蛋白质在体内氧化分别产生 17.15kJ（4.1kcal）、39.54kJ（9.45kcal）和 23.64kJ（5.65kcal）能量，吸收后的碳水化合物和脂肪在体内可完全氧化成 H_2O 和 CO_2，其终产物及产热量与体外相同，但蛋白质在体内不能完全氧化，其终产物除 H_2O 和 CO_2 外，还有尿素、尿酸、肌酐等含氮物质通过尿液排出体外，若把 1g 蛋白质在体内产生的这些含氮物在体外测热器中继续氧化还可以产生 5.44kJ 的热量，蛋白质的产能系数应为 23.64kJ–5.44kJ=18.2kJ，一般混合型膳食中碳水化合物、脂肪、蛋白质的消化率分别约为 98%、95% 和 92%，所以三种产能营养素每克在体内可以氧化产生的能量，分别定为 17kJ（4.0kcal）、37kJ（9.0kcal）、17kJ（4.0kcal）。

除此之外，酒中的乙醇也能提供能量，每克乙醇可产能量 29kJ（7kcal）。每克不可利用的碳水化合物（膳食纤维）在体内产生的能量约 8.4kJ（2.0kcal），每克有机酸在体内产生的能量约 13kJ（3kcal）。

3. 能量来源分配

三大产能营养素在体内都有其特殊的生理功能并且彼此相互影响。如碳水化合物与脂肪的相互转化对蛋白质有节约作用，因此，三者在总能量供给中应有一个恰当的比例。根据《中国居民膳食营养素参考摄入量（2023 版）》，成人碳水化合物供给的能量以占能量的 50%~65%、脂肪占 20%~30%、蛋白质占 10%~20% 为宜。

（三）能量消耗构成

人体能量需要与消耗是一致的。机体的能量消耗主要由基础代谢、身体活动、食物热效应和生长发育四方面消耗构成，其中正常人能量消耗主要用于维持基础代谢、身体活动、食物的热效应的需要，而孕妇、乳母、婴幼儿、儿童、青少年、刚病愈的机体还包括生长发育的能量消耗。

1. 基础代谢

基础代谢是指维持人体最基本生命活动所必需的能量消耗，是指人体在清醒、空腹、安静而舒适的环境中，无任何身体活动和紧张的思维活动，全身肌肉松弛，消化系统处于静止状态下的能量消耗，即指人体用于维持体温、心跳、呼吸、各器官组织和细胞基本功能等最基本的生命活动的能量消耗，占人体总能量消耗的 45%~70%。

（1）基础代谢率（BMR）　基础代谢的水平用基础代谢率表示，是指单位时间内人体基础代谢所消耗的能量，单位为 kJ/（m²·h）或 kJ/（kg·h）。基础代谢与人体表面积密切相关，体表面积又与身高及体质量有密切关系。

（2）影响基础代谢的因素

①体表面积：相同体重者，瘦高体形的人体表面积大，基础代谢率高于矮胖者。人体瘦体重消耗的能量占基础代谢的 70%~80%，这些组织指人体除脂肪组织以外的骨骼、肌肉、内脏器官及神经、血管等，所以，瘦体重质量大、肌肉发达者，基础代谢水平高。

②年龄及生理状态：生长期的婴儿基础代谢率高，随年龄增长基础代谢率下降，一般成年人低于儿童，老年人低于成年人。

③性别：女性瘦体重质量所占比例低于男性，脂肪的比例高于男性，因而同龄女性基础代谢率低于男性 5%~10%。孕妇因合成新组织，基础代谢率增高。

④环境温度：寒冷气温下的人群基础代谢率高于温带气候下的人群。

⑤应急状态：一切应急状态，如发热、创伤、心理应激等均可使基础代谢率升高。

此外，种族、内分泌、情绪以及过多摄食等都可能影响基础代谢。

2. 身体活动

身体活动的能量消耗也称运动的生热效应，是构成人体能量消耗的重要部分。人体能量需要量的不同主要体现在身体活动的差别。人体从事各种活动消耗的能量，主要取决于身体活动的强度和持续时间。身体活动一般包括职业性身体活动、交通往来活动、家务活动和休闲时间进行的身体活动，因职业不同造成的能量消耗差别最大。伴随我国经济发展，职业活动（劳动）强度及条件的改善，已建议将我国人群的身体活动由 5 级调整为 3 级，即低强度、中等强度、高强度 3 级，根据不同级别的身体活动水平可推算出能量消耗。中国成年人身体活动水平分级见表 1-1。

表 1-1　　　　　　　　　　中国成年人身体活动水平分级

活动水平分级	职业工作时间分配	工作内容举例	身体活动水平（PAL）
低强度	75%时间坐着或站立，25%时间站着活动	办公室或精密仪器机械师、司机、学生、实验室助理、装配线工人等	1.4~
中等强度	40%时间坐着或站立，60%时间特殊职业活动	家庭主妇、销售人员、侍应生、机械师、交易员等	1.7~
高强度	25%时间坐着或站立，75%时间特殊职业活动	建筑工人、农民、林业工人、矿工、运动员等	2.0

3. 食物热效应

食物热效应（TEF）又称食物特殊动力作用，指人体在摄食过程中引起的能量消耗额外增加现象，即摄食后一系列消耗、吸收、合成活动及营养素和营养素代谢产物之间相互转化过程中的能量消耗。不同食物或营养素的热效应不同，蛋白质的 TEF 最大，为 20%~30%，碳水化合物 5%~10%，脂肪<5%。成人食用普通混合膳食，每日由于 TEF 而额外增加的能量消耗，相当于总能量消耗的 10%。

4. 生长发育

正在生长发育的机体还要额外消耗能量维持机体的生长发育。婴幼儿、儿童、青少年生长发育所需的能量主要用于形成新组织的新陈代谢，3~6 月龄的婴儿每天有 15%~23%的能量储存于机体建立的新组织。婴儿每增加 1g 体重约需要 20.9kJ（5kcal）能量。孕妇能量消耗主要用于子宫、乳房、胎盘、胎儿的生长发育及体脂肪储备，乳母的能量消耗除自身的需求以外，也用于乳汁的合成分泌。

二、膳食能量摄入量与食物来源

（一）能量需要量

能量需要量（EER）是指能长期保持良好的健康状态、维持良好的体型、机体构成以及理想活动水平的个体或群体，达到能量平衡时所需要的膳食能量摄入量。对于孕妇、乳母、儿童等人群，还包括满足组织生长和分泌乳汁等的能量储备需要。能量需要量应等于消耗量，能量缺乏和过剩都对身体健康不利。

（二）能量的食物来源

人体能量主要来自于碳水化合物、蛋白质和脂肪三类产能营养素，产能营养素普遍存在于各种食物中。粮谷类和薯类食物含碳水化合物较多，是膳食能量最经济的来源；油料作物、一些动物组织富含脂肪；动物性食物一般比植物性食物含有更多的蛋白质；但大豆和坚果类含丰富的油脂和蛋白质；蔬菜和水果一般含能量较低。

能量
（在线测试）

技能训练　食物能量密度计算与评价

一、工作准备

（1）食物准备　准备 2~3 种市售产品，如零食、饼干、饮料等。此产品应有食品标签、食物成分数据，至少要求有能量数据。

（2）准备必要的资料　食物营养成分表和《中国居民膳食营养素参考摄入量（2023版）》。

（3）准备工具　如计算器、任务工单、笔、纸等。

二、工作程序

1. 观察食品标签，查找标签上的食物营养成分表

根据食品外包装上的标签，在营养成分表上查找能量数值，或直接在《中国食物成分表（标准版）》上查找该食物的能量含量。

2. 根据消费者特征查找能量需要量

了解消费者的特征信息，包括年龄、性别、生理特点、身体活动，查找该消费者所属人群的能量需要量。

3. 计算能量密度

为了更好地表示食物提供的能量的高低，通常采用能量密度进行评估，计算公式如下：

$$能量密度 = \frac{一定量食物提供的能量}{能量推荐摄入量}$$

通常选用 100g 食物为计量单位，查找或计算其能量数值。如食品标签上的营养成分表已有能量含量数据，可直接使用并根据公式计算。能量密度越高，则该食品越容易造成体重过重或肥胖。

如某品牌巧克力每 100g 能量含量是 2548kJ，16 岁低强度身体活动水平女孩每天能量需要量是 2100kcal，该品牌巧克力能量密度计算如下。

巧克力的能量含量为：2548kJ÷4.184＝609kcal

$$能量密度 = \frac{100g 食物提供的能量}{能量需要量} = \frac{609}{2100} = 0.29$$

4. 进行食物能量评价

巧克力能量是 2548kJ/100g，能量密度是 0.29，即对于上述女孩来说，食用 100g 巧克力可提供一天能量需要量的 29%，相当于一餐食物提供的能量，因此巧克力是高能量食物，不宜多吃。这主要是因为巧克力脂肪含量高，脂肪含量高的食品，如油炸食品一般都有较高的能量密度。

三、注意事项

（1）公式中能量的单位注意要保持一致。

（2）工作程序 2 中根据《中国居民膳食营养素参考摄入量（2023 版）》查对应能量需要量时，要对消费对象特征信息有准确的判断。

四、工作任务

选择薯片、巧克力、爆米花 3 种食品，3 种食品营养标签显示能量值如表 1-2 所示。目标对象为 11 岁女孩和 60 岁妇女，请计算 3 种零食针对两类人群的能量密度并进行评价。

表 1-2 **3 种零食食品营养标签显示能量**

品种	能量/（kJ/100g）
薯片	2322
巧克力	2400
爆米花	1920

学习单元 2

蛋白质与氨基酸

■ 内容引入

2003 年，我国安徽阜阳 100 多名婴儿陆续患上一种怪病，脸大如盘，四肢短小，当地人称之为"大头娃娃"。2004 年 3 月，有关媒体报道使安徽阜阳"空壳奶粉害人"事件引起社会关注，经过对阜阳当地 2003 年 3 月 1 日以后出生、以奶粉喂养为主的婴儿进行的营养状况普查和免费体检显示，因食用劣质奶粉造成营养不良的婴儿 229 人，其中轻中度营养不良的 189 人，当时尚有 28 名诊断为营养不良的婴儿正在医院接受治疗，因食用该奶粉造成营养不良而死亡的婴儿 12 人。国务院调查组通过卫生学调查证实，这批问题奶粉是不法分子用淀粉、蔗糖等价格低廉的食品原料全部或部分替代奶粉，再用奶香精等添加剂进行调香调味，制造出的劣质奶粉，由于其蛋白质含量严重不足，根本不能满足婴儿的生长需要，长期食用会导致婴儿患上"重度营养不良综合征"。

蛋白质（protein）是以氨基酸为基本单位按不同种类、不同顺序，互相之间以酰胺键（肽键）相连并具有一定空间结构的一类高分子化合物，是人体必需的营养素之一。

一、蛋白质的组成与折算系数

1. 蛋白质的元素组成

蛋白质主要由碳、氢、氧、氮 4 种元素组成，此外还含有硫、磷、铁、锰、锌和铜等元素，具体如表 1-3 所示。

表 1-3　　　　　　　　　　　　　　　　蛋白质的主要元素组成

元素	碳	氢	氧	氮	硫
含量/%	50.0~55.0	6~7	21.5~23.5	13.0~19.0	0~4.0

2. 氮折算成蛋白质的折算系数

大部分蛋白质的含氮量基本相同，平均含氮量为 16%，折算系数为 6.25（即每 1g 氮相当于 6.25g 的蛋白质）。一般通过凯氏定氮法测定样品中蛋白质的含氮量，就可得到蛋白质大致的含量。

二、蛋白质的分类

根据食物蛋白质所含氨基酸的种类和数量将食物蛋白质分为三类。

1. 完全蛋白质

完全蛋白质是一类优质蛋白质。它们所含的必需氨基酸种类齐全，数量充足，比例适当。这类蛋白质不但可以维持人体健康，还可以促进动物生长发育。奶、蛋、鱼、肉中的蛋白质都属于完全蛋白质。

2. 半完全蛋白质

半完全蛋白质所含氨基酸虽然种类齐全，但其中某些氨基酸的数量不能满足人体的需要。它们虽然可以维持生命，但不能促进生长发育。例如，小麦中的麦胶蛋白便是半完全蛋白质，含赖氨酸很少。

3. 不完全蛋白质

不完全蛋白质不能提供人体所需的全部必需氨基酸，单纯靠它们既不能促进生长发育，也不能维持生命活动。例如，肉皮中的胶原蛋白便是不完全蛋白质。

三、蛋白质的生理功能

1. 构成机体的重要成分

蛋白质是构成机体组织、人体器官和细胞的重要成分，是生命的存在形式。蛋白质占人体体重的 16%~19%，人体的肌肉组织和心、肝、肾等器官均含有大量蛋白质；骨骼、牙齿中含有大量的胶原蛋白；指甲、趾甲中含有角蛋白等。如果缺乏蛋白质就会影响细胞正常的新陈代谢。

2. 构成体内重要的生命调节物质

蛋白质在人体内构成许多生理活性物质，参与生理功能的调节。

（1）蛋白质构成人体必需的具有催化和调节功能的各种酶。

（2）激素具有调节体内各器官的生理活性，如胰岛素是由 51 个氨基酸分子合成，生长素是由 191 个氨基酸分子合成。

（3）蛋白质协助各类物质在体内输送。载体蛋白对维持人体的正常生命活动是至关重要的，可以在体内运载各种物质，比如血红蛋白输送氧、脂蛋白输送脂肪、细胞膜上的受体还有转运蛋白等。

（4）免疫蛋白对外界有害因素有一定的抵抗力。如白细胞、淋巴细胞、巨噬细胞、抗体（免疫球蛋白）、补体、干扰素等。

（5）核蛋白构成细胞核，与遗传信息的传递有关；收缩蛋白完成肌肉收缩；清蛋白维持机体酸碱平衡、维持水分的正常分布等。

3. 提供能量

蛋白质是人体的三大产能营养素之一。供给能量不是蛋白质的主要功能，只有当机体需要时，蛋白质可代谢分解为氨基酸，经脱氨基作用后同时释放能量。每克蛋白质产能 17kJ（4kcal）。人体每日所需能量有 10%~20% 来自蛋白质。

四、氨基酸

氨基酸是含有氨基和羧基的一类有机化合物的通称，是蛋白质的基本组成单位。氨基连在 α-碳上的为 α-氨基酸，组成蛋白质的氨基酸均为 α-氨基酸。

（一）分类

蛋白质可被酸、碱和蛋白酶催化水解成相对分子质量大小不等的肽段和氨基酸，从蛋白质水解产物中分离出来的氨基酸主要有 20 余种。根据氨基酸的必需性可将其分为以下 3 类。

1. 必需氨基酸

必需氨基酸（EAA）指人体需要的，但自身不能合成或合成速度不能满足机体的需要，必须由食物供给的蛋白质氨基酸。对成人来说必需氨基酸有 8 种：赖氨酸（Lys）、苏氨酸（Thr）、甲硫氨酸（蛋氨酸，Met）、亮氨酸（Leu）、异亮氨酸（Ile）、苯丙氨酸（Phe）、色氨酸（Trp）、缬氨酸（Val）。组氨酸（His）对婴儿的成长起着重要的作用，对婴儿来说，组氨酸也是必需氨基酸，共 9 种。

2. 非必需氨基酸

非必需氨基酸指人体需要的，但人体可以自身合成或由其他的氨基酸转化得到的，不一定要由食物供给的氨基酸。通常有谷氨酸、甘氨酸、丙氨酸、天冬氨酸、天冬酰胺、丝氨酸、胱氨酸、精氨酸、脯氨酸和羟脯氨酸。有些非必需氨基酸充足可减少必需氨基酸的需要量。

3. 半必需氨基酸

半必需氨基酸指在一定条件下能代替或节省部分必需氨基酸的氨基酸。半胱氨酸和酪氨酸在体内分别可以由甲硫氨酸和苯丙氨酸转化而来，当膳食中半胱氨酸和酪氨酸充足时，人体对甲硫氨酸和苯丙氨酸的需要量分别减少 30% 和 50%。

（二）氨基酸模式与限制性氨基酸

1. 氨基酸模式

某种蛋白质中各种必需氨基酸的构成比例就是氨基酸模式。人体摄入蛋白质必须满足两方面条件，其一是满足人体对必需氨基酸所需的种类和数量；其二是各种氨基酸之间的比例适合。

食物蛋白质的氨基酸模式与人体蛋白质的氨基酸模式越接近，其在体内的利用率就越高，营养价值也越高。一般动物蛋白质（蛋、奶、肉、鱼等）和大豆蛋白质的必需氨基酸组成与人体必需氨基酸需要量模式较接近，故称为优质蛋白质。鸡蛋蛋白质的氨基酸模式与人体最为接近，称为参考蛋白。当膳食中任何一种必需氨基酸缺乏或过量，可造成体内氨基酸的不平衡，使其他氨基酸不能被利用，蛋白质的合成就会受阻碍。

2. 限制性氨基酸

食物蛋白质中的氨基酸模式与参考蛋白或人体蛋白质相比时，含量不足的氨基酸称为限制性氨基酸（LAA）。由于该种必需氨基酸缺乏，导致其他氨基酸在体内不能被充分利用，按其缺乏程度可称为第一、第二、第三限制性氨基酸。不同食物蛋白的限制性氨基酸不同，谷类蛋白质的第一限制性氨基酸是赖氨酸；大豆、花生是甲硫氨酸。

五、食物蛋白质的营养评价

食物中蛋白质的营养评价主要取决于所含必需氨基酸种类、含量及模式等是否与人体相似。

（一）食物中蛋白质的含量

食物中蛋白质的含量是评价蛋白质的一个重要指标。一般食物中蛋白质含量越多，相对地其营养价值也就越高。食物蛋白质的平均含氮量为16%，一般采用凯氏定氮法测定食物中蛋白质的含氮量，再乘以折算系数6.25即可得出蛋白质含量。

$$食物中蛋白质含量（g/100g）= 总氮量（g/100g）×6.25$$

（二）蛋白质的消化率

食物蛋白质消化率的高低是评价食物营养价值的重要因素之一。蛋白质的消化率指蛋白质在消化道内分解、吸收的程度，通常以蛋白质中被消化、吸收的氮与该食物蛋白质的含氮量的百分数表示。蛋白质的消化率越高，其营养价值越高。

食物蛋白质消化率除受人体因素影响之外，还受食物因素的影响，如食物的属性、酶反应、抗营养因子和加工的条件。一般动物性食物的消化率大于植物性食物。

（三）蛋白质的利用率

蛋白质利用率指食物蛋白质在体内消化吸收后被机体利用的程度。反映食物蛋白质利用率的指标很多，下面主要介绍几种常用的指标。

1. 生物价

生物价（BV）指食物蛋白质被吸收后在体内的储留氮与氮吸收量的百分比。生物价越高，蛋白质被机体利用率越高，营养价值也越高，最高值为100。常见食物蛋白质的生物价见表1-4。

表 1-4　　　　　　　　　　　　　　常见食物蛋白质的生物价

食物	生物价	食物	生物价
鸡蛋	94	小米	57
牛奶	85	蚕豆	58
猪肉	74	大豆	57
牛肉	76	马铃薯	67
牛肝	77	白薯	72
鱼	83	高粱	56
虾	77	绿豆	58
大米	77	花生	59
面粉	67	白菜	76

2. 蛋白质的净利用率

蛋白质的净利用率（NPU）是食物蛋白质摄入后实际被机体利用的程度，是机体氮的储留量与氮的摄入量之比。蛋白质的净利用率与生物价的区别是后者没有考虑在消化过程中未吸收而丢失的氮，前者更加全面，包括食物的消化和吸收。净利用率通常用下式表示：

$$蛋白质净利用率（\%）= 生物价 \times 消化率$$

3. 蛋白质功效比

蛋白质功效比（PER）是指实验动物在规定的实验条件下平均每摄取 1g 蛋白质所增加的体重（g），可用下式表示：

$$蛋白质功效比 = \frac{动物体重增加量（g）}{蛋白质的摄入量（g）}$$

4. 氨基酸评分

氨基酸评分（AAS）也称蛋白质化学评分（chemical score，CS），是评定单一或混合食物蛋白质营养价值的评价方法。该法的依据是将食物蛋白质中各种必需氨基酸的含量与理想或参考蛋白质的氨基酸模式比较，计算公式如下：

$$氨基酸评分 = \frac{被测食物蛋白质每克氮或蛋白质氨基酸含量（mg）}{理想模式或参考蛋白质的每克氮或蛋白质氨基酸含量（mg）}$$

参考蛋白质可采用 WHO 提出的人体必需氨基酸模式，也可是鸡蛋或人乳。首先计算被测蛋白质每种必需氨基酸的评分，比值最低的氨基酸即为限制性氨基酸。被测食物蛋白质第一限制性氨基酸与参考蛋白质中同种必需氨基酸的比值即为该蛋白质的氨基酸评分。食物蛋白质的氨基酸评分越接近 1，其氨基酸组成就越接近人体需要，其利用率就越高。

例如：1g 某豆类蛋白质中的甲硫氨酸、苏氨酸和色氨酸含量分别为 17mg、39 mg 和 14 mg，而 1g 参考蛋白质的这三种氨基酸分别为 58mg、47mg 和 17 mg，按上式则可计算出甲硫氨酸的比值最低，为 0.3，故甲硫氨酸为这种食物的第一限制性氨基酸，该豆类的氨基酸评分为 30。氨基酸评分的方法虽然简便易行，但是没有考虑食物蛋白质的消化率。经消化率修正后的氨基酸评分将食物蛋白质消化率纳入到评分中，其计算公式为：

$$经消化率修正的氨基酸评分（PDCAAS）= 氨基酸评分 \times 真消化率$$

六、蛋白质的互补作用

蛋白质的互补作用是不同种食物混合食用，使必需氨基酸互相补充，其模式更接近人体的需要，以提高蛋白质的利用率。因此，在饮食中提倡食物多样化，将多种食物混合食用。例如：谷类食物中赖氨酸含量不足，豆类食物的甲硫氨酸含量不足，将这两种食物混合食用可以提高蛋白质的利用率。

七、蛋白质的推荐摄入量与食物来源

（一）蛋白质的推荐摄入量

理论上讲，成人每天摄入30g蛋白质即可满足氮平衡，但从安全性和消化吸收等因素考虑，成人按0.8g/（kg·d）摄入蛋白质为宜。我国居民膳食以植物性食物为主，故成人每日膳食蛋白质推荐摄入量按0.98g/（kg·d）计。中国营养学会提出成年男子蛋白质推荐量为65 g/d；成年女子蛋白质推荐量为55 g/d。按能量计算，6岁以上儿童及成人蛋白质摄入占总能量的10%~20%，4~5岁儿童为8%~20%。

（二）蛋白质的食物来源

蛋白质的来源主要有动物性食物和植物性食物。动物性食物蛋白质含量高、质量好，是优质蛋白质的重要来源，如各种肉类、奶、鱼和蛋类等，其蛋白质含量分别为15%~22%、3.0%~3.5%、15%~20%和11%~14%。植物性蛋白质的含量一般比动物性蛋白质低，质量也不如动物性蛋白质好。我国居民膳食以粮谷类食物为主，虽然谷类食物的蛋白质含量约10%，但其仍然是膳食中蛋白质主要来源。豆类含有丰富的蛋白质，不但含量高达35%左右，而且氨基酸组成也比较合理，是植物中的优质蛋白质。

（三）蛋白质的过量与缺乏

1. 蛋白质过量表现

蛋白质，尤其是动物性蛋白摄入过多，对人体是有害的。一方面，摄入过多的动物性蛋白质，常随之摄入较多的动物脂肪和胆固醇，另一方面，蛋白质过多本身也会产生有害影响。正常情况下，人体不储存蛋白质，所以必须将过多的蛋白质脱氨分解，氮则由尿排出体外，这加重了代谢负担，而且这一过程需要大量水分，从而加重了肾脏的负荷，若肾功能本来不好，则危害就更大。过多的动物性蛋白质摄入，也造成含硫氨基酸摄入过多，这样可加速骨骼中钙质的丢失，易产生骨质疏松。

国家"双蛋白工程"（文件）

2. 蛋白质缺乏症

蛋白质缺乏在成人和儿童中都有发生，但处于生长阶段的儿童更为敏感。蛋白质缺乏的常见症状是代谢率下降，对疾病抵抗力减退，易患病，远期效果是器官的损害，儿童的生长发育迟缓、体质量下降、淡漠、易激怒、贫血以及干瘦病或水肿，并因为易感染而

蛋白质与氨基酸（在线测试）

继发疾病。蛋白质的缺乏分为两种，一种是以"消瘦"为特征的，指蛋白质和能量摄入均严重不足的营养性疾病。另一种是以"浮肿"为特征的，具体指能量摄入基本满足而蛋白

质严重不足的营养性疾病，又称加西卡病。

技能训练　AAS 法对食物蛋白质质量评价

一、工作准备

（1）准备食物　选择 2~3 种食物，如鸡蛋、大豆、粳米、绿豆、牛奶等，登记食物的种类、来源、产地、是否有营养成分（蛋白质、氨基酸）的记录或营养标签标示。

（2）准备必要的评价资料　准备食物成分表等。准备相关的资料如：参考蛋白（理想蛋白）的氨基酸模式。

（3）准备工具　如计算器、任务工单等。

二、工作程序

1. 比较食物中蛋白质的含量

通过食物营养成分检测或查询食物成分表，确定被评价食物蛋白质含量，并和参考食物蛋白质含量进行初步比较。以鸡蛋、大豆为例，其蛋白质含量分别为 12.7g/100g、35.0g/100g，大豆蛋白质含量高于鸡蛋。

2. 确定必需氨基酸的含量

通过查阅食物成分表"食物氨基酸的含量"，查出被评价食物相对应必需氨基酸的含量（mg/g 蛋白质）。

鸡蛋、大豆蛋白质含量分别为 12.7g/100g、35.0g/100g，通过查找氨基酸含量表，由于食物成分表中所列的氨基酸含量以 mg/100g 食物表示，需要换算为每克蛋白质中氨基酸毫克数（mg/g 蛋白质），以方便下一步的计算和评价，换算公式如下：

$$氨基酸含量（mg/g 蛋白质）= \frac{氨基酸含量（mg/100g）}{蛋白质含量（g/100g）}$$

计算必需氨基酸总量，将结果记录于表 1-5。结果发现鸡蛋和大豆的必需氨基酸含量接近。

表 1-5　　　　　　　　　　鸡蛋、大豆必需氨基酸的含量

必需氨基酸	鸡蛋		大豆	
	mg/100g	mg/g 蛋白质	mg/100g	mg/g 蛋白质
异亮氨酸	619	49	1853	53
亮氨酸	1030	81	2819	81
赖氨酸	837	66	2237	64
甲硫氨酸+胱氨酸	598	47	902	26
苯丙氨酸+酪氨酸	1096	86	3013	86
苏氨酸	569	45	1435	41

续表

必需氨基酸	鸡蛋		大豆	
	mg/100g	mg/g 蛋白质	mg/100g	mg/g 蛋白质
色氨酸	219	17	455	13
缬氨酸	688	54	1726	49
总计		445		413

3. 食物氨基酸评分计算

（1）计算　该法的依据是将食物蛋白质中的各种必需氨基酸的含量与理想或参考蛋白质的氨基酸模式比较，计算氨基酸评分。

（2）找出限制性氨基酸　根据被测食物蛋白质每种必需氨基酸的评分，比值最低的氨基酸即为第一限制性氨基酸。第一限制性氨基酸的氨基酸评分即为该种食物的氨基酸评分。以鸡蛋、大豆蛋白质的氨基酸为例，鸡蛋中的异亮氨酸的氨基酸评分等于49/40结果为1.12，依次类推，计算出每种必需氨基酸评分，分别将计算结果记录于表1-6。

表 1-6 　　　　　　　　　　　鸡蛋和大豆的氨基酸评分（AAS）

必需氨基酸	人体氨基酸模式/（mg/g）	鸡蛋		大豆	
		氨基酸含量/（mg/g）	AAS	氨基酸含量/（mg/g）	AAS
异亮氨酸	40	49	1.22	53	1.32
亮氨酸	70	81	1.16	81	1.15
赖氨酸	55	66	1.20	64	1.16
甲硫氨酸+胱氨酸	35	47	1.35	26	0.74
苯丙氨酸+酪氨酸	60	86	1.44	86	1.43
苏氨酸	40	45	1.12	41	1.03
色氨酸	10	17	1.72	13	1.30
缬氨酸	50	54	1.08	49	0.99
总计	360	445		413	

从表1-7可以看出，鸡蛋的必需氨基酸含量都高于人体氨基酸模式，鸡蛋和大豆的氨基酸评分最低的分别为缬氨酸（1.08）和甲硫氨酸（0.74），所以鸡蛋和大豆的第一限制性氨基酸分别是缬氨酸和甲硫氨酸。

4. 评价

从上面的计算结果，可以评价食物蛋白质的营养价值，并提出可能的建议。

鸡蛋的氨基酸模式与人体的氨基酸模式接近，且氨基酸评分接近1，所以鸡蛋是优质蛋白质来源，也是参考蛋白；而大豆的氨基酸含量也丰富，但是甲硫氨酸的含量低于鸡蛋，建议豆类食物应与甲硫氨酸含量丰富的食物混合食用，以提高大豆的营养价值。

三、注意事项

确定必需氨基酸的含量，通过查表"食物氨基酸的含量"查出被评价食物相对应必需氨基酸的含量的单位若是 mg/100g 食物，需要通过下式换算成 mg/g 蛋白质。

$$氨基酸含量(mg/g 蛋白质) = \frac{氨基酸含量(mg/100g)}{蛋白质的含量(g/100g)}$$

四、工作任务

根据表 1-7，利用 AAS 法对粳米、绿豆、牛奶 3 种食物的蛋白质营养价值进行评价。

表 1-7　　　　　　　　　　粳米、绿豆、牛奶中必需氨基酸含量

必需氨基酸	人体氨基酸模式/ （mg/g）	粳米/ （mg/100g）	绿豆/ （mg/100g）	牛奶/ （mg/100g）
异亮氨酸	40	247	976	119
亮氨酸	70	509	1761	253
赖氨酸	55	221	1626	214
甲硫氨酸+胱氨酸	35	298	489	96
苯丙氨酸+酪氨酸	60	601	2102	239
苏氨酸	40	222	779	104
色氨酸	10	124	246	39
缬氨酸	50	360	1189	139

学习单元 3

碳水化合物

内容引入

为贯彻落实《"健康中国 2030"规划纲要》，提高国民营养健康水平，国务院办公厅印发了《国民营养计划（2017—2030 年）》，计划中强调青少年营养改善。青少年的健康一直是全社会高度关注的问题。2005 年发表于《中国学校卫生》杂志的专业论文"早餐对大学生血糖及血红蛋白含量影响"，研究分别选取长期不进食早餐和进食早餐的大学生，采用邻甲苯胺法测定血糖含量，氰化高铁法测定血红蛋白含量，并进行比较。结果长期不进食早餐学生的血糖均值为 4.12mmol/L，低血糖症人数占 45.42%，血红蛋白均值为 122.92g/L，贫血率为 72.45%。长期吃早餐学生的血糖均值为 5.11mmol/L，低血糖症人数占 14.17%，血红蛋白均值为 139.68g/L，贫血率为 16.39%。通过调查显示，早餐对孩子的身体健康至关重要，大脑的唯一的能量来源就是碳水化合物。

碳水化合物亦称糖类，是多羟基醛或多羟基酮及其缩聚产物和某些衍生物的总称，是人类能量的最主要来源，是自然界存在最多、分布最广的一类重要的有机化合物。碳水化合物主要由碳、氢、氧组成。葡萄糖、蔗糖、淀粉和纤维素等都属于碳水化合物。

一、碳水化合物的分类

根据聚合度（DP）划分，通常将其分为糖、寡糖和多糖，糖中除了单糖、双糖，也

包括其衍生物——糖醇类物质（表1-8）。

表1-8   碳水化合物的分类

分类（糖分子DP）	亚组	组成
糖（1~2）	单糖	葡萄糖、半乳糖、果糖
	双糖	蔗糖、乳糖、麦芽糖、海藻糖
	糖醇	山梨糖醇、甘露糖醇
寡糖（3~9）	异麦芽糖低聚糖	麦芽糊精
	其他寡糖	棉子糖、水苏糖、低聚果糖
多糖（≥10）	淀粉	直链淀粉、支链淀粉、变性淀粉
	非淀粉多糖	纤维素、半纤维素、果胶、亲水胶质物

按生理学或营养学划分可分为以下2种。

①可利用碳水化合物（可溶性碳水化合物）：指能被机体分解吸收、提供能量的糖类物质，包括单糖、双糖，多糖中的淀粉、糖原、糊精等。

②不可利用碳水化合物（结构性碳水化合物）：指不能被机体吸收利用、供给能量的物质，包括有特殊功能的膳食纤维和一般性的粗纤维以及低聚糖。

（一）糖

1. 单糖

单糖是糖类的基本构成单位，不能再水解，易溶于水，可直接被人体吸收利用。

（1）葡萄糖　葡萄糖是在人类空腹时唯一存在的单糖。人体的血糖就是指血液中的葡萄糖。葡萄糖主要由淀粉水解而来。此外，还可来自蔗糖、乳糖等的水解。它是机体最方便吸收、利用的单糖。有些器官实际上完全依靠葡萄糖供给所需的能量，例如，大脑中无能量储备，每日需100~120g葡萄糖。大脑要维持正常工作，必须保持一定的血糖水平，因此在早餐仅提供牛奶加鸡蛋这样的高蛋白质食物是不符合营养学要求的。

（2）果糖　果糖存在于蜂蜜和许多水果中，为白色晶体。人工制作的玉米糖浆中果糖含量可达到40%~90%，是饮料、冷冻食品、糖果蜜饯生产的重要原料。

机体内的果糖是由蔗糖分解而得，吸收时部分果糖进一步被肠黏膜细胞转变成葡萄糖和乳酸。人体的肝脏是实际利用果糖唯一的器官，它可以将果糖迅速转化，其他部位果糖含量极低。因此，果糖作为肌肉运动的能源不如葡萄糖及时，但作为运动后的恢复糖原储备较为有利。果糖的代谢可以不受胰岛素制约，故糖尿病人可适当食用果糖；但大量摄入果糖，容易出现恶心、呕吐、上腹部疼痛以及不同血管区的血管扩张现象。

（3）半乳糖　半乳糖是乳糖的重要组成成分，很少以单糖的形式存在于食品中。半乳糖吸收后在肝脏内转变成肝糖原，然后分解为葡萄糖被机体利用。此外，半乳糖的吸收速度较快，以葡萄糖的吸收速度为100，则果糖为43，半乳糖为110。

2. 双糖

（1）蔗糖　蔗糖是从甜菜或甘蔗中提取出来的。因此，蔗糖是天然食品，是安全的营养型甜味原料。蔗糖可分解为一分子果糖和一分子葡萄糖。

蔗糖可以增加机体三磷酸腺苷（ATP）的合成，有利于氨基酸的活力与蛋白质的合成；蔗糖具有一定解毒功能，蔗糖对肝病患者有提高肝的解毒能力、促进肝细胞恢复、保护肝脏的作用。

当然，过度摄入蔗糖会引起健康问题，比如龋齿的发生，引发肥胖、糖尿病等。因此生产中蔗糖的理想替代物有异麦芽糖、异麦芽糖醇和异麦芽糖浆等。

（2）麦芽糖　麦芽糖又称饴糖，为蔗糖的同分异构体。麦芽糖一般在植物中含量很少，但种子发芽时可因酶的作用分解淀粉生成，尤其在麦芽中含量较多。动物体内不含麦芽糖。食品工业中所用麦芽糖主要由淀粉经酶水解而来，是食品工业中重要的糖质原料，其甜度约为蔗糖的1/2。麦芽糖除了是一种高能物质外，在少量促进双歧杆菌生长的同时，也能被腐败菌所利用，产生气体，会引起消化道不适感觉，儿童多食对牙齿不利。

（3）乳糖　乳糖是由葡萄糖、半乳糖组成的双糖，甜度较低，是哺乳动物乳汁的主要成分。其含量依动物不同而异。通常人乳乳糖含量约7%，牛乳约5%。乳糖是婴儿主要食用的糖类物质。随着年龄的增长，肠道中的乳糖酶活性下降，因而很多成年人食用大量的乳糖后不易消化，引起腹泻，即乳糖不耐受。食物中乳糖含量高于15%时可导致渗透性腹泻。

乳糖的功能除供热外，还可促进钙、磷、镁、锌和其他微量元素的吸收，对婴儿生长发育十分重要，一周岁以内的婴儿每千克体重每天约需要糖13g，主要摄入的就是乳糖。乳糖在通过小肠中段后，被黏膜上皮细胞的乳糖酶分解成葡萄糖和半乳糖，最终产物乳酸造成肠道酸性环境，增加了钙盐的溶解性，使更多的钙被吸收。乳糖代谢产生的酸性环境促进双歧杆菌的生长，双歧杆菌代谢产生乳酸和乙酸，抑制了致病菌的生长，使婴儿减少肠道感染。乳糖很少致龋齿，对婴儿有利。

（二）寡糖

寡糖也称低聚糖，指聚合度为3~9的碳水化合物。它是替代蔗糖的新型功能性糖源。目前已知的几种具有重要功能作用的低聚糖有低聚果糖、低聚木糖、低聚异麦芽糖、低聚半乳糖等，其他如棉子糖、水苏糖等。低聚糖可以从天然食物中萃取出来，也可以利用生化科技及酶促反应，利用淀粉及双糖（如蔗糖等）合成。

低聚糖并不能被人体的胃酸破坏，也无法被消化酶分解。但它可以被肠道中的细菌发酵利用，转换成短链脂肪酸以及乳酸。低聚糖具有重要的生理功能，主要表现在下述几方面。

（1）低聚糖是体内有益肠道细菌——双歧杆菌的增殖因子，可改善肠道微生态环境，加强胃肠道消化吸收功能，有效排除体内毒素，增强机体的抗病能力。

（2）低聚糖甜度比蔗糖低，口感柔和，不能被口腔病原菌分解而生成导致龋齿的酸性物质，因此对预防龋齿具有积极作用。

（3）低聚糖可通过增加免疫作用而抑制肿瘤的生长，此外某些低聚糖对大肠杆菌有较强的抑菌作用，可阻碍病原菌的生长繁殖。

（4）作为一种新型的甜味剂，低聚糖也是一种低能量糖，大豆低聚糖的热量仅为蔗糖的50%，可添加在糖尿病人的专用食品中。

（三）多糖

多糖指聚合度≥10的碳水化合物，包括淀粉和非淀粉多糖，可用通式（$C_6H_{10}O_5$）$_n$表示。由相同的单糖组成的多糖称为多糖，如淀粉、纤维素和糖原；以不同的单糖组成的多糖称为杂多糖，如阿拉伯胶是由戊糖和半乳糖等组成。

膳食纤维（dietary fiber，DF）是指木质素和一般不易被消化的多糖总称，属于非淀粉多糖。膳食纤维主要来自于植物的细胞壁，包含纤维素、半纤维素、树脂、果胶等。膳食纤维没有营养功能，但却是人体健康所必需的，是平衡膳食结构的一种特殊的营养素。

食物中的总膳食纤维包括了不溶性膳食纤维和可溶性膳食纤维两种。可溶的有果胶、卡拉胶、琼脂、黄原胶、部分寡糖等；不可溶的包括纤维素、半纤维素、木质素、角质和二氧化硅等。

膳食纤维的多种理化性质与其生理活性有关，主要有以下几点。

（1）化学结构中含有很多亲水基团，因此具有很强的持水性。

（2）分子结构中含有很多活性基团，可以螯合吸附胆酸、胆固醇、化学药物及有毒物质等有机分子，从而抑制人体对它们的吸收，促进其排出体外。

（3）改变肠道菌群。膳食纤维在动物小肠中不能被内源酶分解，但在大肠中可被多种微生物分解发酵，从而诱导大量的产气菌群生长，这些产气菌比厌气菌对人体有利。

二、碳水化合物的生理功能

（一）储存与供给能量

碳水化合物是人类获取能量的最经济、最主要、最安全的来源。每克葡萄糖在体内氧化可以产生16.7kJ（4kcal）的能量。在维持人体健康所需要的能量中50%~65%由碳水化合物提供。同时，碳水化合物可转化成糖原储存于肝脏、肌肉等组织中，一旦机体需要，肝脏中的糖原即分解为葡萄糖以提供能量。所有的碳水化合物在体内消化后，主要以葡萄糖的形式被吸收，并迅速氧化给机体提供能量，氧化的最终产物为CO_2和H_2O。

（二）参与其他营养素的代谢

1. 参与蛋白质的代谢

当膳食中碳水化合物供应不足时，机体为了满足自身能量的需要，则通过糖原异生作用将蛋白质转化为葡萄糖供给能量而维持机体健康；相反，当机体碳水化合物充足时则能预防体内或膳食蛋白质作为能量的消耗，不会造成蛋白质的浪费，这种作用称为碳水化合物对蛋白质的节约作用。

2. 参与脂肪的代谢

脂肪在体内的代谢，需要葡萄糖的参与。当膳食中碳水化合物供应不足时，体内脂肪或食物脂肪便会不完全氧化而产生过量酮体。酮体是酸性物质，以致产生酮血症和酮尿症，引起酸中毒。膳食中充足的碳水化合物可以防止上述现象的发生，因此称为碳水化合物的抗生酮作用。

（三）构成机体和解毒

碳水化合物是构成机体的重要组成物质，并参与细胞的组成和多种生命活动。糖蛋白是一些具有重要生理功能的物质如转铁蛋白、黏蛋白、免疫球蛋白、酶和激素的组成成分。糖脂是细胞膜与神经组织的重要组成成分，对维持神经系统的机能活动有特别作用。

碳水化合物经糖醛酸途径代谢生成的葡萄糖醛酸是人体内一种重要的结合性解毒物质，在肝脏中能与许多有害化学毒物（如四氯化碳、酒精、砷等）和各种致病微生物产生的毒素（如细菌毒素等）结合，以消除或减轻这些物质的毒性或生物活性，从而起到解毒功能。

（四）提供膳食纤维

以前普遍认为膳食纤维不能被人体消化吸收，因此属于食物中的"废物"。近年研究发现了这种食物成分具有多种重要的生理功能。

（1）预防便秘　膳食纤维可促进肠道蠕动，减少有害物质与肠壁的接触时间，尤其是果胶类吸水浸胀后，使大肠内容物的体积相对增加，有利于粪便排出。此外，膳食纤维在肠腔中被细菌产生的酶所降解，产生二氧化碳并使酸度增加、粪便量增加以及加速肠内容物在结肠内的转移而使粪便易于排出，从而达到预防便秘的作用。

（2）调节肠内菌群和辅助抑制肿瘤作用　膳食纤维可改善肠内菌群，使双歧杆菌等有益菌活化、繁殖，从而抑制肠内有害菌的繁殖，并吸收有害菌所产生的二甲基联氨等致癌物质。膳食纤维还能促使多种致癌物随粪便一起排出，降低致癌物的浓度。资料表明，膳食纤维可降低大肠癌、结肠癌、乳腺癌、胃癌、食管癌等癌症的发生。

（3）减轻有害物质所导致的中毒和腹泻　膳食纤维可减缓许多有害物质对肠道的损害作用，从而减轻中毒程度。

（4）调节血脂　膳食纤维能结合胆固醇的代谢分解产物胆酸，使胆固醇向胆酸转化，促进胆酸的排泄，降低血浆胆固醇及甘油三酯的水平，从而预防动脉粥样硬化和冠心病等心血管疾病的发生。

（5）调节血糖　膳食纤维中的可溶性纤维可延缓消化道对糖类的消化吸收，抑制餐后血糖的上升，改善组织对胰岛素的敏感性。不溶性膳食纤维能促进人体胃肠吸收水分，使人产生饱腹感，改善糖耐量。

（6）控制肥胖　大多数富含膳食纤维的食物，仅含有少量的脂肪；而且膳食纤维能与部分脂肪酸结合，使脂肪酸的吸收减少。因此，在控制能量摄入的同时，摄入富含膳食纤维的膳食对控制超重和肥胖有一定的作用。

然而，必须注意膳食纤维与金属阳离子结合引起的问题。由于构成膳食纤维的一部分糖单位具有糖醛酸残基，其结构上的羧基能与钙、铁、锌等阳离子结合，也可和膳食纤维分子中原来含有的阳离子如钠、钾离子进行可逆性变换，因此可能影响人体内某些矿物质元素的吸收。

三、食物血糖生成指数与血糖负荷

（一）食物血糖生成指数

1. 概念

食物血糖生成指数（GI）简称血糖指数，被用来衡量食物中碳水化合物能够引起人体血糖升高多少的能力，是指人体进食含 50g 碳水化合物的待测食物 2h 后血糖应答曲线面积（AUC）与食用含等量碳水化合物标准参考物后血糖 AUC 之比，以百分比表示。通常标准参考物选择葡萄糖或白面包。因为 GI 是由人体试验而来的，而多数评价食物的方法是化学方法，所以也常说是 GI 是一种生理学参数：

$$GI = \frac{含\ 50g\ 碳水化合物试验食物餐后\ 2h\ 血糖应答曲线面积}{含\ 50g\ 碳水化合物标准参考物餐后\ 2h\ 血糖应答曲线面积} \times 100$$

2. 食物 GI 的评价及意义

GI 是用以衡量某种食物或某种膳食组成对血糖浓度影响的一个指标。GI 高的食物或膳食，表示食物进入胃肠后消化快，吸收完全，葡萄糖迅速进入血液，血糖浓度波动大；反之则表示食物在胃肠内停留时间长，释放缓慢，葡萄糖进入血液后峰值低，下降速度慢，血糖浓度波动小。因此，根据 GI 合理安排膳食，对于调节和控制人体血糖大有好处。

220 种食物的血糖生成指数（GI）表（文件）

当 GI≤55 时，可认为该食物为低 GI 食物；55<GI≤70 为中等 GI 食物；GI>70 为高 GI 食物。一般来说，只要一半的食物从高 GI 替换成低 GI，就能获得显著改善血糖的效果。

（二）食物血糖负荷

食物血糖负荷（GI）是以受试者食用等量（一般为 50g）碳水化合物条件下测定的，而碳水化合物的受试量也同样可影响血糖应答。有些食物 GI 较低，但消费量较高，有些反之，GL 的提出正体现了碳水化合物数量对血糖的影响，其计算公式如下：

血糖生成指数及评价标准（视频）

GL=GI×摄入该食物的实际可利用碳水化合物的含量（g）

GL>20 的食物为高 GL 食物；GL 在 10~20 的食物为中 GL 食物；GL<10 的食物为低 GL 食物。

四、碳水化合物的推荐摄入量与食物来源

（一）碳水化合物的推荐摄入量

碳水化合物是膳食中主要的供能物质，一般供能占全日总能量的 50%~65%，《中国居民膳食指南（2022）》建议添加糖的摄入量不超过 50g/d，最好低于 25g/d，建议成人膳食纤维适宜摄入量为 25~30mg/d。

（二）碳水化合物的食物来源

碳水化合物食物来源主要是植物性食物，如谷类（如大米、小米、面粉、玉米等）、薯类、根茎类和杂豆类等食物；动物性食物中只有肝脏含有糖原，乳中含有乳糖。

（三）碳水化合物与人类健康

1. 缺乏与过量

碳水化合物摄入不足会影响蛋白质和脂肪代谢，会造成生长发育迟缓，体重轻，容易疲劳、头晕等。如果谷类食物摄入不足还会造成 B 族维生素的缺乏，如果膳食纤维缺乏会引起胃肠道构造的损害和功能障碍，增加肥胖、糖尿病、高脂血症、动脉硬化及癌症等疾病发病率。

长期高碳水化合物摄入可促进肥胖、糖尿病、心血管疾病等慢性病的发生和发展。添

加糖摄入过多可能增加肥胖、心血管疾病的发病风险，可能增加儿童青少年龋齿的发生风险。

2. 乳糖不耐受

乳糖不耐受指人体不能分解并代谢乳糖，这是由于肠道内缺乏乳糖代谢所需的乳糖酶，或者是由于乳糖酶的活性已减弱而造成的。主要症状为摄入乳糖（牛奶）后产生腹泻、腹胀和腹痛等症状。发酵乳制品由于已将乳糖转化为乳酸可避免产生乳糖不耐受。

碳水化合物
（在线测试）

技能训练　混合食物血糖生成指数和血糖负荷计算

一、工作准备

（1）准备膳食　准备一份混合食物或膳食，可包括 3~5 种原料或食物。记录每种原料或食物的来源、重量、比例。以一餐膳食为例，包括：一杯牛奶（200mL）、半个馒头（50g）、一碗面条（150g）。

（2）准备必要的资料　准备食物成分表等。准备相关的资料，如血糖生成指数表。

（3）准备工具　如计算器、任务工单等。

二、工作程序

1. 比较食物中碳水化合物的含量，计算质量比

查阅食物碳水化合物含量，计算各配料碳水化合物的质量比，以一餐膳食为例加以说明。

（1）查阅食物成分表，查出膳食中每种食物的碳水化合物含量和膳食纤维含量，将碳水化合物含量减去膳食纤维量获得可利用碳水化合物含量（A）。

（2）根据混合膳食中每种配料的重量（B）计算每种配料提供的碳水化合物量（$C = A \times B/100$），以及混合膳食中的碳水化合物总量（$\sum C$）。

（3）计算各配料提供的碳水化合物质量比（$D = C/\sum C \times 100\%$）。

混合食物碳水化合物含量及质量比见表 1-9。

表 1-9　　　　　　　　　混合食物碳水化合物含量及质量比

食物/配料	可利用碳水化合物含量 A/（g/100g）	重量 B	$C = A \times B/100$	碳水化合物质量比（D）
一杯牛奶	3.4	200mL	6.8	10.2
半个馒头	47.0	50g	23.5	35.2
一碗面条	24.3	150g	36.5	54.6
总计			$\sum C = 66.8$	

2. 混合膳食 GI 计算

（1）查阅资料，按照食物分类、名称、加工方法、来源尽可能匹配原则查找并记录每种食物的 GI 列于表 1-10 中。

（2）将每种食物的 GI 乘以该配料提供的碳水化合物质量比，计算该食物对一餐总 GI 的贡献。

（3）将每种食物对 GI 的贡献相加得出一餐食物的总 GI。

表 1-10		混合膳食 GI 的计算	
食物	食物 GI	碳水化合物质量比（D）	对一餐总 GI 的贡献
一杯牛奶	27.6	10.2	27.6×10.2%＝2.8
半个馒头	88	35.2	31.0
一碗面条	37	54.6	20.2
总计			54.0

3. 食物 GL 计算

根据下式计算 GL。

$$GL＝食物\ GI×摄入该食物的实际可利用碳水化合物的含量（g）$$

上例中：$\sum C＝66.8$，所以，$GL＝54.0\%×66.8＝36.1$

4. 提出建议

综合 GI 与 GL 对混合膳食总 GI 进行评价，并结合它们的应用及意义，提出不同人群及不同情况下选择食物时的建议。

根据 GI、GL 分级和评价标准，本例中一餐 GI 为 54，属低 GI 膳食，GL 为 36.1，属高 GL 食物；说明此餐为低 GI 膳食，但也不能食用过量。

三、注意事项

（1）食物中可利用碳水化合物含量（A）＝碳水化合物含量–膳食纤维量。

（2）食物的重量（B）的单位：液体为"mL"，固体为"g"。

四、工作任务

一份混合食物配料为：150g 土豆（GI＝66）、30g 白面包（GI＝75）、250mL 脱脂奶（GI＝32）、120g 苹果（GI＝36），计算该混合食物的 GI 和 GL 并进行评价。

学习单元 4

脂类与脂肪酸

▌内容引入

根据 WHO 估计，每年有 50 万因心血管疾病引发的死亡案例和反式脂肪酸的摄入有关，反式脂肪酸堪称是心脑血管的"杀手"。很多食品的包装上会标注"零反式脂肪酸"，那么标注"零反式脂肪酸"，就不含反式脂肪酸吗？事实上，我国自2013年1月1日起实施的GB 28050—2011《食品安全国家标准　预包装食品营养标签通则》规定，当食品中反式脂肪酸含量≤0.3g/100g（固体）或100mL（液体）时，就可以声称"无"或"不含"反式脂肪酸。因此，并不是声称"零反式脂肪酸"就代表不含反式脂肪酸。此外，食品安全标准与监测评估司网站显示，食品中天然存在的反式脂肪酸不要求强制标示，企业可以自愿选择是否标示。因此，认为"零反式脂肪酸"食品就可以放开了吃其实是不合理的。

一、脂类的组成与分类

脂类是人体三大产能营养素之一，是脂肪、脂肪酸和类脂的总称。食物中的油脂主要是油和脂肪，一般把常温下是液体的称作油，而把常温下是固体的称作脂肪。脂类的特点为不溶于水而在多数有机溶剂中溶解。脂类所含的化学元素主要是碳、氢、氧，部分还含有氮、磷等元素。

（一）脂肪

脂肪是人体的重要组成成分之一，成人体重14%~19%是脂肪组织，肥胖者可高达30%。脂肪是指中性脂肪，由一分子甘油和三分子脂肪酸组成的甘油三酯，约占食物中的脂类的95%，其含量可因身体活动、身体状况和营养状况而变化，所以也叫可变脂或动脂。

（二）脂肪酸

脂肪酸的种类和长短不同，一般脂肪酸的分类如下。

1. 按照膳食脂肪中的脂肪酸饱和程度（碳链上相邻两个碳原子间有无双键）分类

脂肪酸可分为饱和脂肪酸（SFA）和不饱和脂肪酸（UFA），不饱和脂肪酸又分为单不饱和脂肪酸（MUFA）和多不饱和脂肪酸（PUFA）。研究表明，饱和脂肪酸摄入量与心血管疾病呈正相关。

2. 按照膳食脂肪中的脂肪酸碳链长度分类

脂肪酸可分为短链脂肪酸（碳原子数4~6）；中链脂肪酸（碳原子数8~12）；长链脂肪酸（碳原子数>14）。

3. 按照不饱和脂肪酸第一双键的位置分类

脂肪酸可分为 $n(\omega)-3$、$n(\omega)-6$ 和 $n(\omega)-9$。一般指从离羧基最远的甲基碳原子开始，第一个不饱和键所在碳原子的序号是3、6和9。

$n(\omega)-3$ 系脂肪酸包括α-亚麻酸（ALA）、二十碳五烯酸（EPA）、二十二碳六烯酸（DHA），通常将EPA和DHA称为"脑黄金"；$n(\omega)-6$ 系脂肪酸是由亚油酸（LA）衍生而来，包括γ-亚麻酸（GLA）、花生四烯酸（ARA）等；$n(\omega)-9$ 系脂肪酸以油酸为代表，有降低血胆固醇、甘油三酯和低密度脂蛋白（LDL），升高高密度脂蛋白（HDL）的作用，另外还具有促进神经系统发育的功能。

4. 按结构分类

脂肪酸可分为顺式脂肪酸和反式脂肪酸。自然界存在的脂肪酸一般为顺式脂肪酸，但是在食品工业中，植物油经过氢化处理或高温反复加热会产生反式脂肪酸。氢化油具有耐高温、不易变质、存放久等优点，在蛋糕、饼干、速冻比萨饼、薯条、爆米花等食品中使用比较普遍。过多摄入反式脂肪酸可使血液胆固醇增高，从而增加心血管疾病发生的风险。另外，反式脂肪酸还能影响发育、降低记忆力、容易导致发胖和影响生育。

（三）类脂

类脂是一类在结构或性质上与脂肪相似的天然化合物，它们在动植物界中分布较广，种类也较多，主要包括磷脂、糖脂和固醇等。类脂在体内含量相对稳定，一般不随着外界环境的变化而变化，所以也叫固定脂或定脂。

1. 磷脂

磷脂主要有卵磷脂、脑磷脂、肌醇磷脂。磷脂天然存在于人体所有细胞和组织中，也存在于植物蛋白、种子和根茎中。它是由2分子脂肪酸和1分子磷酸与甘油缩合成的复合类脂。按其化学结构，可将磷脂分成甘油磷脂和神经鞘磷脂两类。磷脂是构成生物膜的重要组分，对脂肪的吸收和运转以及储存脂肪酸起着重要作用。卵磷脂存在于蛋黄和血浆中，神经鞘磷脂存在于神经鞘。

2. 糖脂

糖脂是含有碳水化合物、脂肪酸和氨基醇的化合物，是构成细胞膜的重要成分。

3. 固醇

固醇相对分子质量很大，可依其来源把固醇分为动物固醇和植物固醇。动物固醇主要是胆固醇，植物固醇主要是谷固醇、豆固醇等。

胆固醇是细胞膜的重要组成成分，对维持生物膜的正常结构和功能有重要作用。它大量存在于神经组织尤其是脑中，并且还可转化为胆汁酸盐、肾上腺皮质激素、性激素和维生素 D_3 等许多具有重要生理功能的类固醇化合物。但当其过量时便会导致高胆固醇血症，对机体产生不利的影响。现代研究已发现，动脉粥样硬化、静脉血栓形成与胆石症、高胆固醇血症有密切的相关性。由于人体自身能够合成胆固醇，且其每天合成的总量远比食物中所提供的胆固醇要多，因此，一般不需要食物中供应胆固醇。

植物固醇能够干扰食物中胆固醇被肠道吸收和干扰胆汁所分泌的胆固醇的重吸收，促进胆固醇排泄，具有降低人体血清胆固醇，预防心脑血管疾病的功能。

二、脂类的生理功能

（一）储存与供给能量

脂肪最主要的功能就是供给高能量，1g脂肪在体内可产生 37.56kJ（9kcal）的能量。当人体摄入能量不能及时被利用或过多时，就转变为脂肪而储存起来。

体内脂肪细胞的储存和供能有两个特点：一是脂肪细胞可以不断地储存脂肪，至今还未发现其吸收脂肪的上限，所以人体可因不断地摄入过多的能量而不断地积累脂肪，导致越来越胖；二是机体不能利用脂肪酸分解的含二碳的化合物合成葡萄糖，所以脂肪不能给脑和神经细胞以及血细胞提供能量。人在饥饿时必须消耗肌肉组织中的蛋白质和糖原来满足机体的能量需要。节食减肥危害性之一也在于此。

（二）构成人体组织及某些生理活性物质

大量的脂肪酸存在于细胞膜中，是细胞维持正常的结构和功能必不可少的重要成分。

磷脂是细胞膜的构成成分，因其具有极性和非极性双重特性，所以可帮助脂类或脂溶性物质（如脂溶性维生素、激素等）顺利通过细胞膜，促进细胞内外的物质交流。磷脂作为乳化剂可使体液中的脂肪悬浮在体液中，有利于其吸收、转运和代谢。神经鞘磷脂存在于神经鞘，可以保持神经的绝缘性。胆固醇是细胞膜和人体内许多重要活性物质的合成材料（如胆汁、性激素、肾上腺素和维生素 D 等）的重要成分。

（三）供给必需脂肪酸

1. 必需脂肪酸

必需脂肪酸（EFA）是指人体不可缺少而自身又不能合成或合成数量不能满足机体需要，必须通过食物供给的脂肪酸。包括 ω-6 系亚油酸和 ω-3 系 α-亚麻酸。

2. 必需脂肪酸的功能

（1）磷脂的重要组成成分　磷脂是细胞膜的主要结构成分，所以必需脂肪酸与细胞膜的结构和功能直接相关。

（2）合成前列腺素、血栓素及白三烯的前体　ω-3 系脂肪酸和 ω-6 系脂肪酸在人和哺乳动物组织细胞中一系列酶的催化下，可转变为前列腺素、血栓素及白三烯等重要衍生物。前列腺素等存在于许多器官中，有着多种多样的生理功能，如使血管扩张和收缩、神经刺激的传导等。

（3）参与脂肪、胆固醇的代谢和运转　脂肪、胆固醇的代谢和运转也必须有必需脂肪酸的参与。

（4）提供具有特殊营养功能的 EPA 和 DHA　EPA 和 DHA 的功能有：与儿童神经系统发育有关，尤其是胎儿生长期和胎儿出生后大脑、视网膜发育不可缺少的；预防心血管疾病；抗肿瘤生长；抗炎症作用和免疫调节作用等。

（四）促进脂溶性维生素的吸收

食物脂肪不仅含有各类脂溶性维生素（维生素 A、维生素 D、维生素 E、维生素 K 等），还促进这些维生素在肠道的吸收。

（五）其他

1. 维持体温正常

脂肪导热性低，储存在皮下的脂肪，可以起到隔热作用，使体温达到正常和恒定。

2. 保护作用

脂肪对体内的脏器具有支撑和衬垫作用，可保护内部器官免受外力伤害。

3. 增加饱腹感

食物脂肪由胃进入十二指肠时，可刺激产生肠抑胃素，使肠蠕动受到抑制，造成食物由胃进入十二指肠的速度相对缓慢。因此食物中脂肪含量越多，胃排空的时间就越长，使人不易感到饥饿。

4. 改善食物的感官性状

脂肪作为食物烹调加工的重要原料，可以改善食物的色、香、味、形，促进食欲。

三、脂类营养价值评价

脂类的营养价值主要从脂类的消化率、必需脂肪酸及胆固醇的含量、脂溶性维生素含量和脂类稳定性 4 个方面进行评价。

1. 消化率

在正常情况下，一般脂类都是容易消化和吸收的。脂类营养价值与消化率呈正相关，消化率越高，其营养价值也越高。食物油脂的消化率与其熔点有密切关系，动物脂肪以饱和脂肪酸为多，熔点较高，不易被人体消化吸收；而植物油中含不饱和脂肪酸多，熔点相对较低、消化吸收率高。

脂类营养价值
评价（视频）

2. 必需脂肪酸和胆固醇的含量

脂类的营养价值与必需脂肪酸的含量有密切的关系。必需脂肪酸含量越高，营养价值越高；反之，营养价值低。大豆油、花生油、米糠油及玉米油等含亚油酸、亚麻酸量高，因此认为植物油的营养价值较高。一般认为，含胆固醇低的脂肪营养价值较高。

3. 脂溶性维生素的含量

脂溶性维生素含量越高，其营养价值也越高。维生素 A 和维生素 D 存在于多数食物的脂肪中，以鲨鱼肝油的含量为最多，奶油次之，猪油内不含维生素 A 和维生素 D。维生素 E 广泛分布于动植物组织内，其中以植物油类含量最高。

4. 脂类的稳定性

脂类稳定性与不饱和脂肪酸的多少和维生素 E 含量有关。不饱和脂肪酸是不稳定的，容易氧化酸败。维生素 E 有抗氧化作用，可防止脂类酸败。

四、脂类的推荐摄入量与食物来源

1. 膳食脂肪的推荐摄入量

调查显示，随着膳食脂肪供能比的增加，人群超重/肥胖率、2 型糖尿病患病率及血胆固醇水平随之增加，因此膳食总脂肪应控制在适宜水平。中国营养学会建议每日膳食中脂肪提供的能量占总能量的比例不宜超过 30%。必需脂肪酸应占有一定比例，饱和脂肪酸（S）、单不饱和脂肪酸（M）和多不饱和脂肪酸（P）的比例要适宜。《中国居民膳食营养素参考摄入量（2023 版）》提出的居民膳食脂肪摄入量为 3 岁以上人群脂肪提供能量占 20%~30%，其中饱和脂肪酸（S）3~9 岁不超过 8%，10 岁以上<10%；M、P 分别占总能量的比例都不得低于 10%。

2. 脂类食物来源

食物脂肪的来源是植物油、油料种子和动物性脂肪。一般认为，植物油含不饱和脂肪酸多，如大豆油、花生油、芝麻油、玉米油、米糠油等营养价值高。通常动物脂肪含饱和脂肪酸较多，含脂肪最多的是肥肉，脂肪含量高达 90%，其次是肠系膜、内脏及其周围脂肪组织和骨髓。动物脂肪中如奶油、蛋黄油、鱼脂、鱼肝油的营养价值较高。

某些海产鱼油中 EPA 和 DHA 含量相对较多。卵磷脂的主要食物来源是大豆磷脂和蛋黄磷脂，除此之外，牛奶、动物的脑、骨髓、心脏、肺脏、肝脏、肾脏以及酵母中都含有卵磷脂。

胆固醇只存在于动物性食物中，植物性食物含植物固醇。一般

脂类与脂肪酸
（在线测试）

讲瘦肉、鱼、禽类食物胆固醇的含量相似，而且较低，每 50g 中胆固醇不超过 44mg。至于动物器官食品如肝、肾、心脏、脑、蛋黄等均有极丰富的胆固醇。

技能训练　食物油脂脂肪酸比例计算和分析

一、工作准备

（1）准备油脂样品　准备几种动植物油脂样品，记录每种样品的来源、配料、重量，如果有营养标签或营养成分检验报告等需详细记录相关信息。样品举例：大豆油、猪油、混合油（菜籽油和棕榈油）。

（2）准备必要的资料　准备食物成分表等。

（3）准备工具　如计算器、任务工单等。

二、工作程序

1. 仔细阅读样品相关信息

仔细阅读样品的相关信息，包括名称、来源、配料、相关食物成分数据，判断是动物性油脂还是植物性油脂，有没有反式脂肪酸的可能来源（如起酥油、人造黄油）等。

2. 分析和比较食物总脂肪含量

根据食物样品的营养标签、脂肪检验报告或食物成分表，分析和比较各种食品的总脂肪含量。

这里以植物性大豆油、调和油、动物性的猪油，以及动植物脂肪混合的食物为例，由食物成分表查得大豆油、调和油、猪油的总脂肪含量（g/100g）分别为 99.8、99.9、99.6，将结果列于表 1-11 总脂肪列。如果样品是按一定比例混合的油脂或混合食物，需采用权重法计算，即按照各配料脂肪含量及各配料占混合油脂（食物）的质量比加权求和后计算总脂肪含量。以混合食物（里脊肉 100g 和菜籽油 20g）为例计算：先查出里脊肉的脂肪含量为 7.9g/100g，菜籽油脂肪含量为 99.9g/100g，根据里脊肉和菜籽油占混合食物的比例计算，则总脂肪含量（g/100g）= 7.9×100/120+99.9×20/120 = 23.2。同理进行后续的计算。

表 1-11	食物中脂肪酸的含量（占总脂肪量的百分比）		单位：%	
种类	总脂肪/ （g/100g）	含量较高的脂肪酸	必需脂肪酸	
			亚油酸（$C_{18:2}$）	亚麻酸（$C_{18:3}$）
大豆油	99.8	（$C_{18:1}$）39.2 （$C_{18:2}$）34.3	34.3	6.9
调和油	99.9	（$C_{18:1}$）54.0 （$C_{18:2}$）18.0	18.0	6.4

续表

种类	总脂肪/ （g/100g）	含量较高的脂肪酸	必需脂肪酸	
			亚油酸（$C_{18:2}$）	亚麻酸（$C_{18:3}$）
猪油	99.6	（$C_{18:1}$）44.2 （$C_{18:2}$）26.0	8.9	—

3. 分析必需脂肪酸含量

继续查找食物脂肪酸含量表，查出食品中含量较高或较低的脂肪酸，目的是观察脂肪的脂肪酸组成特征；分析和计算必需脂肪酸含量（亚油酸 $C_{18:2}$、亚麻酸 $C_{18:3}$）。一般来讲，脂肪酸大多以占总脂肪的百分比（%）表示，但随着检测技术的提高，目前有些国家或实验室的食物脂肪酸数据表示为绝对含量，即每 100g 食物中脂肪酸的克数（g/100g 食物），为方便比较，需将数据进行一定转换，即

$$脂肪酸占脂肪百分比(\%) = \frac{食物脂肪酸含量(g/100g)}{食物总脂肪含量(g/100g)} \times 100$$

本例通过查阅食物脂肪酸含量表，将大豆油等样品含量较高的脂肪酸含量和必需脂肪酸含量列于表 1-11，可以看出大豆油中油酸（$C_{18:1}$）和亚油酸（$C_{18:2}$）含量较高且基本相当，调和油以油酸含量见长，猪油则含有较高的油酸和棕榈酸（$C_{16:0}$）；相比之下，植物性油脂必需脂肪酸含量高于动物性油脂，特别是亚麻酸在动物性油脂中含量几乎为 0。

4. 计算脂肪酸比例

分别查找或计算食物中饱和脂肪酸（S）、单不饱和脂肪酸（M）、多不饱和脂肪酸（P）占总脂肪的比例，以 S 为 1.0 计算 S∶M∶P 比值。混合食物各类脂肪酸的计算方法同总脂肪，采用权重法。

本例通过计算得知，大豆油以单不饱和脂肪酸、多不饱和脂肪酸为主；调和油以单不饱和脂肪酸为主，猪油则以饱和脂肪酸和单不饱和脂肪酸为主，见表 1-12。

表 1-12		各类脂肪酸在总脂肪中的含量		单位：%
种类	S	M	P	
大豆油	14.4（1.0）	45.1（3.1）	41.2（2.9）	
调和油	20.2（1.0）	55.2（2.7）	24.4（1.2）	
猪油	43.2（1.0）	47.9（1.1）	8.9（0.2）	

5. 通过以上分析对油脂进行评价，提出合理的饮食建议

根据以上对油脂脂肪酸的分析，可以从脂肪酸构成、必需脂肪酸含量、脂肪酸比例的角度对脂肪评价。本例中大豆油富含亚油酸、不饱和脂肪酸含量丰富，是非常好的多不饱和脂肪酸的来源；调和油中以单不饱和脂肪酸为主，是油酸的重要来源；猪油中饱和脂肪酸含量比例较高，多不饱和脂肪酸和必需脂肪酸较低，建议选择油脂时搭配使用，以相互弥补脂肪酸组成缺陷，提高其营养价值。

三、工作任务

根据表 1-13，对牛油、玉米油、调和油（花生油 20% 和大豆油 80%）3 种油脂的脂

肪酸进行评价。

表 1–13						各类油脂脂肪酸含量					单位：%	
种类	食部/g	脂肪含量/(g/100g)	$C_{12:0}$	$C_{14:0}$	$C_{16:0}$	$C_{16:1}$	$C_{18:0}$	$C_{18:1}$	$C_{18:2}$	$C_{18:3}$	$C_{20:5}$	$C_{22:6}$
牛油	100	92.0	0.1	3.9	25.3	3.4	28.6	28.8	1.9	1.0	…	…
大豆油	100	99.9	…	…	11.1	1.5	3.8	22.4	51.7	6.7	…	…
花生油	100	99.9	…	…	12.5	0.1	3.6	40.4	37.9	0.4	…	…
玉米油	100	99.2	…	…	12.6	0.3	1.3	27.4	56.4	0.6	…	…

注：各种油脂的质量均为100g。

学习单元 5

维生素与矿物质

内容引入

蛋白质、脂类、碳水化合物能提供人体需要的能量，一旦缺乏，人们会感觉到饥饿，促使人们去摄食，所以这三种营养素不会长期缺乏；而需要量较小的矿物质和维生素，由于人们不会轻易感觉到其缺乏所造成的"饥饿"，容易忽略其摄入，造成"隐性饥饿"。它能以一种静静的、无形的方式让人们和整个家庭乃至整个社区都长期陷于健康不良—贫困—教育水平低下—生产力低下—贫困的恶性循环之中。《中国居民营养与慢性病状况报告（2015 年）》显示，我国居民钙、铁、维生素 A、维生素 D 等营养素缺乏依然存在；《中国居民营养与慢性病状况报告（2020 年）》显示，重点地区、重点人群，如婴幼儿、育龄妇女和高龄老年人面临的重要微量营养素缺乏等问题仍需要引起关注。

一、维生素

维生素是维持人体正常生命活动所必需的一类有机化合物，在体内含量极微，但在机体的代谢、生长发育等过程中起重要作用。它们的化学结构与性质虽然各异，但有共同特点。

（1）均以维生素本身，或可被机体利用的前体化合物（维生素原）的形式存在于天然食物中。

（2）非机体结构成分，不提供能量，但担负着特殊的代谢功能。

（3）一般不能在体内合成（维生素 D 例外）或合成量太少，必须由食物提供。

（4）人体只需少量即可满足，但绝不能缺少，否则缺乏至一定程度，可引起维生素缺乏病。

维生素摄入过多时，水溶性维生素常以原形从尿中排出体外，几乎无毒性，但摄入过大（非生理）剂量时，常干扰其他营养素的代谢。脂溶性维生素大量摄入时，由于排出较少，可致体内积存超负荷而造成中毒。为此，必须遵循合理原则，不宜盲目加大剂量。

随着对维生素广泛、深入的研究，已发现维生素还有许多新的功能，特别是在某些慢性非传染性疾病的防治方面，有很多实验研究与人群流行病学调查研究的明确结果。维生素的这些作用揭示了适宜的维生素摄入对人类维护健康，远离慢性疾病的困扰是有利的。

（一）脂溶性维生素

1. 维生素A

维生素A是指具有视黄醇生物活性的一大类化合物的总称，一般包括视黄醇和类似物，以及维生素A原类胡萝卜素。维生素A末端的—CH_2OH在体内氧化后成为—CHO，称为视黄醛，或进一步氧化成—COOH，即视黄酸。视黄酸是维生素A在体内吸收代谢后最具有生物活性的产物，维生素A的许多生理功能实际上是以视黄酸的形式发生作用的。植物来源的维生素A原类胡萝卜素是人类维生素A的重要来源。

维生素A的特性及常识（视频）

类胡萝卜素中最具有维生素A生物活性的是β-胡萝卜素，在人类肠道中的吸收利用率大约为维生素A的1/12，其他胡萝卜素的吸收率更低。

（1）理化性质与体内分布　维生素A属脂溶性维生素。维生素A及其衍生物很容易被氧化和异构化，特别是暴露于光线、氧气、活泼金属及高温环境时，可加快氧化破坏。一般烹调过程不易对食物中维生素A造成太多破坏。在无氧条件下，视黄醛对碱比较稳定，但在酸中不稳定。因此，维生素A或含有维生素A的食物应避光在低温下保存，如能在保存的容器中充氮以隔绝氧气，则保存效果更好。食物中如含有磷脂、维生素E、维生素C和其他抗氧化剂时，其中的视黄醇和胡萝卜素较为稳定。食物中共存的脂肪酸败时可致其严重破坏。维生素A在体内主要储存于肝脏中，占总量的90%～95%，少量储存于脂肪组织。

（2）生理功能与缺乏　维生素A在人体的代谢中有非常重要的作用，因此，当膳食中维生素A摄入不足、膳食脂肪含量不足或患有慢性消化道疾病等，可致维生素A不足或缺乏，而影响很多生理功能甚至引起病理变化。

①维持皮肤黏膜层的完整性。维生素A对上皮细胞的细胞膜起稳定作用，维持上皮细胞的形态完整和功能健全。因此，维生素A缺乏的初期症状有上皮组织的干燥，继而使正常的柱状上皮细胞转变为角状的复层鳞状上皮，形成过度角化变性和腺体分泌减少，累及全身上皮组织。

②构成视觉细胞内的感光物质。视网膜上对暗光敏感的杆状细胞含有感光物质视紫红质，由11-顺式视黄醛与视蛋白结合而成，为暗视觉的必需物质。缺乏维生素A时可降低眼暗适应能力，严重时可致夜盲。

③促进生长发育和维护生殖功能。维生素A参与细胞RNA、DNA的合成，对细胞的分化、组织更新有一定影响。参与软骨内成骨细胞功能，缺乏时长骨形成和牙齿发育均受影响。维生素A缺乏时还会导致男性睾丸萎缩，精子数量减少、活力下降，也可影响胎盘发育。

④维持和促进免疫功能。维生素A对许多细胞功能活动的维持和促进作用，是通过其在细胞核内的特异性受体——视黄酸受体实现的。维生素A对基因的调控结果可以提高免疫细胞产生抗体的能力，也可以促进细胞免疫的功能，以及促进T淋巴细胞产生某些淋巴因子。维生素A缺乏时，免疫细胞内视黄酸受体的表达相应下降，因此影响机体的免疫功能。

（3）吸收与代谢　维生素 A 与类胡萝卜素的吸收过程是不同的。类胡萝卜素的吸收为被动扩散，近年发现也可能是通过主动转运，类胡萝卜素的吸收更容易出现饱和。类胡萝卜素的吸收部位在小肠，小肠细胞内含有胡萝卜素双氧化酶，在其作用下进入小肠细胞的类胡萝卜素被分解为视黄醛或视黄醇。维生素 A 的吸收则为主动吸收，需要能量，吸收率为 70%~90%。

食物中的维生素 A 或类胡萝卜素在小肠经胰液或小肠细胞刷状缘中的视黄酯水解酶分解为游离态后进入小肠细胞，再在微粒体中合成维生素 A 棕榈酸酯，与乳糜微粒结合通过淋巴系统进入血液循环，然后转运到肝脏储存。维生素 A 在体内氧化后转变为视黄酸，视黄酸是维生素 A 在体内发生多种生物作用的重要活性形式。

（4）过量危害与毒性

①维生素 A 过多症。摄入过多可以引起维生素 A 过多症，维生素 A 过量会降低细胞膜和溶酶体膜的稳定性，导致细胞膜受损，组织酶释放，引起皮肤、骨骼、脑、肝等多种脏器组织病变。脑受损可使颅压增高，骨膜下新骨形成，血钙和尿钙都上升。肝组织受损则引起肝脏肿大，肝功能改变。

②高胡萝卜素血症。高胡萝卜素血症是一种因血内胡萝卜素含量过高引起的肤色黄染症。因摄入的 β-胡萝卜素在体内仅有 1/12 发挥维生素 A 的作用，故大量摄入胡萝卜素一般不会引起维生素 A 过多症，但可使血中胡萝卜素水平增高，致使黄色素沉着在皮肤和皮下组织内。停止大量摄入富含胡萝卜素的食物后，胡萝卜素血症可在 2~6 周内逐渐消退，一般没有生命危险，不需特殊治疗。

（5）膳食参考摄入量　由于膳食维生素 A 的来源包括动物性食物的类视黄醇和植物性食物的维生素 A 原类胡萝卜素，两者具有不同的维生素 A 活性。因此维生素 A 参考摄入量用视黄醇活性当量（RAE）表示，中国营养学会 2023 年提出的中国居民膳食维生素 A 推荐摄入量为成人男性为 770μg RAE，女性 660μg RAE，可耐受最高摄入量为 3000μg/d。膳食 RAE 的计算方法为：

视黄醇活性当量（μgRAE）= 膳食或补充剂来源全反式视黄醇（μg）+1/2 补充剂纯品全反式
β-胡萝卜素（μg）+1/12 膳食全反式 β-胡萝卜素（μg）+1/24
其他膳食维生素 A 原类胡萝卜素（μg）

（6）食物来源　维生素 A 在动物性食物中含量丰富（按每 100g 计算），如动物内脏（猪肝 6502μg、鸡肝 10414μg）、蛋类（鸡蛋 255μg）、奶类（牛奶 54μg），但在不发达地区人群往往主要依靠植物来源的胡萝卜。胡萝卜素在深色蔬菜中含量（按每 100g 计算）较高，如胡萝卜（4010μg）、菠菜（2920μg）、苋菜（绿，2110μg）、油菜（1093μg）、荷兰豆（480μg）等；水果中以芒果（897μg）、早橘（5140μg）含量比较丰富。

2. 维生素 D

维生素 D 是一族来源于类固醇的环戊氢烯菲环结构相同，但侧链不同的复合物的总称。目前已知的维生素 D 至少有 10 种，但最重要的是维生素 D_2（麦角钙化醇）和维生素 D_3（胆钙化醇）。25-（OH）D_3 和 1,25-（OH）$_2D_3$ 是其在体内的代谢物，其中 1,25-（OH）$_2D_3$ 被认为具有类固醇激素的作用。

（1）理化性质与体内分布　维生素 D_2 是由紫外线照射植物中的麦角固醇产生，但在自然界的存量很少。维生素 D_3 则由人体表皮和真皮内含有的 7-脱氢胆固醇经日光中紫外线照射转变而成。维生素 D_2 和维生素 D_3 对人体的作用和作用机制完全相同，哺乳动物和人类对两者的利用亦无区别，本书统称为维生素 D。

维生素 D 溶于脂肪溶剂，对热、碱较稳定，对光及酸不稳定。维生素 D 在肝和各种组织都有分布，特别在脂肪组织中有较高的浓度，但代谢较慢。在组织中大约一半是以维生素 D 的形式存在，其余一半中 25-（OH）D_3 所占比例较大，约为总量的 20%。在血浆中 25-（OH）D_3 占绝对优势，也存在于其他组织，中如肾、肝、肺、主动脉和心脏。

（2）生理功能与缺乏　维生素 D 的最主要功能是提高血浆钙和磷的水平到超饱和的程度，以适应骨骼矿物化的需要，主要通过以下机制。

①促进肠道对钙、磷的吸收。维生素 D 作用的最原始点是在肠细胞的刷状缘表面，能使钙在肠腔中进入细胞内。此外 1,25-（OH）$_2D_3$ 可与肠黏膜细胞中的特异受体结合，促进肠黏膜上皮细胞合成钙结合蛋白，对肠腔中的钙离子有较强的亲和力，对钙通过肠黏膜的转运有利。维生素 D 也能激发肠道对磷的转运过程，这种转运是独立的，与钙的转运不相互影响。

②对骨骼钙的动员。一方面与甲状旁腺协同，维生素 D 使未成熟的破骨细胞前体转变为成熟的破骨细胞，促进骨质吸收；使旧骨中的骨盐溶解，钙、磷转运到血内，以提高血钙和血磷的浓度；另一方面刺激成骨细胞促进骨样组织成熟和骨盐沉着。

③促进肾脏重吸收钙、磷。促进肾近曲小管对钙、磷的重吸收以提高血钙、血磷的浓度。婴幼儿维生素 D 缺乏可引起维生素 D 缺乏病，以钙、磷代谢障碍和骨样组织钙化障碍为特征；成人维生素 D 缺乏使成骨矿化不全，表现为骨质软化症，严重时骨骼脱钙引起骨质疏松。

（3）吸收与代谢　维生素 D 吸收最快的部位在小肠的近端，也就是在十二指肠和空肠，但由于食物通过小肠远端的时间较长，维生素 D 最大的吸收量可能在回肠。维生素 D 像其他的疏水物质一样，通过胶体依赖被动吸收。

大部分的维生素 D（约 90% 的吸收总量）与乳糜微粒结合进入淋巴系统，其余与肌球蛋白结合，皮肤中的维生素 D_3 可与维生素 D 结合蛋白（DBP）结合直接进入循环。

（4）过量危害与毒性　通过膳食来源的维生素 D 一般认为不会引起中毒，但摄入过量维生素 D 补充剂或强化维生素 D 的乳制品，有发生维生素 D 过量和中毒的可能。成年人每天维生素 D 的可耐受最高摄入量为 50μg/d。维生素 D 中毒时可出现厌食、呕吐、头痛、嗜睡、腹泻、多尿、关节疼痛和弥漫性骨质脱矿化等症状。

（5）膳食参考摄入量　由于维生素 D 既可由膳食提供，又可经暴露在日光之下的皮肤合成，而皮肤合成量的多少又受到纬度、暴露面积、阳光照射时间、紫外线强度、皮肤颜色等影响，因此维生素 D 的需要量很难确切估计。2023 年中国营养学会制订的中国居民膳食维生素 D 参考摄入量成人（18~65 岁）RNI 为 10μg/d，65 岁以上为 15μg/d。

（6）维生素 D 的来源　维生素 D 有两个来源，一为外源性，依靠食物来源；另一为内源性，通过阳光（紫外线）照射由人体皮肤产生。

①食物来源。维生素 D 无论是维生素 D_2 或维生素 D_3，在天然食物中存在并不广泛，植物性食物如蘑菇、蕈类含有维生素 D_2，动物性食物中则含有维生素 D_3，以鱼肝和鱼油含量最丰富，其次在蛋黄、黄油、干酪和咸水鱼如鲱鱼、鲑鱼和沙丁鱼中含量相对较高，牛奶和人乳的维生素 D 含量较低；蔬菜、谷物和水果中几乎不含维生素 D。由于食物中的

维生素 D 来源不足，许多国家均在常用的食物中进行维生素 D 的强化，如焙烤食品、乳制品和婴儿食品等，以预防维生素 D 缺乏病和骨质软化症。

②内源性来源。人体的表皮和真皮内含有 7-脱氢胆固醇，经阳光或紫外线照射后形成前维生素 D_3，然后再转变为维生素 D_3，有报道健康个体全身在阳光中晒到最轻的皮肤发红时，维生素 D 在血液循环中的浓度可以和摄入 $250 \sim 625 \mu g$ 的维生素 D 相当。

按照我国婴儿衣着习惯，仅暴露面部和前手臂，每天户外活动 2h 即可维持血中 25-（OH）D_3 在正常范围内。儿童和年轻人每周 2~3 次的短时户外活动可以满足维生素 D 需要。老年人皮肤产生维生素 D 的能力较低，衣服又常常穿得较多，接触阳光照射较少，使维生素 D_3 的产生减少，加上老年人易有乳糖不耐受，乳制品摄入少，维生素 D 的来源往往较少。因此，对老年人应鼓励在春、夏、秋季的早晨或下午多接触阳光，使维生素 D 满足身体需要。

3. 维生素 E

维生素 E 又名生育酚，是 6-羟基苯并二氢吡喃环的异戊二烯衍生物，包括生育酚和生育三烯酚两类共 8 种化合物，即 α-生育酚、β-生育酚、γ-生育酚、δ-生育酚和 α-生育三烯酚、β-生育三烯酚、γ-生育三烯酚、δ-生育三烯酚。α-生育酚是自然界中分布最广泛、含量最丰富、活性最高的维生素 E 的形式，β-生育酚、γ-生育酚和 δ-生育酚的活性分别为 α-生育酚的 50%、10% 和 2%。α-生育三烯酚的活性大约为 α-生育酚的 30%。α-生育酚天然存在形式是 RRR 异构体（RRR-α-生育酚，又称 D-α-生育酚）。

（1）理化性质与体内分布　维生素 E 为油状液体，橙黄色或淡黄色，溶于脂肪及脂溶剂。各种生育酚都可被氧化成氧化型生育酚、生育酚氢醌、生育酚醌。这种氧化可因光照射、热、碱，以及一些微量元素如铁和铜的存在而加速。在无氧的条件下，它们对热与光以及碱性环境相对较稳定。有氧条件下，游离酚羟基的酯是稳定的。机体组织和食物中维生素 E 的含量以 RRR-α-生育酚当量（α-TE）表示。估计混合膳食中维生素 E 的总 α-TE，应按下列公式折算：

$$膳食中总 \alpha\text{-TE} 当量（mg）= [1 \times \alpha\text{-生育酚（mg）}] + [0.5 \times \beta\text{-生育酚（mg）}] +$$
$$[0.1 \times \gamma\text{-生育酚（mg）}] + [0.02 \times \delta\text{-生育酚（mg）}] +$$
$$[0.3 \times \alpha\text{-生育三烯酚（mg）}]$$

维生素 E 在血液中分布于各种脂蛋白中，健康成人血浆维生素 E 平均浓度为 10mg/L 左右；儿童血浆浓度稍低，平均水平在 7mg/L。红细胞膜中 α-生育酚含量较高，其浓度与血浆水平处于平衡状态，当血浆维生素 E 低于正常水平时，易发生红细胞膜的破裂而导致溶血。

（2）生理功能与缺乏

①抗氧化。维生素 E 是非酶抗氧化系统中重要的抗氧化剂，能清除体内的自由基并阻断其引发的链反应，防止生物膜（包括细胞膜、细胞器膜）和脂蛋白中多不饱和脂肪酸、细胞骨架及其他蛋白质的疏基受自由基和氧化剂的攻击。维生素 E 与维生素 C、β-胡萝卜素有抗氧化的协同互补作用。硒与维生素 E 也有相互配合进行协同的抗氧化作用。

②预防动脉粥样硬化。充足的维生素 E 可抑制细胞膜脂质的过氧化反应，增加低密度脂蛋白的抗氧化能力，减少氧化型低密度脂蛋白（Ox-LDL）的产生，保护低密度脂蛋白免受氧化。维生素 E 还有抑制血小板在血管表面凝集和保护血管内皮的作用，因而被认为

有预防动脉粥样硬化和心血管疾病的作用。

③对免疫功能的作用。维生素 E 对维持正常的免疫功能，特别是对 T 淋巴细胞的功能很重要。老年人群补充维生素 E，可以使迟发型变态反应皮肤试验阳性率提高，淋巴细胞转化试验活性增强。

④对神经系统和骨骼肌的保护作用。维生素 E 有保护神经系统、骨骼肌、视网膜免受氧化损伤的作用。人体神经肌肉系统的正常发育和视网膜的功能维持需要充足的维生素 E。维生素 E 在防止线粒体和神经系统的轴突系膜受自由基损伤方面是必需的。

维生素 E 缺乏时，常伴随细胞膜脂质过氧化作用增强，这将导致线粒体的能量产生下降、DNA 氧化与突变，以及质膜正常运转功能的改变。尤其是当细胞膜暴露在氧化剂的应激状态下，细胞会很快发生损伤和坏死，并释放脂质过氧化的副产物，吸引炎性细胞和吞噬细胞的聚集和细胞胶原蛋白的合成。

早产儿出生时血浆和组织中维生素 E 水平很低，而且消化器官不成熟，多有维生素 E 的吸收障碍，往往容易出现溶血性贫血，肌内注射维生素 E 可以改善症状。流行病学调查显示，维生素 E 和其他抗氧化剂摄入量低以及血浆 α-TE 水平低下，患癌症、动脉粥样硬化、白内障等疾病的危险性增加。

（3）吸收与代谢　维生素 E 在有胆酸、胰液和脂肪的存在时，在脂肪酶的作用下，以混合微粒在小肠上部经非饱和的被动弥散方式被肠上皮细胞吸收。不同形式的维生素 E 表观吸收率均在 40% 左右。维生素 E 补充剂在餐后服用，有助于吸收。各种形式的维生素 E 被吸收后大多由乳糜微粒携带经淋巴系统到达肝脏。

（4）过量危害与毒性　维生素 E 的毒性相对较小，大多数成人都可以耐受每日口服 $100\sim800$mg 的维生素 E，而没有明显的毒性症状和生化指标改变。有证据表明人体长期摄入 1000mg/d 以上的维生素 E 有可能出现中毒症状，如视觉模糊、头痛和极度疲乏等。维生素 E 过量主要引起凝血机制损害导致某些个体的出血倾向。

（5）膳食参考摄入量　《中国居民膳食营养素参考摄入量（2023 版）》中各年龄组维生素 E 的适宜摄入量，成年男女为 14mg α-TE/d，可耐受最高摄入量为 700mg α-TE/d。从人体衰老与氢自由基损伤的角度考虑，老年人增加维生素 E 的摄入量是有必要的。乳母应该增加摄入量，以弥补乳汁中的丢失。

（6）食物来源　维生素 E 主要存在于植物性食物中，植物的叶子和其他绿色部分均含有维生素 E，绿色植物中的维生素 E 含量高于黄色植物。麦胚、向日葵及其油富含 RRR-α-生育酚，而玉米和大豆中主要含 γ-生育酚。各种植物油、坚果、豆类及海产品是维生素 E 的良好食物来源。

4. 维生素 K

维生素 K_1（叶绿醌）和维生素 K_2（甲萘醌）是天然维生素 K 的两种类型。

（1）理化性质与体内分布　天然存在的维生素 K 是黄色油状物，人工合成的则是黄色结晶粉末。所有的维生素 K 都抗热和水，但易遭酸、碱、氧化剂和光（特别是紫外线）的破坏。由于天然食物中维生素 K 对热稳定，并且不是水溶性的，在正常的烹调过程中只损失很少部分。

人体内维生素 K 的储存很少，更新很快，肝脏储存一部分维生素 K。在细胞内，维生素 K 主要存在于膜上，尤其是内质网和线粒体膜上。

（2）生理功能与缺乏　维生素 K 的生理作用是促进肝脏生成凝血酶原，从而具有促进凝血的作用。肝脏中存在凝血酶原前体，它并无凝血作用，维生素 K 的作用在于将此凝血酶原前体转变成凝血酶原。当人体缺乏维生素 K 时，可出现紫癜，一旦出血，凝固时间就会延长，造成止血困难。因此医学常用它作止血剂。

维生素 K 缺乏引起低凝血酶原血症，且其他维生素 K 依赖凝血因子浓度下降，表现为凝血缺陷和出血。

（3）吸收与代谢　维生素 K 从小肠吸收进入淋巴系统及肝门循环，这一过程首先需要形成混合微团以溶解这些物质。维生素 K 吸收后与乳糜微粒结合，使之转运到肝脏进入低密度脂蛋白和高密度脂蛋白中，再被带至血浆中。其代谢产物主要经粪便排出。

（4）过量危害与毒性　天然形式的维生素 K_1 和维生素 K_2 不产生毒性，甚至大量服用也无毒。食物来源的维生素 K_2 毒性很低，维生素 K 前体 2-甲基萘醌（K_3）由于与巯基反应而有毒性，它能引起婴儿溶血性贫血、高胆红素血症和核黄疸症，2-甲基萘醌不应用于治疗维生素 K 缺乏。

（5）需要量与膳食参考摄入量　哺乳动物的维生素 K 需要量可以通过膳食摄入和肠道微生物合成这两者结合而得到满足。遗传因素影响人对维生素 K 的需求。按每千克体重计，男性比女性需要更多的维生素 K。以凝血功能确定的每日维生素 K 的需要量约为 $1\mu g/kg$ 体重。

从一项大规模分析中老年妇女维生素 K 不同摄入水平与发生骨折的关系的调查中推测，为保证骨骼系统的健康，维生素 K 的每日适宜摄入量应在 $2\mu g/kg$ 左右。考虑到维生素 K 的安全摄入范围较宽，这一数值可以作为计算维生素 K 摄入量的依据。

《膳食营养素参考摄入量（2023 版）》中成人维生素 K 的膳食适宜摄入量为 $80\mu g/d$，可耐受最高摄入量未定。

（6）食物来源　维生素 K_1 广泛分布于动物性和植物性食物中，柑橘类水果含量少于 $0.1\mu g/100g$，牛奶含量为 $1\mu g/100g$，菠菜、甘蓝、芜菁等绿叶菜含量为 $400\mu g/100g$。在肝中含量为 $131\mu g/100g$，某些干酪含量为 $2.8\mu g/100g$。因为人体对维生素 K 的膳食需要量低，大多数食物基本可以满足需要。但母乳是个例外，其中维生素 K 含量低，甚至不能满足 6 个月以内的婴儿的需要。

（二）水溶性维生素

1. 维生素 B_1

维生素 B_1 是由一个含氨基的嘧啶环和一个含硫的噻唑环组成的化合物。维生素 B_1 又称硫胺素，也称抗脚气病因子、抗神经炎因子等，是维生素中最早发现的一种。

（1）理化性质与体内分布　维生素 B_1 常以其盐酸盐的形式出现，为白色结晶，极易溶于水，不溶于其他有机溶剂。维生素 B_1 固态形式比较稳定，在 100℃ 时也很少破坏。水溶液呈酸性时稳定，在碱性环境中易被氧化失活，且不耐热，亚硫酸盐在中性及碱性介质中能加速维生素 B_1 的破坏。因此在储存谷物、豆类时，不宜用亚硫酸盐作为防腐剂，或以二氧化硫熏蒸谷仓。

正常成年人体内维生素 B_1 的含量为 $25\sim30mg$，其中约 50% 在肌肉中。心脏、肝脏、肾脏和脑组织中含量亦较高。体内的维生素 B_1 中 80% 以焦磷酸硫胺素（TPP）形式储存，

10%为三磷酸硫胺素（TTP），其他为单磷酸硫胺素（TMP）。如果膳食中缺乏维生素 B_1，在1~2周后人体组织中的维生素 B_1 含量就会降低，因此，为维持组织中维生素 B_1 的正常含量，需要定期供给。

（2）生理功能与缺乏

①构成辅酶，维持体内正常代谢。维生素 B_1 在焦磷酸硫胺素激酶的作用下，与 ATP 结合形成 TPP。TPP 是维生素 B_1 的活性形式，在体内构成 α-酮酸脱氢酶体系和转酮醇酶的辅酶。

②抑制胆碱酯酶的活性，促进胃肠蠕动。维生素 B_1 可抑制胆碱酯酶对乙酰胆碱的水解。乙酰胆碱（副交感神经化学递质）有促进胃肠蠕动作用。维生素 B_1 缺乏时胆碱酯酶活性增强，乙酰胆碱水解加速，因而胃肠蠕动缓慢，腺体分泌减少，食欲减退。

③对神经组织的作用。维生素 B_1 对神经组织的确切作用还不清楚。只是发现在神经组织以 TPP 含量最多，大部分位于线粒体，10%在细胞膜。目前认为硫胺素三磷酸酯（TrP）可能与膜钠离子通道有关，当 TTP 缺乏时渗透梯度无法维持，引起电解质与水转移。

如果维生素 B_1 摄入不足或机体吸收利用障碍，以及其他各种原因引起需要量增加等因素，能引起机体维生素 B_1 缺乏。维生素 B_1 缺乏引起的疾病称脚气病，临床上根据年龄差异分为成人脚气病和婴儿脚气病。

（3）吸收与代谢　食物中的维生素 B_1 有 3 种形式：即游离形式、硫胺素焦磷酸酯和蛋白磷酸复合物。结合形式的维生素 B_1 在消化道裂解后被吸收。吸收的主要部位是空肠和回肠。浓度高时为被动扩散，浓度低时为主动吸收。大量饮茶会降低肠道对维生素 B_1 的吸收。酒中含有抗硫胺素物质，摄入过量，也会降低维生素 B_1 的吸收和利用。此外叶酸缺乏可导致维生素 B_1 吸收障碍。

（4）过量危害与毒性　由于摄入过量的维生素 B_1 很容易从肾脏排出，因此罕见人体维生素 B_1 的中毒报告。有研究表明，每日口服维生素 B_1 500mg，持续 1 个月，未见毒性反应。但也有资料显示如摄入量超过推荐量的 100 倍，发现有头痛、抽搐、衰弱、麻痹、心律失常和过敏反应等症状。

（5）需要量与膳食推荐摄入量　由于维生素 B_1 在能量代谢，尤其是碳水化合物代谢中的重要作用，其需要量常取决于能量的摄入。《中国居民膳食营养素参考摄入量（2023版）》提出，成年男女的维生素 B_1 的推荐摄入量分别为 1.4mg/d 和 1.2mg/d。

（6）食物来源　维生素 B_1 广泛存在于天然食物中，但含量随食物种类而异，且受收获、储存、烹调、加工等条件影响。维生素 B_1 最为丰富的来源是葵花籽仁、花生、大豆粉、瘦猪肉，其次为粗粮、小麦粉、小米、玉米、大米等谷类食物，鱼类、蔬菜和水果中含量较少。

2. 维生素 B_2

维生素 B_2 又称核黄素，由异咯嗪加核糖醇侧链组成，并有许多同系物。

（1）理化性质与体内分布　维生素 B_2 因色黄、含核糖，故又名核黄素。纯粹的核黄素是黄橙色结晶，不溶于脂肪，能溶于水。核黄素对热稳定，在酸性溶液中加热到100℃时仍能保存，在碱性溶液中很快被破坏。游离核黄素对光很不稳定，受光作用时，容易失去生理效能。食品中还含有一部分非游离状态的核黄素，主要与磷酸和蛋白质结合在一起，这种结合型的核黄素对光较稳定。为了避免食品中核黄素的损失，应尽量避免在阳光下暴露。

膳食中大部分维生素 B_2 是以黄素单核苷酸（FMN）和黄素腺嘌呤二核苷酸（FAD）辅酶形式和蛋白质结合。在体内大多数组织器官细胞内，一部分转化为黄素单核苷酸，大部分转化为黄素腺嘌呤二核苷酸，然后与黄素蛋白结合。前者占维生素 B_2 总量的 60%～95%，后者占维生素 B_2 总量的 5%～22%，游离维生素 B_2 仅占 2% 以下。肝、肾和心脏中结合型维生素 B_2 浓度最高，在视网膜、尿和乳中有较多的游离维生素 B_2，脑组织中维生素 B_2 的含量不高，其浓度相当稳定。据估计，成年人体内存在的维生素 B_2 可维持机体 2～6 周的代谢需要。

（2）生理功能与缺乏　维生素 B_2 以辅酶形式参与许多代谢中的氧化还原反应，在细胞呼吸链的能量产生中发挥作用，或直接参与氧化反应，或参与复杂的电子传递系统。维生素 B_2 在氨基酸、脂肪酸和碳水化合物的代谢中均起重要作用，可归纳为如下几方面。

①参与体内生物氧化与能量生成。维生素 B_2 在体内以 FAD、FMN 与特定蛋白质结合，形成黄素蛋白，通过三羧酸循环中的一些酶及呼吸链等参与体内氧化还原反应与能量生成。

②FAD 和 FMN 分别作为辅酶参与色氨酸转变为烟酸和维生素 B_6 转变为磷酸吡哆醛的过程。

③FAD 作为谷胱甘肽还原酶的辅酶，参与体内抗氧化防御系统，维持还原性谷胱甘肽的浓度。由维生素 B_2 形成的 FAD 被谷胱甘肽还原酶及其辅酶利用，并有利于稳定其结构。

④与细胞色素 P450 结合，参与药物代谢，提高机体对环境应激适应能力。

维生素 B_2 缺乏最常见的原因为膳食供应不足、食物的供应限制、储存和加工不当导致维生素 B_2 的破坏和丢失；或胃肠道功能紊乱，如腹泻、感染性肠炎、过敏性肠综合征。人类维生素 B_2 缺乏后，早期表现为疲倦、乏力、口腔疼痛，眼睛出现瘙痒、烧灼感，继而出现口腔和阴囊病变，称为"口腔生殖系统综合征"，包括唇炎、口角炎、舌炎、皮炎、阴囊皮炎以及角膜血管增生等。在维生素 B_2 缺乏时，黄素蛋白的生物合成将丧失；维生素 B_2 缺乏还可导致能量、氨基酸和脂类代谢受损。

（3）吸收与代谢　食物中维生素 B_2 与蛋白质形成的结合物，进入消化道后，先在胃酸、蛋白酶的作用下，水解释放出黄素蛋白，然后在小肠上端磷酸酶和焦磷酸化酶的作用下，水解为游离维生素 B_2。维生素 B_2 在小肠上端以依赖 Na^+ 的主动转运方式吸收。大肠也吸收一小部分维生素 B_2。

正常成年人从膳食中摄入的维生素 B_2 60%～70% 从尿液中排出。维生素 B_2 摄入过量后，也很少在体内储存，主要随尿液排出。另外，还可以从其他分泌物如汗液中排出，汗中维生素 B_2 的排出量约为摄食量的 3%。

（4）过量危害与毒性　从膳食中摄取高量维生素 B_2 的情况未见报道。有人一次性服用 60mg 并同时静脉注射 11.6mg 的维生素 B_2 未出现不良反应。这可能与人体对维生素 B_2 的吸收率低有关，机体对维生素 B_2 的吸收有上限，大剂量摄入并不能无限增加机体对维生素 B_2 的吸收。此外，过量吸收的维生素 B_2 也很快从尿中排出体外。

（5）需要量与膳食参考摄入量　机体维生素 B_2 需要量应从蛋白质和能量摄入量及机

体代谢状况三方面来考虑。成人每天摄入 0.44mg/4184kJ 维生素 B_2 可预防临床缺乏症出现，成人和儿童每天摄入 0.5mg/4184kJ 时可维持体内需要。居民膳食维生素 B_2 推荐摄入量，成年男性为 1.4mg/d，女性为 1.2mg/d。

（6）食物来源 维生素 B_2 广泛存在于乳类、蛋类、各种肉类、动物内脏、谷类、蔬菜和水果等动物性和植物性食物中。维生素 B_2 主要以 FMN、FAD 的形式与食物中蛋白质结合。谷类和蔬菜是中国居民维生素 B_2 的主要来源，但是，粮谷类的维生素 B_2 主要分布在谷皮和胚芽中，碾磨加工可丢失一部分维生素 B_2。如精白米维生素 B_2 的存留率只有11%；小麦标准粉维生素 B_2 的存留率只有 35%。因此，谷类加工不宜过于精细。绿叶蔬菜中维生素 B_2 含量较其他蔬菜高。

3. 维生素 B_6

维生素 B_6 是一组含氮化合物，都是 2-甲基-3-羟基-5-羟甲基吡啶的衍生物，主要以天然形式存在，包括吡哆醛（PL）、吡哆醇（PN）和吡哆胺（PM）等。这几种形式性质相似均具有维生素 B_6 的活性，每种成分的生物学活性取决于其代谢成辅酶形式磷酸吡哆醛的程度。

（1）理化性质与体内分布 维生素 B_6 的各种磷酸盐和碱的形式均易溶于水，在空气中稳定，在酸性介质中 PL、PN、PM 对热都比较稳定，但在碱性介质中对热不稳定，易被碱破坏。在溶液中，各种形式的维生素 B_6 对光均较敏感，但是降解程度不同，主要与pH 有关，中性和碱性环境中易被光破坏。

动物组织中维生素 B_6 的主要存在形式是 PL、PM 及其磷酸化形式的 5′-磷酸吡哆醛（PLP）和 5′-磷酸吡哆胺（PMP）。体内维生素 B_6 的 80%~90% 以 PLP 形式与糖原磷酸化酶结合储存在肝脏。

（2）生理功能与缺乏

①参与氨基酸代谢。PLP 为氨基酸代谢中需要的 150 多种酶的辅酶。维生素 B_6 对许多种氨基酸的转氨酶、脱羧酶、脱水酶、消旋酶和异构酶是必需的。

②参与糖原与脂肪酸代谢。维生素 B_6 是糖原磷酸化反应中磷酸化酶的辅助因子，催化肌肉与肝脏组织中的糖原转化。维生素 B_6 还参与亚油酸合成花生四烯酸的过程，并参与胆固醇的合成与转运。

③维生素 B_6 参与一碳单位代谢。PLP 为丝氨酸羟甲基转氨酶的辅酶，该酶通过转移丝氨酸侧链到受体叶酸盐分子参与一碳单位代谢，一碳单位代谢障碍可造成巨幼红细胞贫血。

④参与某些微量营养素的转化与吸收。在色氨酸转化成烟酸的过程中，会受维生素 B_6 营养状况的影响，因磷酸吡哆醛参与该过程的酶促反应，当肝脏中磷酸吡哆醛水平降低时会影响烟酸的合成。另外维生素 B_6 还可促进维生素 B_{12}、铁和锌的吸收等。

⑤其他。维持神经系统功能，许多需要 PLP 参与的酶促反应均使神经递质水平升高。轻度高同型半胱氨酸血症，近年来已被认为是血管疾病的一种可能危险因素，有关 B 族维生素的干预可降低血浆同型半胱氨酸含量。

维生素 B_6 在动植物性食物中分布相当广泛，原发性缺乏并不常见。这些症状包括虚弱、失眠、周围神经病、唇干裂、口炎等。维生素 B_6 缺乏的典型临床症状是脂溢性皮炎、小细胞性贫血、癫痫样惊厥以及忧郁和精神错乱。小细胞性贫血是血红蛋白的合成能力降低的反应。维生素 B_6 摄入不足还会损害血小板功能和凝血机制。

（3）吸收与代谢 不同形式的维生素 B_6 大部分都能通过被动扩散形式在空肠和回肠被吸收，经磷酸化形成 PLP 和 PMP，被吸收的维生素 B_6 代谢物在肠黏膜和血中与蛋白质结合。转运是通过非饱和被动扩散机制。

大部分吸收的非磷酸化维生素 B_6 被运送到肝脏。维生素 B_6 以 PLP 形式与多种蛋白结合，蓄积和储留在组织中，这将有助于保护其防止磷酸酶的作用。组织中维生素 B_6 存在于线粒体和细胞浆中。维生素 B_6 的代谢产物经尿中排出。

（4）过量危害与毒性 维生素 B_6 的毒性相对较低，经食物来源摄入大量维生素 B_6 没有不良反应。补充剂中的高剂量维生素 B_6 可引起严重不良反应，主要表现为感觉神经异常。已有报告，每天给予 2~4g 吡哆醇持续 1 年以上，出现疼痛和变形性皮肤损伤。

（5）需要量与膳食参考摄入量 一般说来，维生素 B_6 的需要量随蛋白质摄入量的增加而增加，当维生素 B_6 与蛋白质摄入量保持适宜的比值（0.016mg 维生素 B_6/g 蛋白质），就能够维持维生素 B_6 适宜的营养状态。

《中国居民膳食营养素参考摄入量（2023 版）》中维生素 B_6 的推荐摄入量 18~50 岁、50 岁及以上分别为 1.4mg/d 与 1.6mg/d，可耐受最高摄入量为 18~50 岁成人 60mg/d，50 岁以上为 55mg/d。

（6）食物来源 维生素 B_6 的食物来源很广泛，动植物性食物中均含有，通常肉类、全谷类产品（特别是小麦）、蔬菜和坚果类中最高。大多数维生素 B_6 的生物利用率相对较低。因为植物性食物中，如马铃薯、菠菜、蚕豆以及其他豆类，这种维生素的形式通常比动物组织中更复杂，所以动物性来源的食物中维生素 B_6 的生物利用率优于植物性来源的食物。且动物组织中维生素 B_6 的主要存在形式是 PLP 和 PMP，较易吸收。植物来源的食物主要是 PN 形式，有时以吡哆醇糖苷（PN-G）的形式存在。

4. 烟酸

烟酸曾称为尼克酸，是由烟碱［1-甲基-2-（3-吡啶基）吡咯烷］氧化形成的一种 B 族维生素，在体内以烟酰胺形式存在，烟酰胺曾称为尼克酰胺，是辅酶Ⅰ（烟酰胺腺嘌呤二核苷酸，NAD）和辅酶Ⅱ（烟酰胺腺嘌呤二核苷酸磷酸，NADP）的组成部分。烟酸和烟酰胺总称为维生素 PP，由于烟酸典型的缺乏病为糙皮病，故烟酸又称为抗糙皮病因子。

（1）理化性质与体内分布 烟酸为白色针状晶体，味苦，烟酰胺晶体呈白色粉状。两者均溶于水及酒精，不溶于乙醚。烟酰胺的溶解度大于烟酸，烟酸和烟酰胺性质比较稳定，酸、碱、氧、光或加热条件下不易破坏。在高压下，120℃ 20min 也不被破坏。一般加工烹调损失很小，但会随水流失。

烟酸主要以辅酶形式广泛存在于体内各组织中，以肝内浓度最高，其次是心脏和肾脏，血中相对较少。血中的烟酸约 90% 以辅酶的形式存在于红细胞，血浆中浓度为 2600~8300μg/L，平均为 4380μg/L。

（2）生理功能与缺乏

①烟酰胺在体内与腺嘌呤、核糖和磷酸结合构成辅酶Ⅰ和辅酶Ⅱ，在生物氧化还原反应中起电子载体或递氢体作用。辅酶Ⅰ和辅酶Ⅱ的这种作用，主要依赖其分子结构中的烟酰胺部分。烟酰胺的吡啶环具有可逆地加氢加电子和脱氢脱电子的特性，因此在酶促反应过程中能够传递氢和传递电子。

②葡萄糖耐量因子的组成成分。葡萄糖耐量因子（GTF）是由三价铬、烟酸、谷胱甘肽组成的一种复合体，可能是胰岛素的辅助因子，有增加葡萄糖的利用及促使葡萄糖转化为脂肪的作用。

③保护心血管。有报告称服用烟酸能降低血胆固醇、甘油三酯及β-脂蛋白浓度及扩张血管。大剂量烟酸对复发性非致命的心肌梗死有一定程度的保护作用，但是烟酰胺无此作用，其原因不清。

烟酸缺乏引起的糙皮病起病缓慢，早期表现往往有食欲减退、倦息乏力、体重下降、腹痛不适、消化不良、容易兴奋、注意力不集中、失眠等非特异性病症。随着病情进展时，可以出现较典型的症状，即皮炎、腹泻及痴呆，由于此三系统症状英文名词的开头字母均为"D"，故又称为癞皮病"3D"症状。烟酸缺乏常与维生素B_2缺乏同时存在。

（3）吸收与代谢　烟酸主要是以辅酶的形式存在于食物中，经消化后于胃及小肠吸收。吸收后以烟酸的形式经门静脉进入肝脏，在肝内转化为NAD^+和$NADP^+$。在肝内未经代谢的烟酸和烟酰胺随血液流入其他组织，再形成含有烟酸的辅酶。肾脏也可直接将烟酰胺转变为$NADP^+$。

过量的烟酸大部分经甲基化从尿中排出，也有少量烟酸和烟酰胺直接由尿中排出。此外，烟酸还随乳汁分泌，每100mL乳中含烟酸128~338μg；也从汗中排出，每100mL汗中含烟酸20~100μg。

（4）过量危害与毒性　目前尚未见到因食源性烟酸摄入过多而引起中毒的报告。所见烟酸的毒副作用多为临床大剂量使用烟酸治疗高脂血症病人所致。烟酸毒副作用的机制尚不十分清楚。

（5）需要量与膳食参考摄入量　人体烟酸的需要量与能量的消耗量有密切关系。能量消耗增加时，烟酸需要量也增多，烟酸的推荐摄入量用烟酸当量（mgNE）表示。据测定，平均60mg色氨酸可转变为1mg烟酸，烟酸当量为：

$$烟酸当量（mgNE）=烟酸（mg）+1/60色氨酸（mg）$$

烟酸的推荐摄入量，18岁及以上男女性分别为15mg NE/d与12mg NE/d，可耐受最高摄入量为35mg NE/d。

（6）食物来源　烟酸及烟酰胺广泛存在于食物中。植物性食物中存在的主要是烟酸，动物性食物中以烟酰胺为主。烟酸和烟酰胺在肝、肾、瘦畜肉、鱼以及坚果类中含量丰富；乳、蛋中的含量虽然不高，但色氨酸较多，可转化为烟酸。谷类中的烟酸80%~90%存在于它们的种子皮中，故加工影响较大。玉米含烟酸并不低，甚至高于小麦粉，但以玉米为主食的人群容易发生癞皮病。其原因是：①玉米中的烟酸为结合型，不能被人体吸收利用；②色氨酸含量低。如果用碱处理玉米，可将结合型的烟酸水解成为游离型的烟酸，易被机体利用。有些地区的居民，长期大量食用玉米，用碳酸氢钠（小苏打）处理玉米以预防癞皮病，收到了良好的预防效果。

5. 叶酸

叶酸即蝶酰谷氨酸，由一个蝶啶通过亚甲基桥与对氨基苯甲酸相连结成为蝶酸（蝶呤酰），再与谷氨酸结合而成。

（1）理化性质　叶酸包括一组与蝶酰谷氨酸功能和化学结构相似的一类化合物。叶酸为淡黄色结晶粉末，微溶于水，其钠盐易于溶解，不溶于乙醇、乙醚等有机溶剂。叶酸对热、光线、酸性溶液均不稳定，在酸性溶液中温度超过 100℃ 即分解。在碱性和中性溶液中对热稳定。食物中的叶酸烹调加工后损失率可达 50%～90%。

（2）生理功能与缺乏　叶酸在肠壁、肝脏及骨髓等组织中，经叶酸还原酶作用，还原成具有生理活性的四氢叶酸。四氢叶酸的主要生理作用在于它是体内生化反应中一碳单位转移酶系的辅酶，起着一碳单位传递体的作用。所谓一碳单位，是指在代谢过程中某些化合物分解代谢生成的含一个碳原子的基团，如甲基（—CH_3）、甲酰基（—CHO）、亚胺甲基（—CH＝NH）等。四氢叶酸携带这些一碳单位，参与其他化合物的生成和代谢，主要包括以下反应。

①参与核酸和蛋白质合成。一碳单位从氨基酸释出后，以四氢叶酸作为载体，参与其他化合物的生成和代谢，主要包括：参与嘌呤和胸腺嘧啶的合成，进一步合成 DNA、RNA；参与氨基酸之间的相互转化，充当一碳单位的载体，如丝氨酸与甘氨酸的互换（亦需维生素 B_6）、组氨酸转化为谷氨酸、同型半胱氨酸与甲硫氨酸之间的互换（亦需维生素 B_{12}）等；可见，叶酸携带一碳单位的代谢与许多重要的生化过程密切相关。体内叶酸缺乏则一碳单位传递受阻，核酸合成及氨基酸代谢均受影响，而核酸及蛋白质合成正是细胞增殖、组织生长和机体发育的物质基础，因此，叶酸对于细胞分裂和组织生长具有极其重要的作用。

②参与血红蛋白及重要的甲基化合物合成，如肾上腺素、胆碱、肌酸等。

③参与同型半胱氨酸代谢。叶酸与维生素 B_6 和维生素 B_{12} 一起共同作用，是体内同型半胱氨酸代谢的重要因子。如果叶酸缺乏，可出现高同型半胱氨酸血症。

由于甲硫氨酸可提供趋脂物质胆碱与甜菜碱，故叶酸在脂代谢过程亦有一定作用。

叶酸缺乏主要表现有以下几点。

①巨幼红细胞贫血。叶酸缺乏时首先影响细胞增殖速度较快的组织。叶酸缺乏同时引起血红蛋白合成减少，形成巨幼红细胞贫血。缺乏的表现为头晕、乏力、精神萎靡、面色苍白，并可出现舌炎、食欲下降以及腹泻等消化系统症状。叶酸缺乏可在贫血几个月前就出现。

②对孕妇胎儿的影响。叶酸缺乏可使孕妇先兆子痫、胎盘早剥的发生率增高；胎盘发育不良导致自发性流产；尤其是患有巨幼红细胞贫血的孕妇缺乏叶酸，易出现胎儿宫内发育迟缓、早产及新生儿低出生体重。孕早期叶酸缺乏可引起胎儿神经管缺陷（NTD）。NTD 是指由于胚胎在母体内发育至第 3～4 周时，神经管未能闭合所造成的先天缺陷，主要包括脊柱裂和无脑儿等中枢神经系统发育异常。中国从 2010 年开始在全国范围向育龄妇女推广叶酸补充剂，以预防 NTD。

③叶酸缺乏可导致高同型半胱氨酸血症。当体内叶酸缺乏时，5-甲基四氢叶酸合成不足，同型半胱氨酸向甲硫氨酸的转化出现障碍并堆积，形成高同型半胱氨酸血症。近年来的研究发现，同型半胱氨酸与血管平滑肌细胞增殖有密切关系；高同型半胱氨酸对血管内皮细胞有损害；同型半胱氨酸可促进氧自由基的形成，加速低密度脂蛋白的氧化，并可激活血小板的黏附和聚集。高同型半胱氨酸血症是动脉粥样硬化、心血管疾病的独立危险因素。此外，同型半胱氨酸还具有胚胎毒性，患有高同型半胱氨酸血症的母亲生育神经管缺陷儿的危险性增高。

（3）吸收与代谢　混合膳食中的叶酸大约有 3/4 是以与多个谷氨酸相结合的形式存在

的。叶酸在肠道中进一步被叶酸还原酶还原，在维生素 C 与 NADPH 参与下，先还原二氢叶酸，再经二氢叶酸还原酶作用，在 NADPH 参与下，还原成具有生理作用的四氢叶酸。肝脏是叶酸的主要储存部位，叶酸可通过尿及胆汁排出。叶酸营养适宜的人群，当膳食中无叶酸时，体内储存量可维持至少 3 个月不致出现缺乏。

维生素 C 和葡萄糖可促进叶酸吸收。锌作为叶酸结合的辅助因子，对叶酸的吸收亦起重要作用。不利于叶酸吸收的因素包括经常饮酒及服用某些药物。口服避孕药、抗惊厥药物苯巴比妥、苯妥英钠等可抑制叶酸的吸收。

（4）过量危害与毒性　叶酸是水溶性维生素，一般超出成人最低需要量（50μg/d）20 倍也不会引起中毒，因为凡超出血清与组织中和多肽结合的量均从尿中排出，服用大剂量叶酸可能产生毒性作用。

增补叶酸预防神经
管缺陷（视频）

（5）膳食参考摄入量　叶酸推荐摄入量用膳食叶酸当量（DFE）来表示，成人叶酸推荐摄入量为 400μg DFE/d；成人、孕妇及乳母的可耐受最高摄入量为 1000μg/d，儿童及青少年根据体重适当降低。

（6）食物来源　叶酸广泛存在于各种动植物食品中。富含叶酸的食物为猪肝（236μg/100g）、猪肾（50μg/100g）、鸡蛋（75μg/100g）、豌豆（83μg/100g）、菠菜（347μg/100g）。

食物叶酸与合成的叶酸补充剂生物利用度不同，由于食物叶酸的生物利用度仅为 50%，而叶酸补充剂与膳食混合时生物利用度为 85%，是单纯来源于食物的叶酸利用度的 1.7 倍（85/50），因此 DFE 的计算公式为：

$$膳食叶酸当量（DFE，μg）= 天然食物来源叶酸（μg）+1.7×合成叶酸（μg）$$

6. 维生素 B_{12}

维生素 B_{12} 又称钴胺素，是一组含钴的类咕啉化合物。维生素 B_{12} 一般的药用形式是氰钴胺，其化学名为 α-5,6-二甲基苯并咪唑-氰钴酰胺，如分子式中的氰基（—CN）由其他基团代替，成为不同类型的钴胺素。

（1）理化性质　维生素 B_{12} 为红色结晶，可溶于水，在 pH4.5~5.0 的弱酸条件下最稳定，在强酸（pH<2）或碱性溶液中则分解，遇热可有一定程度的破坏，但快速高温消毒损失较小，遇强光或紫外线易被破坏。

（2）生理功能与缺乏　维生素 B_{12} 在体内以两种辅酶形式即甲基 B_{12} 和辅酶 B_{12}（腺苷基钴胺素）发挥生理作用，参与体内生化反应。

①作为甲硫氨酸合成酶的辅酶，参与同型半胱氨酸甲基化转变为甲硫氨酸。

甲基 B_{12} 作为甲硫氨酸合成酶的辅酶，从 5-甲基四氢叶酸获得甲基后转而供给同型半胱氨酸，并在甲硫氨酸合成酶的作用下合成甲硫氨酸。维生素 B_{12} 的缺乏可致同型半胱氨酸增加，而同型半胱氨酸过高是心血管病的危险因素。

②作为甲基丙二酰辅酶 A 异构酶的辅酶，参与甲基丙二酸-琥珀酸的异构化反应。

膳食维生素 B_{12} 缺乏较少见，多数缺乏症由于吸收不良引起。膳食缺乏见于素食者，由于不吃肉食而可发生维生素 B_{12} 缺乏。老年人和胃切除患者胃酸过少可引起维生素 B_{12} 的吸收不良。维生素 B_{12} 缺乏的表现如下。

巨幼红细胞贫血。维生素 B_{12} 参与细胞的核酸代谢，为造血过程所必需。维生素 B_{12}

缺乏时，5-甲基四氢叶酸脱甲基转变成四氢叶酸的反应不能进行，进而引起合成胸腺嘧啶所需的5,10-亚甲基四氢叶酸形成不足，以致红细胞中DNA合成障碍，诱发巨幼红细胞贫血。

神经系统损害。会出现精神抑郁、记忆力下降、四肢震颤等神经症状。有研究认为维生素B_{12}引起的神经系统损害是由于甲基B_{12}不足导致甲硫氨酸和S-腺苷甲硫氨酸合成障碍所致，甲基的传递活性被认为是神经系统发挥正常功能的基础。

高同型半胱氨酸血症。维生素B_{12}缺乏导致同型半胱氨酸不能转变为甲硫氨酸而在血液中堆积。

（3）吸收与代谢　食物中的维生素B_{12}与蛋白质相结合，进入人体消化道内，在胃酸、胃蛋白酶及胰蛋白酶的作用下，维生素B_{12}被释放，并与胃黏膜细胞分泌的一种糖蛋白内因子（IF）结合成维生素B_{12}-IF复合物。该复合物对胃蛋白酶较稳定，进入肠道后由于回肠具有维生素B_{12}-IF受体而在回肠部被吸收。有游离钙及碳酸氢盐存在时，有利于维生素B_{12}的吸收。未与IF结合的维生素B_{12}由粪便排出。维生素B_{12}进入血液循环后，主要运输至肝、肾、骨髓、红细胞、胎盘等组织。

体内维生素B_{12}的储存量很少，为2~3mg，主要储存于肝脏，主要从尿排出，部分从胆汁排出。

（4）过量危害与毒性　据报道每日口服100μg维生素B_{12}未见明显反应。

（5）需要量与膳食推荐摄入量　维持成人正常功能的可吸收的维生素B_{12}最低需要量为1.0μg/d。联合国粮食及农业组织/世界卫生组织（FAO/WHO）推荐正常成人摄入维生素B_{12}为1μg/d。我国2023年提出维生素B_{12}的推荐摄入量，其中成年人为2.4μg/d。

（6）食物来源　膳食中的维生素B_{12}来源于动物性食物，主要食物来源为肉类、动物内脏、鱼、禽、贝壳类及蛋类，乳及乳制品中含量较少。植物性食物基本不含维生素B_{12}。

7. 维生素C

维生素C又称抗坏血酸，是一种含有6个碳原子的酸性多羟基化合物，维生素C虽然不含有羧基，仍具有有机酸的性质。天然存在维生素C有L型与D型两种异构体，后者无生物活性。

（1）理化性质与体内分布　维生素C呈无色无臭的片状结晶体，易溶于水。在酸性环境中稳定，遇空气中氧、热、光、碱性物质，特别是有氧化酶及痕量铜、铁等金属离子存在时，可促进其氧化破坏。氧化酶一般在蔬菜中含量较多，特别是黄瓜和白菜类，但在柑橘类含量较少。蔬菜在储存过程中，维生素C都有不同程度损失。但在某些植物中，特别是枣、刺梨等水果中含有生物类黄酮，能保护食物中维生素C的稳定性。

人体维生素C浓度最高的组织是垂体、肾上腺、眼晶状体、血小板和白细胞，但是储存量最多的是骨骼肌（3~4mg/100g湿组织）、脑（13~15mg/100g湿组织）和肝脏（10~16mg/100g湿组织）。

（2）生理功能与缺乏　维生素C是一种较强的还原剂，可使细胞色素C、细胞色素氧化酶及分子氧还原，与一些金属离子螯合。虽然它不是辅酶，但可以增加某些金属酶的活性，如脯氨酸羟化酶（Fe^{2+}）、尿黑酸氧化酶（Fe^{2+}）、三甲基赖氨酸羟化酶（Fe^{2+}）、对羟苯丙酮酸羟化酶（Cu^+）、多巴胺-β-羟化酶（Cu^+）等。这些金属离

维生素C的功能
与补充（视频）

子位于酶的活性中心，维生素 C 可维持其还原状态，从而借以发挥生理功能。

①参与羟化反应。羟化反应是体内许多重要物质合成或分解的必要步骤，如胶原和神经递质的合成，各种有机药物或毒物的转化等，都需要通过羟化作用才能完成。在羟化过程中，维生素 C 必须参与。故维生素 C 可促进胶原合成；促进神经递质合成；促进类固醇羟化；促进有机药物或毒物羟化解毒。

②抗氧化作用。维生素 C 可以以氧化型，也可以还原型存在于体内，所以既可作为供氢体，又可作为受氢体，在体内氧化还原反应过程中发挥重要作用。维生素 C 具有较强的还原性，是一种很强的水溶性抗氧化剂，与脂溶性抗氧化剂协同作用，在体内还原超氧化物、羟自由基、次氯酸及其他活性氧化物，清除自由基，防止脂质过氧化反应。维生素 C 的抗氧化作用具体表现在以下几个方面：可以促进抗体形成、促进铁的吸收、促进四氢叶酸形成、维持巯基酶的活性、清除自由基。抵御低密度脂蛋白胆固醇的氧化，防止氧化型低密度脂蛋白胆固醇和泡沫细胞的形成，预防动脉粥样硬化的发生。

膳食摄入减少或机体需要增加又得不到及时补充时，可使体内维生素 C 储存减少，出现缺乏症状。维生素 C 缺乏的特异性体征是毛囊过度角化并带有出血性晕轮。维生素 C 长期严重缺乏能导致坏血病，其典型病理改变是以胶原结构受损，合并毛细血管广泛出血为特征。主要表现如下。

出血：牙龈出血、鼻衄、皮下片状瘀斑、骨膜下出血，甚至出现血尿、便血及贫血，严重时偶有胸腔、腹腔、颅内出血。

牙龈炎：牙龈结缔组织结构受损，导致牙龈萎缩，牙根暴露，严重时牙齿松动与脱落。

骨骼病变与骨质疏松：骨骼有机质形成不良导致骨骼病变与骨质疏松，出现关节疼痛、骨痛甚至骨骼变形。

坏血病患者若不及时治疗，可危及生命。

(3) 吸收与代谢　食物中的维生素 C 被人体小肠上段吸收，吸收量与其摄入量有关。维生素 C 一旦被吸收，就分布到体内所有的水溶性结构中。维生素 C 吸收后被转运至细胞内并储存。

正常情况下，维生素 C 绝大部分在体内经代谢分解成草酸盐或与硫酸结合生成维生素 C-2-硫酸由尿排出，另一部分可直接由尿排出体外。

(4) 过量危害与毒性　尽管维生素 C 的毒性很小，但服用量过多仍可产生一些不良反应。有报告指出，成人维生素 C 的摄入量超过 2g，可引起渗透性腹泻。当摄入量小于 1g 时，一般不引起高尿酸血症；当超过 1g 时，尿酸排出明显增加。生长时期过量服用，容易患骨骼疾病。

(5) 需要量与膳食推荐摄入量　维生素 C 需要量的研究结果显示，预防成人明显维生素 C 缺乏病症状的最低必需量是 10mg/d。但这个摄入水平使体内维生素 C 储存很少。

中国居民膳食维生素 C 的推荐摄入量成人为 100mg/d；预防膳食相关非传染性疾病风险的建议摄入量为 200mg/d。

(6) 食物来源　人体内不能合成维生素 C，因此人体所需要的维生素 C 要靠食物提供。维生素 C 的主要食物来源是新鲜蔬菜与水果。蔬菜中，辣椒、茼蒿、苦瓜、豆角、菠菜、土豆、韭菜等中含量丰富；水果中，酸枣、鲜枣、草莓、柑橘、柠檬等中含量最多；

在动物的内脏中也含有少量的维生素 C。

（三）类维生素

1. 胆碱

胆碱是一种强有机碱，是卵磷脂的组成成分，也存在于神经鞘磷脂之中，是机体可变甲基的一个来源而作用于合成甲基的产物，同时又是乙酰胆碱的前体。人体也能合成胆碱，所以不易造成缺乏病。

胆碱的作用主要有：①促进脑发育和提高记忆能力；②保证信息传递；③调控细胞凋亡；④构成生物膜的重要组成成分；⑤促进脂肪代谢，临床上应用胆碱治疗肝硬化、肝炎和其他肝疾病，效果良好；⑥促进体内转甲基代谢；⑦降低血清胆固醇。

按《中国居民膳食营养素参考摄入量（2023版）》规定，胆碱成年男性适宜摄入量为450mg/d，女性为380mg/d，可耐受最高摄入量为3.0g/d。

胆碱广泛存在于各种食物中，特别是肝脏（牛肝1666mg/100g）、花生（992mg/100g）、蔬菜（莴苣586mg/100g、花菜260mg/100g）中含量较高。

2. 生物素

生物素又名维生素 H、辅酶 R 等。生物素由一个脲基环和一个带有戊酸侧链的噻吩环组成。

生物素的主要功能是在脱羧–羧化反应和脱氨反应中起辅酶作用，可以使一种化合物转变为另一种化合物。药理剂量的生物素还可降低 1 型糖尿病人的血糖水平。

生物素缺乏，主要见于长期生食鸡蛋者。如果膳食缺乏生物素，同时大量给予磺胺类药等抗生素，或长期使用全静脉营养而忽略在输液中补充生物素，也可发生生物素缺乏。缺乏表现主要以皮肤症状为主，可见毛发变细、失去光泽、皮肤干燥、鳞片状皮炎、红色皮疹，严重者的皮疹可延伸到眼睛、鼻子和嘴周围。此外，伴有食欲减退、恶心、呕吐、舌乳头萎缩、黏膜变灰、麻木、精神沮丧、疲乏、肌痛、高胆固醇血症及脑电图异常等。这些症状多发生在生物素缺乏10周后。6月龄以下的婴儿，易出现脂溢性皮炎。

由于肠道细菌可合成生物素，因此不易确定生物素的需要量。我国居民生物素适宜摄入量成人为40μg/d。

生物素广泛存在与天然食物中。干酪（82μg/100g）、肝（牛肝100μg/100g）、大豆粉（70μg/100g）中含量最为丰富，蛋类（22.5μg/100g）次之，在精制谷类、多数水果中含量较少。

二、矿物质

人类和自然界的所有物质一样，都是由化学元素组成。在漫长的生物进化过程中，人体的元素组成，在质和量上基本与地球表层和生物圈的元素组成相似。存在于体内的各种元素，除碳、氢、氧、氮主要以有机物形式存在外，其余的各种元素均统称为矿物质或无机盐。矿物质与有机营养素不同，它们既不能在人体内合成，除排泄外也不能在机体代谢过程中消失，但在人的生命活动中却具有重要的作用。

人体几乎含有自然界中的所有元素，但它们的含量差别很大。在从人体中已检出的 81 种元素中，按它们在体内的含量和膳食中的需要不同，可分为常量元素和微量元素两大类。

1. 常量元素

常量元素又称宏量元素，含量均占人体总重量的 0.01% 以上，需要量在每天 100mg 以上。这些元素包括钙、磷、钾、钠、硫、氯和镁 7 种元素。

常量元素是人体组成的必需元素，几乎遍及身体各个部位，发挥着多种多样的作用。其主要生理功能如下。

①构成机体组织的重要组分，如骨骼和牙齿中的钙、磷、镁，蛋白质中的硫、磷等。

②在细胞内外液中与蛋白质一起调节细胞膜的通透性、控制水分流动、维持正常渗透压和酸碱平衡。

③维持神经和肌肉的正常兴奋性，如钾、钠、钙、镁等离子。

④构成酶的成分或激活酶的活性，如氯离子激活唾液淀粉酶，镁离子激活磷酸转移酶等。

⑤参与血液凝固过程，如钙离子。

2. 微量元素

微量元素又称痕量元素，它们在体内存在的浓度很低，每种微量元素的标准量不足人体总重量的 0.01%，一般在低浓度下具有生物学作用，是人体内的生理活性物质，是人体有机结构中的必需成分，且必须通过食物摄入，当从饮食中摄入的量减少到某一低限值时，将导致某一种或某些重要生理功能的损伤，称为必需微量元素。

按生物学作用而言，微量元素可分为三类：第一类为人体必需的微量元素，有碘（I）、铁（Fe）、锌（Zn）、硒（Se）、铜（Cu）、钼（Mo）、铬（Cr）、钴（Co）8 种；第二类为人体可能必需的微量元素，有锰（Mn）、硅（Si）、镍（Ni）、硼（B）、钒（V）5 种；第三类具有潜在毒性，但在低剂量时，对人体可能具有必需功能的微量元素，包括氟（F）、铅（Pb）、镉（Cd）、汞（Hg）、砷（As）、铝（Al）、锂（Li）、锡（Sn）8 种。

人体必需微量元素的主要生理功能如下。

①酶和维生素必需的活性因子。许多金属酶含有微量元素，如碳酸酐酶含有锌，呼吸酶含有铁和铜，精氨酸酶含有锰，谷胱甘肽过氧化物酶含有硒，维生素 B_{12} 含有钴。

②构成某些激素或参与激素的作用，如甲状腺素含有碘，胰岛素含有锌，铬是葡萄糖耐量因子的重要组成部分，铜参与肾上腺类固醇的生成等。

③参与基因的调控和核酸代谢。锌是调节基因启动子的金属应答元件结合转录因子（MTF）和金属应答元件（MRE）主要成分，能正向或负向调节多种基因表达。核酸代谢需要铬、锰、铜、锌等微量元素参与。

④特殊的生理功能。含铁的血红蛋白可携带和运送氧到各组织，锌指蛋白的发现证实了锌的结构功能。

（一）常量元素

1. 钙（Ca）

钙是自然界中分布最广泛的元素之一，约占地壳重量的 3%。按元素在人体的构成比，钙的排位仅次于氧、碳、氢和氮，列第五位，是人体含量最多的矿物元素。

（1）生理功能　钙是人体必需的常量元素之一，占人体重的 1.5%～2%，其中 99% 存在于骨骼和牙齿中，剩余的约 1% 以游离或结合状态存在于软组织、细胞外液及血液中，这部分钙统称为混溶钙池，并与骨骼钙保持动态平衡。

钙以羟基磷灰石［$Ca_{10}(PO_4)_6(OH)_2$］的形式构成骨骼和牙齿，它是血液凝结、心脏和肌肉的收缩与弛缓、神经兴奋与传递、细胞膜通透性的维持，多种酶的激活及体内酸碱平衡等不可缺少的物质。

钙缺乏症是较常见的营养性疾病。人体长期缺钙就会导致骨骼、牙齿发育不良，血凝不正常，甲状腺机能减退。儿童缺钙会出现佝偻病，易患龋齿；成年人膳食缺钙时，骨骼逐渐脱钙，可发生骨质软化，随年龄增加而钙质丢失现象逐渐严重；老年人及绝经后妇女缺钙较易发生骨质疏松症。

随着钙强化食品的增多和钙补充剂的使用越来越普遍，钙过量的问题逐渐增加。钙摄入过量的主要不良后果包括：高钙血症、高钙尿症、血管及软组织钙化、肾结石、乳碱综合征、干扰铁锌等金属离子的吸收和引起便秘等。

（2）影响钙吸收的因素

①机体因素。机体因素包括生理需要量，机体维生素 D、钙和磷的营养状况、胃酸分泌、胃肠黏膜接触面积和身体活动等。生理需要量主要受骨骼生长速度和妊娠及哺乳期钙的额外支出的影响。在生命周期里，骨骼生长越快钙吸收率越高。女性停经后，雌激素水平的急剧降低也导致钙吸收率下降。机体维生素 D 缺乏会降低钙吸收率。胃酸缺乏可降低不溶性钙盐的溶解度而减少吸收。此外，身体活动可提高吸收率并促进钙的储存。

②膳食因素。食物中的钙总是以钙盐形式存在，人体对钙的吸收很不完全，影响钙吸收的因素有粮食中的植酸、蔬菜中的草酸等，它们都会和钙在肠道中形成不溶性钙盐，从而降低钙的吸收。膳食纤维中的糖醛酸残基、脂肪酸尤其是饱和脂肪酸可与钙结合形成不溶性复合物，从而降低钙的吸收。我国居民的膳食以植物性食物为主，钙的吸收率为 20%～30%。

促进钙吸收的因素：乳糖、寡糖、适量的蛋白质和一些氨基酸可与钙结合成可溶性络合物而有利于钙的吸收。低磷膳食可降低血液磷的水平，刺激维生素 D 活化，促进钙吸收。

（3）摄入量与食物来源　我国居民每日膳食中钙的推荐摄入量成年人为 800mg，9～17 岁的青少年为 1000mg，孕妇和乳母为 800mg。建议我国儿童以上人群钙的可耐受最高摄入量为 2g/d。

营养调查表明，我国居民每日钙的实际摄入量仅为推荐摄入量的 50%左右。增加膳食中钙的摄入量和对特定人群的适当补钙，是不容忽视的营养问题。

乳和乳制品中钙含量和吸收率均高，是人体的理想钙源。虾皮、鱼、海带含钙量较多，豆制品、芝麻酱也是钙的良好来源，绿叶蔬菜如油菜、芹菜叶、雪里蕻含钙量也较多。

怎样科学补钙
（视频）

2. 磷（P）

人体内除了氧、碳、氢、氮元素外，磷仅次于钙排列第六位。磷在植物性食物中主要存在形式是植酸，在动物性食物及生物体液中主要以磷酸氢盐形式存在。

（1）生理功能　磷是人体必需的常量元素，约占人体总重量的 1%，85%以上的磷与钙一起构成骨骼和牙齿，是机体细胞中的核酸、蛋白质、磷脂的组成成分，是组成辅酶的成分；磷参与糖类和脂肪的吸收与代谢，以高能磷酸键的形式储存能量，ATP 参与了生命化学过程中几乎每一个反应，许多生命现象都有赖于蛋白质磷酰化机制；磷酸盐缓冲系统可维持机体酸碱平衡。

由于许多食物含磷丰富，故一般不会引起磷缺乏。以母乳喂养的早产儿，因母乳含磷量较低，不足以满足早产儿骨磷沉积的需要，可发生磷缺乏，出现佝偻病样骨骼异常。

（2）摄入量与食物来源　我国居民每日膳食中磷的推荐摄入量：15~29岁为720mg、30岁以上为710mg。成人可耐受最高摄入量为3500mg/d。

食物中含磷较高的有瘦肉、蛋、鱼、动物肝脏，海带、芝麻酱、花生、坚果中的磷含量也较高。

3. 钠（Na）

钠是人体必需的元素之一，是机体一个重要的电解质。人体的钠主要来自于食品加工所用食盐（氯化钠，NaCl）。食盐与钠的换算关系为：

$$食盐质量（g）= 钠质量（g）\times 2.54$$

由食盐量换算为钠量的公式为：

$$钠质量（g）= 食盐质量（g）\times 0.393$$

（1）生理功能　构成细胞外液渗透压，保持细胞外液容量；维持体液的酸碱平衡；增强神经肌肉兴奋性；钠与ATP的生成和利用、肌肉运动、心血管功能、能量代谢都有关系。此外，糖代谢、氧的利用也需有钠的参与。

大量的实验、临床和流行病学资料证实，钠代谢和高血压密切相关。另外，研究表明钠摄入过多与心血管疾病、脑卒中有关；钠与腌制食品摄入过多与胃肠道肿瘤有关。

（2）吸收和代谢　钠的吸收主要在小肠，吸收率极高，几乎全部被吸收。消化道吸收的钠包括食物的钠和消化道分泌液中的钠。在空肠，钠的吸收主要是与糖和氨基酸的主动转运相偶联进行的被动性过程，而在回肠则大部分钠是主动性吸收。

钠还从汗液中排出，汗液中平均含钠盐（NaCl）2.5g/L左右，最大含盐浓度可达3.7g/L。在热环境下由于大量出汗可丢失大量钠盐，如在中等强度劳动4h即可丢失钠盐7~12g。

（3）摄入量及食物来源　食物中钠的来源可分为两大类，即天然存在于食物中的钠和在加工、制备食物过程或餐桌上加入的盐。我国每人每天食盐摄入量实际要超过12g。由于钠摄入过多会增加高血压的患病风险，《中国居民膳食指南（2022版）》建议食盐摄入量以不超过5g为宜。钠的PI-NCD值为65岁以下成年人2000mg/d，65~75岁为1900mg/d，75岁以上为1800mg/d。

4. 钾（K）

钾是一种人体必需的营养素，体内98%的钾存在于细胞内。

（1）生理功能　参与细胞新陈代谢和酶促反应。维持渗透压和酸碱平衡。维持跨膜电位，保持细胞应激功能。钾对水和体液平衡起调节作用，当体内需要保钠和水时，肾小管就排出K^+换回Na^+。

钾与钠相对抗，适当比例的钠与钾摄入量可减轻因高钠摄入产生的不良影响。钾也有扩张血管的作用，因此钾能对抗食盐引起的高血压，对轻症高血压及有高血压因素的某些正常血压者有降压作用。钾还具有促使胰岛素释放的作用。

（2）吸收和代谢　动植物体内的钾主要以离子状态存在。钾的主要吸收部位在空肠和回肠。在正常情况下，80%~90%摄入的钾由肾脏排出，10%~20%由粪便排出。皮肤通常排钾甚少，汗液含钾仅约5.6mmol/L，但在热环境中从事身体活动，大量出汗时，汗钾排出量可占钾摄入量的50%左右。此外，在钾摄入极少甚至不进食钾时，肾仍排出一定量的钾。

（3）摄入量及食物来源　我国居民一般可从膳食摄入钾45~100mmol/d（1759~3910mg/d）。根据人体钾平衡研究结果，在低强度身体活动、出汗甚少的情况下，40mmol/d的钾（KCl 3g）足以维持生理需要；但在热环境下从事中等强度身体活动时，则需60mmol/d（KCl 4.5g）才能维持钾平衡，而供给量以80mmol/d（KCl 6g）为宜，若膳食中钾摄入量偏低，可在此基础上适当补充以防缺钾。《中国居民膳食营养素参考摄入量（2023版）》建议成人钾的适宜摄入量为2000mg/d，PI-NCD值为3600mg/d。

大部分食物都含有钾，但蔬菜和水果是钾最好的来源。每100g谷类中含钾100~200mg、豆类中600~800mg、蔬菜和水果中200~500mg、肉类中含量为150~300mg、鱼类中200~300mg。每100g食物中含量高于800mg以上的食物有紫菜、黄豆、冬菇、小豆等。

5. 镁（Mg）

镁是人体必需的常量元素。镁可与卟啉形成络合物，其中最重要络合物是叶绿素，所以，绿叶蔬菜是镁的重要来源之一。

（1）生理功能　镁作为多种酶的激活剂，参与300余种酶促反应，维护骨骼生长。镁是骨细胞结构和功能所必需的元素，镁可影响骨钙溶出；维持神经肌肉的兴奋性。镁离子在肠道中吸收缓慢，促使水分滞留，具有导泻作用。低浓度镁可减少肠壁张力和蠕动，有解痉作用，并有对抗毒扁豆碱的作用。血浆镁的变化直接影响甲状旁腺素（PTH）的分泌。当镁水平极端低下时，可使甲状旁腺功能反而低下，经补充镁后即可恢复。

（2）吸收与代谢　食物中的镁在整个肠道均可被吸收，但主要是在空肠末端与回肠部位吸收，吸收率一般约为30%；可通过被动扩散和耗能的主动吸收两种机制吸收。

影响镁吸收的因素很多，是受镁摄入量的影响，膳食成分对镁吸收也有很大影响。另外，镁的吸收还与饮水量有关，饮水多时对镁离子的吸收有明显的促进作用。由于镁与钙的吸收途径相同，二者在肠道竞争吸收，因此，也有相互干扰的问题。

肾脏是排镁的主要器官，滤过的镁85%~95%被重吸收。血清镁水平高，肾小管重吸收减少；血清镁水平低，肾小管重吸收增加，此调节过程有甲状旁腺素参与。消化液中含有镁，但正常情况下60%~70%被重吸收，故粪便只排出少量内源性镁。汗液也可排出少量镁。

（3）摄入量及食物来源　30~64岁成年人镁的推荐摄入量为320mg/d，孕妇应增加40mg/d。

镁虽然普遍存在于食物中，但食物中的镁含量差别甚大。由于叶绿素是镁卟啉的螯合物，所以绿叶蔬菜是富含镁的食物。食物中诸如糙粮、坚果也含有丰富的镁。除了食物之外，从饮水中也可以获得少量镁，但饮水中镁的含量差异很大，如硬水中含有较多的镁盐，软水中含量相对较低，因此水中镁的摄入量难以估计。

（二）微量元素

1. 铁（Fe）

铁是人体必需微量元素之一。人体内铁总量为4~5g，可分为功能性铁和储存铁。功能性铁是铁的主要存在形式，其中血红蛋白含铁量占总铁量的 60%~75%，3% 在肌红蛋白，1% 为含铁酶类。正常男性的储存铁约为 1000mg，女性仅为 300~400mg。膳食铁摄入不足是贫血最常见的病因，此外铁过量也被报道与多种慢性疾病风险增加有关。

（1）生理功能

①参与体内氧的运送和组织呼吸过程。铁为构成血红蛋白、肌红蛋白、细胞色素以及某些呼吸酶的组成成分，参与体内氧的运送和组织呼吸过程。

②维持正常的造血功能。铁与红细胞的形成和成熟有关，红细胞中铁约含机体总铁的 2/3。铁在骨髓造血组织中进入幼红细胞内，与卟啉结合形成正铁血红素，后者再与珠蛋白合成血红蛋白。缺铁可影响血红蛋白的合成，甚至影响 DNA 的合成及幼红细胞的增殖。

③与 Fe-S 基团相关的功能。含有 Fe-S 基团的铁硫蛋白参与一系列的基本生化反应，包括调节酶活性、线粒体呼吸作用、核糖体生物合成、辅助因子生物合成、基因表达调节和核苷酸代谢。

④其他。铁可催化 β-胡萝卜素转化为维生素 A，参与嘌呤与胶原的合成、抗体的产生、脂类在血液中的转运以及药物在肝的解毒等。另有研究表明，铁可以增加中性粒细胞和吞噬细胞的吞噬功能，增强机体的抗感染能力。

（2）吸收　食物中的铁以血红素铁和非血红素铁两种形式存在。血红素铁主要来自于肉、禽、鱼的血红蛋白和肌红蛋白，因此血红素铁的吸收率受膳食因素影响较少；当膳食中有肉存在时，铁的吸收率平均为 25%。而存在于植物性食物中的非血红素铁占膳食铁的 85% 以上，吸收率仅 1%~5%。

谷类中的植酸盐、草酸盐、过多的膳食纤维、茶中的鞣酸、咖啡均影响铁的吸收；膳食中过多的钙可降低血红素铁的吸收。维生素 C、某些氨基酸、有机酸以及动物肉类均有助于铁的吸收。

（3）摄入量与食物来源　膳食中铁的生物利用不仅受膳食中多种因素影响，而且与人体的铁营养状态和生理状态有关。我国居民铁的每日膳食推荐摄入量成年男性为 12mg，成年女性为 18mg，孕妇（中期）为 25mg，乳母为 24mg，孕妇（后期）为 29mg，儿童和青少年在 10~18mg。建议成人铁的可耐受最高摄入量为 42mg/d。

动物血、肝脏、鸡胗、牛肾、大豆和黑木耳、芝麻酱是铁的丰富来源，瘦肉、红糖、蛋黄、猪肾和干果是铁的良好来源，鱼类、谷物、菠菜、扁豆、豌豆和芥菜是铁的一般来源。对面粉和酱油等食品进行铁强化，可使总铁摄入量明显增加，强化谷物食品是婴幼儿丰富的铁来源。

缺铁性贫血是一个世界范围的营养问题，对于易发生缺铁性贫血的人群如青少年、育龄妇女、孕妇必须额外补以亚硫酸铁、葡萄糖酸亚铁等铁剂。

2. 锌（Zn）

成年人体内含锌 1.4~2.3g。95% 以上的锌存在于细胞中，其中 60%~80% 存在于胞液中。体内锌为非均匀性分布，含量高的有肝脏、骨骼肌、皮肤、毛发、指甲、眼睛、前列腺等，血液中含量很少。

（1）生理功能　锌在体内具有三大基本功能：催化功能、结构功能和调节功能。通过这三种功能，锌在人体发育、认知行为、创伤愈合、味觉和免疫调节等方面发挥重要作用。

锌是人体很多金属酶的组成成分或酶激活剂，在组织呼吸和物质代谢中起很重要的作用。锌与 DNA 和 RNA、蛋白质的生物合成密切相关，能促进机体的生长发育，并可加速创伤组织的愈合。锌不但影响味觉和食欲，还与性机能有关。锌参与胰岛素合成及功能，并影响肾上腺皮质激素；锌还具有使细胞膜或机体膜稳定化的重要作用。人体缺锌时，表现为儿童生长发育迟缓、身材矮小、性器官发育不良、味觉异常、异食癖及厌食，创伤难愈合。

（2）吸收　膳食中的植酸、草酸及过量的膳食纤维，过量的钙、铁会降低锌的吸收；半胱氨酸、组氨酸有利于锌的吸收。

（3）摄入量与食物来源　我国居民每日膳食锌的推荐摄入量：成年男性为 12mg，成年女性为 8.5mg，孕妇为 10.5mg，乳母为 13mg。建议成年人锌的可耐受最高摄入量为 40mg/d。

贝类海产品、红色肉类、肝脏、海鱼及蛋类含锌丰富；植物性食品如谷类胚芽和麦麸、豆类、花生等含锌也丰富，但吸收率低。

3. 碘（I）

碘是人体必需微量元素之一，碘缺乏可造成甲状腺肿大，补充碘可预防其发生。碘在自然界的分布不均匀，大部分内陆地区的土壤碘含量低，而海水含碘量最为丰富和稳定，有"碘库"之称，其碘浓度为 50~60μg/L。

（1）生理功能　碘是人类首批确认的必需微量元素之一。人体内含碘 20~25mg，其中 70%~80% 存在于甲状腺中。碘在组织中主要以有机碘形式存在。

碘在人体中的作用主要是构成甲状腺素，甲状腺素具有调节人体能量代谢和物质代谢的作用，促进机体生长发育。碘是胎儿神经发育的必需物质。膳食和饮水中碘供给不足时，可产生碘缺乏症，即地方性甲状腺肿和地方性克汀病。

（2）摄入量与食物来源　碘的平均需要量成人为 85μg/d，每日膳食碘的推荐摄入量：12 岁以下儿童为 90μg，12~14 岁为 110μg，成年人为 120μg，孕妇为 230μg，乳母为 240μg。成人碘的可耐受最高摄入量为 600μg/d。

碘的主要来源是碘盐，海产品中以海带和紫菜碘含量最高。沿海地区食物含碘高，边远地区食物含碘低，所以这些地区的碘缺乏发病率也较高。

（3）碘缺乏病（IDD）的防治　碘缺乏是世界上广泛存在的公共卫生问题。人体缺碘时脑垂体分泌甲状腺激素过多而导致甲状腺组织增生、腺体肿大，俗称大脖子病；孕妇缺碘时，会使胎儿生长迟缓，影响智力发育，造成身体发育及性发育障碍等，出现以呆、小、哑、瘫为临床症状的地方性克汀病。食用碘盐是防治碘缺乏最方便、有效的措施。

摄入碘过量时也会引起碘中毒或甲状腺肿大，因此，不管采用哪种方式补碘，都要防止加碘过量。

4. 硒（Se）

硒遍布几乎所有组织器官和体液中，以肝和肾中浓度最高，但以肌肉总量最多，约占人体总硒量的一半。

（1）生理功能　20 世纪 70 年代我国科学工作者发现了克山病和缺硒的关系，首次证明了硒也是人类必需的微量元素。

硒是人体谷胱甘肽过氧化物酶的重要组成部分，这种酶具有抗氧化作用，可以保护细胞膜，能清除体内的自由基，具有抗衰老的功能。硒可增强人体免疫系统的功能，可预防心脑血管疾病和某些癌症。硒可参与甲状腺素的代谢，硒是重金属的天然解毒剂。

缺硒可导致克山病的发生，其主要症状有心脏扩大，心功能失代偿，发生心源性休克或心力衰竭，心律失常等。用亚硒酸钠防治克山病取得了良好的效果。大骨节病也与缺硒有关。

过量的硒可导致硒中毒，症状为脱发、脱甲，少数病人有神经症状。

（2）摄入量与食物来源　我国居民每日膳食硒的推荐摄入量：青少年和成人为 $60\mu g$，孕妇为 $65\mu g$，乳母为 $78\mu g$。成人硒的可耐受最高摄入量为 $400\mu g/d$。

富含硒的食物有动物内脏、海产品及肉类。不同产地的食物硒含量差别甚大。

5. 氟（F）

氟为具有潜在毒性，但低剂量时可能是人体某些功能所必需的元素。氟广泛存在于土壤、水和动植物体内。

（1）生理功能

①氟的主要功能是增强骨与牙齿的结构稳定性，保护骨骼健康，防止龋齿发生。

②低氟地区的居民自饮水和食物中摄入氟不足时，可有骨骼和牙齿发育不全，龋齿发病率高等。

③如果长期摄入过多氟可引起人体代谢障碍，出现氟中毒症状。地方性氟中毒症状主要有氟斑牙、氟骨症等。

（2）摄入量与食物来源　我国居民氟的每日膳食适宜摄入量成年人为 $1.5mg/d$，可耐受最高摄入量为 $3.5mg/d$。

一般情况下，动物性食品中氟含量高于植物性食品，海洋动物中氟含量高于淡水及陆地食品。茶、鸡肉、鱼及海产品都是含氟高的食物，而水果中含氟量低。人体中的氟从饮水中的摄入量也占一定的比例，我国不同地区的天然水源中氟含量不同，一般为 $0.2\sim0.5mg/L$。

维生素与矿物质
（在线测试）

技能训练　食物营养素密度和营养质量指数计算与评价

一、工作准备

（1）准备食品　准备 2~3 种市售食品，如饼干和饮料等。此产品应标示有能量和营养素（如产能营养素、矿物质、维生素）含量或通过食物成分表查找某种食物。

（2）准备必要的资料　准备食物成分表和《中国居民膳食营养素参考摄入量（2023 版）》等。

（3）准备工具　如计算器、任务工单等。

食物营养质量指数
的计算与评价
（视频）

二、工作程序

1. 查出食品能量和各主要营养素的含量

本例产品：某品牌营养果汁酸奶饮品，查产品的营养成分表，得出能量、营养素并记录。将能量、产能营养素、维生素和矿物质等成分填入表 1-14 中。

表 1-14　　　　　　　　　　食物营养成分及营养质量指数比较

项目	含量（每 100mL）	RNI 或 AI	INQ
能量/kcal	50	1700	
蛋白质/g	1.0	40	0.86
脂肪/g	0.8	38~57	0.69
碳水化合物/g	6.5	120	1.87
钠/mg	128	900	4.90
钙/mg	18	800	0.78
铁/mg	1.0	12	2.86
锌/mg	0.52	7.0	2.56

2. 根据消费对象查找相应参考摄入量

假设消费对象为 8 岁女学生，根据《中国居民膳食营养素参考摄入量（2023 版）》查对应 RNI 或 AI 值，填入表 1-15 中。

3. 计算营养质量指数（INQ）

营养质量指数法是结合能量和营养素对食物进行综合评价的方法，直观、综合反映食物能量和营养素需求情况，可按下式计算：

$$INQ = \frac{营养素密度}{能量密度} = \frac{食品中某营养素含量／该种营养素推荐摄入量}{食品的能量含量／能量推荐摄入量}$$

食物中营养素密度是指食品中以单位能量为基础所含重要营养素（维生素、矿物质、蛋白质）的浓度。计算公式如下：

$$营养素密度 = \frac{一定量的食物提供的营养素含量}{相应营养素推荐摄入量}$$

INQ = 1，表示该食物的该营养素与能量含量达到平衡；

INQ > 1，表示该食物该营养素的供给大于能量供给，为营养价值高；

INQ < 1，表示该食物该营养素的供给小于能量供给，长期食物此种食物，可能发生该营养素的不足或能量过剩，为营养价值低。

本例 100mL 饮料铁营养质量指数计算：

$$能量密度 = 50／1700 = 0.029$$
$$铁密度 = 1.0／12 = 0.083$$
$$100mL 饮料营养质量指数（INQ）= 0.083／0.029 = 2.86$$

4. 评价

本营养果汁酸奶饮品蛋白质 INQ 接近 1，说明酸奶饮品的蛋白质营养价值和能量供给基本一致；依照上述步骤完成其他营养素的评价，还可以比较酸奶饮品和其他产品的营养质量。铁、锌 INQ 略高，说明营养果汁酸奶饮品是富含铁、锌食品，但钙 INQ 略低，长期食用该产品可能发生钙缺乏。

三、注意事项

（1）能量的单位可以是千焦（kJ）或千卡（kcal）。

（2）根据《中国居民膳食营养素参考摄入量（2023 版）》查对应 RNI 或 AI 值，只需要查找相关的项目。

四、工作任务

根据表 1-15，计算鸡蛋和大米的营养素密度和营养质量指数，并对其营养价值进行评价。

表 1-15　　　　　　　　　　　　　　各类食物营养素含量

种类	食部	能量	水分	蛋白质	脂肪	碳水化合物	视黄醇当量	硫胺素	核黄素	抗坏血酸	钙	铁	锌
大米	100	384	13.7	7.7	0.6	76.8	—	0.16	0.08	—	11	1.1	1.45
鸡蛋	87	138	75.8	12.7	9.0	1.5	310	0.09	0.31	—	48	2.0	1.00

注：质量均为 100g。表中各类别的单位为能量（kcal）；蛋白质、脂肪、碳水化合物（g）；视黄醇当量（μg）；其他（mg）。

学习单元 6

水

▉ 内容引入

水是除氧以外维持人体生命活动的最重要的物质，是人体需要量最大、最重要的营养成分。由于水相对容易获取，人们往往忽视它的重要性。水是机体的重要组成物质，占人体组成的 50%~80%，水不仅可以作为各种物质的溶媒参与细胞代谢，而且也构成细胞赖以生存的外环境。随着经济的不断发展和人们生活水平的不断提高，人们对淡水的需求不断增加，2025 年，淡水资源紧缺将成为世界各国普遍面临的严峻问题。在解决水资源问题上，我们要充分贯彻习近平总书记提出的"构建人类命运共同体"的美好愿景，应该尊重自然，确保人类和自然和谐共处，像珍惜自己生命一样珍惜我们的环境，珍惜地球每一滴水，守卫这个无可替代的地球家园。

一、水在体内的分布

水分是机体中含量最大的组成成分，同样也是维持人体正常生理活动的重要物质。成人体液总量占体重的 60% 左右。也就是说，体重中的 60% 是由水分和溶解在水分中的电解质、低分子化合物和蛋白质所组成的。当机体丢失水分达到 20% 的时候，生命就会出现危险。

水分布于细胞、细胞外液和身体的固态支持组织中，在代谢活跃的肌肉和内脏细胞中，水的含量较高，而在不活跃的组织或稳定的支持组织中含量较低。

人体内水的含量，因年龄、性别、体型、职业不同而不同，一般来讲，随年龄增加，水的含量降低。新生儿含水量约为体重的 80%，

水（视频）

成年男性约为59%，成年女性约为50%。

二、水的生理功能

水的营养价值不能从其含有多少营养物质来计算，水在维持机体生命过程中起着非常重要的作用，而这种作用是其他物质不可以替代的。

（1）水是机体的重要组成成分　用以维持生命、保持细胞外形、构成各种体液。例如体内缺水，则消化液分泌减少，食物消化受到影响，食欲下降，血流减缓，体内废物积累，代谢活动降低，导致体力衰竭致病，并加重病情。

（2）水参与人体新陈代谢全过程　营养物质的吸收、运输、代谢、废物的排出都需要溶解在水中才能进行，这关系到消化、吸收、分泌及排泄等全部代谢过程。可以说，水是人体循环系统、消化系统、呼吸系统、泌尿系统正常工作的必要物质保证，是生命活动不可缺少的关键。

（3）水对于调节人体体温起着重要作用　水在调节体温方面效率很高。水的比热数值高，如外界环境温度高，体热可随水分经皮肤蒸发散热，以维持人体体温的恒定。

（4）水具有润滑作用　水可以减少关节或体内内脏的摩擦，防止机体损伤，水在体内还起着良好的润滑（如关节腔中的浆液）和清洁（如泪液）作用。

（5）水是食品的重要成分　水是动植物食品的重要成分，它对食品的营养品质及加工性能有重要作用。水分对食品的鲜度、硬度、流动性、呈味性、保藏和加工等方面具有重要影响；在食品加工过程中，水起着膨润、浸透呈味物质的作用；水的沸点、冰点及水分活度等理化性质对食品加工有重要意义。

三、水缺乏与过量

在正常情况下，人体排出的水和摄入的水是平衡的，水的摄入和排出量维持在每天2000～2500mL。体内不储存多余的水，但也不能缺少水分。

1. 水缺乏

水摄入不足或丢失过多，可引起机体失水。一般情况下，失水达体重的2%，可感到口渴、食欲降低、消化功能减弱、出现少尿；失水达体重10%以上，可出现烦躁、眼球内陷、皮肤失去弹性、全身无力、体温脉搏增加、血压下降；失水超过20%时，可引起死亡。

2. 水过量

水摄入量超过肾脏排出的能力，可引起体内水过量或水中毒。这种情况多见于疾病，如肾脏疾病、肝脏病、充血性心力衰竭等。正常人极少见水中毒，但严重脱水且补水方法不当也可发生。

四、水的需要量

水的需要量受年龄、体重、气候、劳动条件、疾病和损伤等方面的影响。年龄越大，每千克体重需要的水相对较小。正常人每日每千克体重需水量约为40mL，即60kg体重的成人每天需水约为2500 mL。婴儿的需水量为成人的3或4倍。同时，人体每日水所需要量也可按能量消耗的情况估计。一般来说，成人每日消耗4.184kJ

水
（在线测试）

（1kcal）的能量约需水 1mL。《中国居民膳食指南（2022）》中建议，低强度身体活动水平成年女性每天需要喝 1500mL 水，对于男性来说是 1700mL 水。

技能训练　科学饮水指导

一、工作准备

准备《中国居民膳食指南（2022）》《中国居民膳食营养素参考摄入量（2023 版）》。

二、工作程序

1. 讲解《中国居民膳食指南（2022）》

了解《中国居民膳食指南（2022）》中的八项原则之"足量饮水"。

2. 如何判断机体是否缺水

简便易行的办法是根据口渴、排尿次数、排尿量和尿液颜色来判断机体的水合状态。

（1）口渴　出现口渴已经是身体明显缺水的信号。因此，要避免出现口渴现象，应主动喝水。

（2）排尿次数和排尿量　当机体排尿次数和尿液量比平时减少时，提示水分摄入过少，机体可能出现缺水状态。

（3）尿液颜色　水分摄入充足时，正常的尿液颜色为透明黄色或是浅黄色。当尿液颜色加深，呈现黄色时，机体可能摄入水分较少，存在脱水状态；呈现较深黄色和深黄色时，提示机体水分不足或缺少水分，处于脱水状态。

3. 日常生活如何适量喝水

在温和气候条件下，低身体活动水平成年男性每天水的适宜摄入量为 1700mL；女性每天水的适宜摄入量为 1500mL。

应主动喝水、少量多次。喝水可以在一天的任意时间，每次 1 杯，每杯约 200mL。可早、晚各饮 1 杯水，其他时间里每 1~2h 喝一杯水。建议饮水的适宜温度在 10~40℃。

4. 如何做到不喝或少喝含糖饮料

建议用白水或茶水替代含糖饮料。白水廉价易得，安全卫生，不增加能量，不用担心"添加糖"带来的健康风险，建议首选白水。

三、注意事项

（1）白水是指自来水、经过滤净化处理后的直饮水、经煮沸的白水、桶装水以及包装饮用纯净水、天然矿泉水、天然泉水等各种类型饮用水。

（2）含糖饮料的主要成分是水和添加糖，营养价值、营养素密度低。过多摄入含糖饮料可增加龋齿、超重肥胖、2 型糖尿病、血脂异常的发病风险。应少选购或不选购含糖饮料，家里不储存含糖饮料；日常中不把饮料当作水分的主要来源，不用饮料代替白水。

（3）有些人尤其是儿童不喜欢喝没有味道的白水，可以在水中加入 1~2 片新鲜柠檬片、3~4 片薄荷叶等增加水的色彩和味道，也可以自制一些传统饮品，如绿豆汤、酸梅汤等，注意不要添加糖。

（4）除了白水，也可以选择喝淡茶水。

四、工作任务

请选择本小组一名成员为对象，对其进行必要的询问和检查，判断和评价该成员是否缺水，并给出科学的饮水指导。

项目二

食品选购
与营养评价

学习目标

知识目标

1. 掌握各类食物的营养价值及其保健作用。
2. 熟悉营养强化食品和保健食品的种类和特点。
3. 熟悉食品营养标签的内容与要求。

技能目标

1. 能对不同种类的食物进行营养评价并合理选择食物。
2. 能对保健食品的选购进行指导。
3. 能对营养标签进行解读和制作。

素质目标

1. 了解"健康中国"国家战略，将健康理念与个人发展相结合；具备关注国家和社会健康的责任感和使命感；能够积极参与社会实践和志愿服务，践行社会主义核心价值观。

2. 通过对中国特色食材的学习，建立地域文化认同感和文化自信心；同时，通过不同食材的烹饪方法和食用习惯的学习，初步养成跨文化交际能力和全球视野。

3. 通过识别食品特点和获取食物营养信息，认识和了解合理营养；同时，通过健康饮食习惯的自我选择，内化健康素养和自我管理理念。

4. 通过食品营养与卫生的监控和预判，培养食品安全的责任感和使命感。

各类食物的营养价值

内容引入

2017 年，习近平总书记在中央农村工作会议上指出："老百姓的食物需求更加多样化了，这就要求我们转变观念，树立大农业观、大食物观，向耕地草原森林海洋、向植物动物微生物要热量、要蛋白，全方位多途径开发食物资源。"在 2022 年的全国两会上，习近平总书记再次指出："要树立大食物观，从更好满足人民美好生活需要出发，掌握人民群众食物结构变化趋势，在确保粮食供给的同时，保障肉类、蔬菜、水果、水产品等各类食物有效供给，缺了哪样也不行。"

大食物观（文件）

一、植物性食物的营养价值

我国古代医书《黄帝内经·素问》一书中就提出："五谷为养、五果为助、五畜为益、五菜为充"的食物营养学概念。我国明朝著名的科学家李时珍（约 1518—1593 年）在《本草纲目》一书中对于植物性食物的营养意义又作了进一步阐述："五谷为养、五菜为充。所以辅佐谷气，疏通壅滞也"，指出植物性食物对于人体多方面的营养作用。

植物性食品的
营养价值（视频）

植物性食物是人类摄取营养物质的重要来源。植物性食物主要提供能量、蛋白质、碳水化合物、脂肪、大部分维生素和矿物质。植物性食物种类繁多，按照膳食指南的分类，植物性食物占据了其中三类：谷薯杂豆类、蔬菜水果类、大豆坚果类。

（一）谷薯杂豆类

1. 谷类

谷类食品包括稻米、小麦、大麦、玉米、小米和高粱等，其中以大米和小麦为主。在我国人民饮食中，50%~70%能量、55%的蛋白质、某些矿物质及 B 族维生素均来源于谷类食品。谷类食品在我国的饮食构成比为 49.7%，在国人食物供给中占有重要地位。

（1）谷粒的构造与营养分布　各种谷类种子除形态大小不一外，其结构基本相似，谷粒的纵切面见图 2-1。

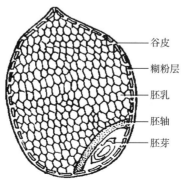

谷皮
糊粉层
胚乳
胚轴
胚芽

图 2-1　谷粒的纵切面示意图

①谷皮（麸皮）：占谷粒重量 13%～15%，位于谷粒最外层，为谷物的外壳，主要由纤维素、半纤维素等组成，含较高灰分和脂肪。

②糊粉层（外胚乳）：占谷粒重量 6%～7%，介于谷皮和胚乳之间的一层厚壁细胞，含有较多磷和丰富 B 族维生素及矿物质，有重要营养学意义，但在碾磨加工时易与谷皮同时脱落而混入糠麸中。

③胚乳：占谷粒重量 83%～87%，是谷类主要部分，含大量淀粉和一定量蛋白质。蛋白质靠近胚乳周围部分含量较高，越向胚乳中心含量越低。

④胚芽：占谷粒重量 2%～3%，位于谷粒一端，是种子中生理活性最强、营养价值最丰富的部位，富含脂肪、蛋白质、矿物质、B 族维生素和维生素 E。胚芽质地较软而有韧性，不易粉碎，但在加工时因易与胚乳分离而损失。

（2）谷类的营养成分及特点　谷类食物含有丰富的碳水化合物，是人类最经济的能量来源，也是 B 族维生素、矿物质、蛋白质和膳食纤维的重要来源。

①碳水化合物。淀粉是谷物的主要成分，是碳水化合物的主要来源。淀粉集中在胚乳淀粉细胞内，含量在 70% 以上，此外为糊精、戊聚糖、葡萄糖和果糖等。淀粉是人类最理想、最经济的能量来源，我国居民饮食 50%～70% 的能量来自谷类糖类。谷类淀粉因葡萄糖分子聚合方式不同，可分为直链淀粉和支链淀粉，其含量因品种而异，可直接影响食用风味。

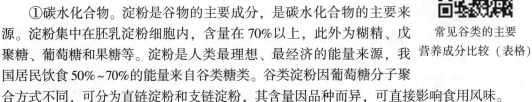

常见谷类的主要
营养成分比较（表格）

②蛋白质。谷类蛋白质含量因品种、气候、地区及加工方法不同而异，蛋白质含量在 7.5%～15%。谷类蛋白质主要由谷蛋白、清蛋白、醇溶蛋白、球蛋白组成。

通常谷类蛋白质因必需氨基酸组成不均衡，赖氨酸含量少，苏氨酸、色氨酸、苯丙氨酸、甲硫氨酸含量偏低。因此，谷类蛋白营养价值低于动物性食物，如谷类蛋白质生物价：大米 77、小麦 67、大麦 64、高粱 56、小米 57、玉米 60。

由于谷类食物在饮食中所占比例较大，也是饮食蛋白质的重要来源，为提高谷类蛋白质营养价值，常采用氨基酸强化和蛋白质互补的方法。如大米用 0.2%～0.3% 赖氨酸强化后，其蛋白质生物价值可明显提高。

③脂肪。谷类脂肪含量低，大米、小麦为 1%～2%，玉米和小米达 4%。谷类脂肪存在于糊粉层和胚芽，谷类加工时易转入副产品中。

从米糠中可提取与人体健康有密切关系的米糠油、谷维素和谷固醇。小麦胚芽中提取的胚芽油，80% 为不饱和脂肪酸，其中亚油酸占 60%，具有降低血清胆固醇、预防动脉粥样硬化作用。

④维生素。谷类中的维生素是膳食中 B 族维生素的重要来源，主要分布在糊粉层和胚芽中。其中维生素 B_1 和烟酸含量较多。谷类加工精度越高，保留胚芽和糊粉层越少，维生素损失就越多。在黄色玉米和小米中还含有较多的胡萝卜素，在小麦胚粉中含有丰富的维生素 E。玉米中烟酸为结合型，不易被人体利用，须经适当加工，如碳酸氢钠处理，使之变成游离型，才能被吸收利用，在认识到这一点之前，以玉米为主食的地区居民容易发生癞皮病。

⑤矿物质。谷类含矿物质 1.5%～3%，主要在谷皮和糊粉层，其中主要是磷、钙，由于多以植酸盐形式存在，消化吸收率较差。谷类食物含铁量少，通常为 1.5～3mg/100g。

（3）谷类的合理利用

①合理加工。谷类通过加工，去除杂质和谷皮，不仅可改善谷类感官性状，且有利于消化吸收。由于谷类所含矿物质、维生素、蛋白质、脂肪多分布在糊粉层和胚芽内，向胚乳中心逐渐减少，因此加工精度与谷类营养素保留程度有着密切关系。加工精度越高，糊粉层和胚芽损失越多，营养素损失越大。

不同烹调方式下
米饭和面食中 B 族
维生素的保存率
（表格）

如果谷类加工粗糙、出粉（米）率高，虽然营养素损失减少，但感官性状差，消化吸收率也相应降低，且由于植酸和纤维素含量较多，还会影响其他营养素吸收，如植酸与钙、铁、锌等整合成植酸盐，不能被机体利用。我国于 20 世纪 50 年代初制造出标准米（九五米）和标准粉（八五粉）比精白米、精白面保留更多 B 族维生素、膳食纤维和矿物质，在节约粮食和预防某些营养缺乏病方面收到良好效益。近年来，人民经济水平明显提高，对精白米、精白面需求日益增长，为保障健康，应采取对米、面的营养强化措施，改良谷类加工工艺，提倡粗细粮混食等方法，克服精白米、精白面的营养缺陷。

②合理烹调。大米在淘洗过程中水溶性维生素和矿物质发生损失，维生素 B_1 可损失 30%~60%，维生素 B_2 和烟酸可损失 20%~25%，矿物质可损失 70%，营养素损失程度与淘洗次数、浸泡时间、用水量和温度密切相关，淘米时水温高、搓洗次数多、浸泡时间长，营养素损失就大。

不同烹调方式对营养素损失程度不同，主要是对 B 族维生素的影响，蛋白质和矿物质在烹调中损失不大。如制作米饭，用蒸法 B 族维生素保存率较捞蒸方式，即弃米汤后再蒸要高得多；在制作面食时，用蒸、烤、烙等方法，B 族维生素损失较少，但用高温油炸时损失较大。如油条制作，因加碱及高温油炸会使维生素 B_1 全部损失，维生素 B_2 和烟酸仅保留 50%。

2. 薯类

薯类是根茎类作物，指具有可供食用块根或块茎类的陆生作物，常见的薯类有马铃薯（土豆）、甘薯（红薯、山芋）、芋头、山药和木薯等。中国的薯类产量居世界第一位。大多数居民的饮食中常将马铃薯、山药和芋头作为蔬菜食用。薯类碳水化合物含量 25% 左右，蛋白质、脂肪含量较低；薯类中的维生素 C 含量较谷类高，尤其在马铃薯中含量非常丰富；甘薯中的 β-胡萝卜素含量比谷类高，还含有丰富的膳食纤维。薯类除了提供丰富的碳水化合物、膳食纤维外，还有较多的矿物质、B 族维生素和维生素 C，与人类健康密切相关。

传统中国居民的膳食中马铃薯和红薯经蒸、煮或烤后，可直接作为主食食用，也可以切块放入大米经烹煮后同食；马铃薯粉、红薯粉及其制品是制作主食原料的良好选择，现在市场上也有马铃薯或红薯馒头、面条等可供选购。

3. 杂豆类

杂豆类主要有赤豆、菜豆、绿豆、豌豆、鹰嘴豆、蚕豆等。与大豆相比，杂豆中含有较高的碳水化合物（55%~65%），中等的蛋白质（20%~30%）和少量的脂肪（低于 5%），所以杂豆类经常被看作主食。杂豆氨基酸的组成与大豆相似，接近人体的需要，尤其是富含谷类蛋白质缺乏的赖氨酸。杂豆与谷类食物搭配食用，可以

常见杂豆的主要
营养成分比较
（表格）

起到很好的蛋白质互补作用。杂豆中 B 族维生素含量比谷类高，富含钙、铁、钾、镁等矿物质。

（二）大豆及其制品

大豆包括黄豆、青豆和黑豆，含有较高的蛋白质（约 35%）和脂肪（约 16%），而碳水化合物相对较少（约 34%）。豆类是每天膳食的重要组成，豆类是膳食中优质蛋白的重要来源，与人类健康密切相关。

1. 大豆

（1）大豆的营养成分及特点

①蛋白质。大豆含有约 35% 的蛋白质，是植物性食物中蛋白质含量最多的。大豆蛋白质的氨基酸组成接近人体需要，具有较高的营养价值，而且富含谷类蛋白较为缺乏的赖氨酸，是谷类蛋白质互补的天然理想食品，故大豆蛋白为优质蛋白。

大豆多肽虽然不是大豆种子中原有的成分，但是许多大豆制品尤其是发酵制品，其中的蛋白质已部分水解为多肽类，这些大豆多肽具有一定的活性。大豆蛋白经过酶解之后，依肽链长短不同，经过特殊处理可分离为不同分子大小的活性肽，这些活性肽具有降低胆固醇、抗过敏、抑制血压、提高机体耐力等生物活性作用。

②脂肪。大豆中含脂肪约 16%，其中不饱和脂肪酸占 85%，且以亚油酸最多，含量高达 50% 以上。此外，大豆油中还含有磷脂和抗氧化能力较强的维生素 E。

大豆磷脂包括卵磷脂、脑磷脂及磷脂酰肌醇等，在大豆中含量为 1.1%~3.2%，现在已从制油的废弃物油脂中制得磷脂化合物，有的已制成纯度高达 98% 以上的粉末状磷脂。大豆磷脂在保护细胞膜、延缓衰老、降血脂、预防脂肪肝等方面有良好的效果。

③碳水化合物。大豆中碳水化合物含量约为 34%，近半是膳食纤维。大豆中含有的低分子可溶性碳水化合物，在大豆种子中占 10% 左右，主要成分为水苏糖、棉子糖和蔗糖。需要注意的是，大豆中的棉子糖和水苏糖在肠道细菌作用下，发酵产生气体，可引起腹胀。

④无机盐。大豆中的无机盐所占比例为 4.0%~4.5%，大豆含有丰富的钾，每 100g 含钾 1200~1500mg；钙的含量也较高，每 100g 含钙约为 376mg，其他如磷、镁、铁等含量也较高，另外还有钠、锰、锌、铝、铜等无机盐类。但是大豆中还含有植酸，能螯合钙、镁等金属离子，严重地影响机体对钙、镁的吸收。

⑤维生素。大豆含有胡萝卜素、维生素 B_1、维生素 B_2、烟酸、维生素 E 等，相对于谷类而言，豆类的胡萝卜素和维生素 E 含量较高，但维生素 B_1 含量较低，烟酸含量差别不大。大豆油中的维生素 E 是摄取维生素 E 的主要来源。干类几乎不含维生素 C，但经发芽做成豆芽后，其含量明显提高，如黄豆芽，每 100g 含有 8mg 维生素 C。

⑥大豆异黄酮。大豆异黄酮是大豆生长中形成的一类次级代谢产物，含量仅为 0.1%~0.2%，是具有二羟基或三羟基的黄酮类化合物，自然界中仅存在于大豆、葛根等少数植物中，因其结构与激素己二醇接近，而且具有雌激素作用，也称为植物雌激素。大豆异黄酮有降血脂、抗动脉硬化、抗肿瘤、抗骨质疏松等生物活性作用，是极有前途的一类物质。

⑦大豆皂苷。大豆皂苷是存在于大豆种子中的五环三萜类化合物，其水溶性、醇溶性较强，且不溶于极性弱的有机溶剂中，含量约在 4%，在胚轴中含量可高达 10%。目前发

现其具有降血脂、抗氧化、抗病毒、提高免疫力等生物学活性。

（2）大豆的抗营养因子　大豆中含一些抗营养因子，可影响人体对某些营养素的消化、吸收。在食用大豆时，应注意并合理处理这些抗营养因子，才能充分发挥大豆营养作用。

①蛋白酶抑制剂。蛋白酶抑制剂是存在于大豆、棉籽、花生、油菜籽等植物中，能抑制胰蛋白酶、糜蛋白酶、胃蛋白酶等物质的统称。其中以抗胰蛋白酶因子（或称胰蛋白酶抑制剂）最普遍，对人体胰蛋白酶活性有部分抑制作用，可妨碍蛋白质消化吸收，对动物有抑制生长的作用。采用常压蒸汽加热 30min，即可破坏生大豆中抗胰蛋白酶因子。

②脂肪氧化酶。大豆中含有很多酶，其中脂肪氧化酶是产生豆腥味及其他异味的主要酶类。95℃以上加热 10~15min，或用乙醇处理后减压蒸发纯化大豆脂肪氧化酶等方法，均可脱去部分豆腥味。

③胀气因子。占大豆糖类50%的水苏糖和棉子糖，又称大豆低聚糖，在肠内微生物作用下产气，可为双歧杆菌所利用，具有活化肠内双歧杆菌并促进其生长繁殖的作用。目前已利用大豆低聚糖作为功能性食品基料，部分代替蔗糖用于清凉饮料、酸奶、面包等多种食品。大豆加工成豆制品时，胀气因子已除去。

④植酸。大豆中存在的植酸可与锌、钙、镁、铁等螯合，影响其吸收利用。在 pH 4.5~5.5 时，可得到含植酸很少的大豆蛋白。因为在此 pH 条件下，植酸可溶解 35%~75%，而对蛋白质影响不大。

大豆虽营养价值高，但因存在以上抗营养成分，其蛋白质消化率只有 65%，但通过水泡、磨浆、加热、发酵、发芽等方法制成豆制品，其消化率明显提高，如豆浆消化率为85%，豆腐消化率可提高到 92%~96%。

2. 大豆制品

大豆制品即以大豆为原料经过制作或精炼提取的产品。大豆制品的品种众多，按照生产工艺可分为两类：一类是发酵豆制品，包括腐乳、臭豆腐、豆瓣酱、酱油、豆豉和纳豆等；另一类是非发酵豆制品，包括豆浆、豆腐、豆腐干（丝）、豆腐脑、油豆腐以及卤制、油炸、熏制、冷冻豆制品等。发酵豆制品的生产均需经过一个或几个特殊的生物发酵过程，产品具有特定的形态和风味；非发酵豆制品的生产基本上都经过清选、浸泡、磨浆、除渣、煮浆及成型工序，产品的物态都属于蛋白质凝胶。

常见豆制品的主要
营养成分比较
（表格）

（三）坚果

坚果属于高能量食物，富含脂类和多不饱和脂肪酸、蛋白质等营养素，坚果还富含矿物质、维生素 E 和 B 族维生素，每周吃适量的坚果有利于心脏健康。由于有些坚果脂肪含量可以高达 40%，故应控制每天的食用量。

1. 定义

广义的坚果定义十分简单：果壁坚硬或坚韧，内含一枚种子即为坚果。这个定义不仅包括了莲子等草本植物的果实，还包括了花生、向日葵、西瓜籽等外被果壳的含油种子，简称油籽，甚至有人将芝麻也列入坚果。

2. 分类

按照脂肪含量的不同，坚果可以分为油籽类坚果和淀粉类坚果。油籽类坚果富含油脂，包括核桃、榛子、杏仁、扁桃仁（巴旦木）、阿月浑子（开心果）、松子、香榧、腰果、澳洲坚果（夏威夷果）、巴西坚果（鲍鱼果）、美洲山核桃（碧根果）、花生、葵花籽、西瓜籽、南瓜籽等；淀粉类坚果淀粉含量高而脂肪较少，包括栗子、银杏、莲子、芡实等。

3. 坚果的营养成分及特点

坚果是一类营养丰富、低水分含量和高热量、富含各种矿物质和 B 族维生素的食品。从营养素含量而言，富含脂肪的坚果优于淀粉类坚果。由于坚果属于高能量食品，不可过量食用，以免导致肥胖。

常见坚果的主要
营养成分比较
（表格）

（1）蛋白质　富含油脂的坚果蛋白质含量多在 12%～22%，是植物性蛋白质的重要补充来源，但其生物价较低，需要与其他食品营养互补后方能发挥最佳的营养作用。

（2）脂肪　油籽类坚果脂肪含量达 40% 以上，坚果中的脂肪多为不饱和脂肪酸。葵花籽、核桃和西瓜籽中特别富含亚油酸。榛子、夏威夷果、杏仁、碧根果和开心果中，以单不饱和脂肪酸（油酸）比例最大。花生、松子和南瓜籽所含的脂肪酸中，约有 40% 为单不饱和脂肪酸。鲍鱼果、腰果和榛子中仅有 1/4 的脂肪酸为单不饱和脂肪酸。核桃和松子含有少量 α-亚麻酸。

（3）碳水化合物　油籽类坚果中可消化碳水化合物含量较少，多在 15% 以下，如花生为 5.2%，榛子为 4.9%。淀粉类坚果则是碳水化合物的良好来源，如银杏含淀粉 72.6%，干栗子为 77.2%，莲子为 64.2%。它们可在膳食中与粮食类主食一同烹调，制成莲子粥、芡实粥、栗子窝头等食品。

坚果类的膳食纤维含量较高，例如花生膳食纤维含量达 6.3%，榛子为 9.6%，中国杏仁更高达 19.2%。其中除去纤维素、半纤维素等成分，还包括少量不能为人体吸收的低聚糖和多糖类物质。

（4）维生素　坚果类是维生素 E 和 B 族维生素的良好来源，包括维生素 B_1、维生素 B_2、烟酸和叶酸。油籽类坚果含有大量的维生素 E，淀粉类坚果含量低一些，然而它们同样含有较为丰富的水溶性维生素。杏仁中的维生素 B_2 含量特别突出，很多坚果品种含少量胡萝卜素，一些坚果中含有相当数量的维生素 C。

（5）矿物质　坚果富含钾、镁、磷、钙、铁、锌、铜等营养成分，是多种微量元素的良好来源。一些坚果具有富集某些元素的特点，如鲍鱼果富含硒，而开心果富含碘。

（6）植物化学物　坚果是种子类食物，其中富含多种植物化学物。其表皮涩味较浓，果肉也有淡淡的涩味，涩味主要来自植酸和多酚类物质。此外，坚果还含有磷脂、植物固醇、木酚素等。

①多酚类物质。坚果中的多酚类物质品种繁多，包括类黄酮、单宁、酚酸等。有的还含有羟基苯甲酸、二苯乙烯等物质。

②其他植物化学物。坚果中除酚类之外还有萘醌、类胡萝卜素、生物碱、木酚素等植物化学物。核桃中还含有少量的生物碱，含量约为 3.5mg/100g。坚果中植物化学物的含

量受到品种、产地、采收年份、加工方式等多种因素的影响。作为种子类食物，坚果和油籽中都含有较高水平的植酸。植酸虽然不利于铁、锌等微量元素的吸收利用，但也是一种延缓消化速度的成分，有利于重金属的排出，并具有抗氧化作用。

（四）蔬菜类

蔬菜是维生素（维生素 C、胡萝卜素、维生素 B_2 和叶酸）和矿物质（如钙、磷、铁、钾、钠、镁）的主要来源，含有较多的膳食纤维、果胶和有机酸，能刺激胃肠蠕动和消化液的分泌，促进人们的食欲和帮助消化。

1. 定义

蔬菜是指部分草本植物中适合做菜的可食部分，如根、茎、叶、花和植物的果实，可以直接食用或经过烹调等多种方式加工后食用，包括水生蔬菜、木本蔬菜、菌类和发菜、藻类等。

2. 蔬菜的营养成分及特点

（1）维生素　蔬菜含有丰富的维生素，其中维生素 C 和胡萝卜素含量最为丰富，是谷类、豆类、动物性食品不能比拟的。此外，蔬菜中含有除维生素 A、维生素 D 和维生素 B_{12} 之外的各种维生素，包括维生素 B_1、维生素 B_2、烟酸、泛酸、生物素、叶酸、维生素 E 和维生素 K，其中绿叶蔬菜是维生素 B_2、叶酸和维生素 K 的重要膳食来源。菌类蔬菜中还含有维生素 B_{12}。

蔬菜中维生素 C 和胡萝卜素的含量与颜色有明显的相关关系。维生素 C 在各种新鲜的绿叶菜中含量丰富，其次是根茎类，一般瓜类含量较少。青椒维生素 C 含量丰富，为 105mg/100g，菜花、雪里蕻、金花菜和苦瓜在 80mg/100g 以上，而一般的叶菜类及根、茎、菜类均在 60mg/100g 以下。胡萝卜素在绿叶蔬菜和橙色蔬菜中含量较高，根茎蔬菜中的胡萝卜含量最高，每 100g 中可达 4130µg。此外，蔬菜同时还含有不能转变成维生素 A 的番茄红素、玉米黄素等其他类胡萝卜素，也具有重要的健康意义。

菌类和藻类蔬菜的维生素 C 含量不高，但维生素 B_1、维生素 B_2、烟酸和泛酸等 B 族维生素的含量较高。例如，鲜蘑菇的维生素 B_2 和烟酸含量分别为 0.35mg/100g 和 4.0mg/100g，鲜草菇为 0.34mg/100g 和 8.0mg/100g。

（2）矿物质　蔬菜富含矿物质，主要为钙、磷、铁、钾、钠、镁、锰等，是人体中矿物质的重要来源，对人体调节膳食酸碱平衡十分重要。蔬菜为高钾低钠食品，也是钙、铁和镁的重要膳食来源。不少蔬菜中的钙含量超过 100mg/100g，如油菜和油菜薹、苋菜、萝卜缨、落葵、茴香、芹菜等。各种蔬菜中，以叶菜类含矿物质较多，尤以绿叶蔬菜更为丰富，一般 100g 绿叶蔬菜含铁 2~3mg/100g，含钙 100mg 以上。部分菌藻类蔬菜富含铁、锰、锌等微量元素，如香菇、木耳、紫菜等，铁、锌、硒等微量元素是其他食物的数倍甚至十余倍。在海产植物中，如海带、紫菜等还富含碘，每 100g 干海带中碘含量可达 36mg。

蔬菜中的铁、钙吸收率较低，其吸收利用率受膳食中草酸、植酸、磷酸等其他多种因素的影响，生物利用率比动物性食物低。蔬菜中的维生素 C 可促进铁的吸收。草酸是一种有机酸，能溶于水，因此在食用含草酸较多的蔬菜时可将蔬菜先在开水中焯一下，去除部分草酸，以利于钙、铁的吸收。

一些蔬菜可富集某些微量元素，如大蒜中含有较多的硒，菠菜中含有较多的钼，卷心菜中含有较多的锰，豆类蔬菜则含有较多的锌。各微量元素的含量受到土壤、肥料、气候等因素的强烈影响。施用微量元素肥料可以有效地改变蔬菜中的微量元素含量。

（3）碳水化合物　蔬菜中的碳水化合物包括淀粉、可溶性糖、膳食纤维和果胶物质等，其碳水化合物的种类和数量因食物种类和品种不同而有较大差异。

大部分蔬菜的碳水化合物含量较低，仅为2%～4%，几乎不含有淀粉。蔬菜中的胡萝卜、南瓜、番茄等含糖量较多，以单糖和果糖为主，而藕类、芋类、薯类等地下根茎之类则含淀粉量较多，如马铃薯为16.5%，藕为15.2%。薯类在某些地区是作为主食食用的，在人群膳食中占有较大比重，是能量的主要来源。

蔬菜中纤维素、半纤维素等膳食纤维含量丰富，是人们膳食纤维的主要来源，有利于人体肠胃道的健康。鲜豆类相对含量较高，在1.5%～4.0%，叶菜类通常为1.0%～2.2%，而瓜类较低，仅为0.2%～1.0%。有些蔬菜富含果胶，如番茄、胡萝卜、菜花等。在主食精制程度越来越高的现代饮食中，蔬菜中的膳食纤维在人们日常膳食中具有重要的意义。

菌藻类也是蔬菜类食物的重要组成部分，包括菌类和藻类食物。食用菌所含的碳水化合物主要是菌类多糖，如香菇多糖、银耳多糖等，它们具有多种保健作用。供人类食用的藻类有海带、紫菜、发菜等，海藻类中的碳水化合物则主要是属于可溶性膳食纤维的海藻多糖，如褐藻胶、红藻胶、卡拉胶等，能够促进人体排出多余的胆固醇和体内的某些有毒、致癌物质，对人体有益。

（4）蛋白质和脂肪　新鲜蔬菜的蛋白质含量不高，通常在3%以下。在各种蔬菜中，以鲜豆类、菌类和深绿色叶菜的蛋白质含量较高，鲜豆类的蛋白质含量为2%～14%，平均在4%左右；菌类蛋白质含量在20%以上，其中必需氨基酸含量占蛋白质总量的60%以上。如果每天摄入400g绿叶蔬菜，可以获得至少6g蛋白质，相当于一个鸡蛋的量。由此可见，绿叶蔬菜也是不可忽视的蛋白质营养来源。

蔬菜中往往含有一些非蛋白质氨基酸，其中有的是蔬菜风味物质的重要来源，如 $S-$ 烷基半胱氨酸亚砜是洋葱风味的主要来源，而蒜氨酸是大蒜风味的前体物质。

蔬菜中的脂肪含量低于1%，属于低能量食品。例如，100g冬瓜含脂肪0.2g，所含能量仅为34kJ（8kcal）。

（5）其他与健康相关的成分　蔬菜中除了营养素外，还含有许多对人体有益的物质。这类来自植物性食物的生物活性成分，称为植物化学物。植物化学物是植物代谢过程中产生的多种中间或末端低相对分子质量次级代谢产物，除个别是维生素的前体物外，其余均为非传统营养素成分。包括硫代葡萄糖苷、多酚、类黄酮、有机硫化合物等。

蔬菜中普遍含有有机酸，包括苹果酸、柠檬酸、酒石酸、醋酸等，它们与糖配合共同形成独特的水果风味，能刺激人体消化液的分泌，增进食欲，帮助消化。柠檬酸还可参与人体三羧酸循环，构成机体重要代谢物质。

一些蔬菜还含有芳香物质和色素，使食品具有特殊的香味和颜色，并赋予蔬菜良好的感官性状。

3. 合理利用

（1）合理选择　蔬菜含丰富的维生素，其维生素含量特点：叶部>根茎部，嫩叶>枯叶，深色蔬菜>浅色蔬菜，因此在选择时应注意选择新鲜、色泽深的蔬菜。

（2）合理加工与烹调　蔬菜所含的维生素和矿物质易在加工时被破坏，所以蔬菜的加工应注意：流水冲洗，不可在水中浸泡；先洗后切，切后即炒；急火快炒、快速蒸煮；现炒现吃；加适量淀粉或醋，防止维生素 C 的损失；最好生吃或凉拌。

（五）水果类

水果提供丰富的微量营养素、膳食纤维和植物化学物，成熟水果所含的营养成分一般比未成熟的水果高，红色和黄色的水果中 β-胡萝卜素含量较高。

1. 定义

水果是对部分可以直接食用的植物果实和种子的统称。它们的共同特点是有甜味，可以不经烹调直接食用，为人体提供碳水化合物、钾、维生素 C、胡萝卜素、膳食纤维等营养成分和多种植物化学物。水果的干制品指利用水果干制加工而成的产品。如干枣、桂圆等属于水果干制品。

2. 分类

我国食物成分表把水果分为仁果类、核果类、浆果类、柑橘类、亚热带水果类、瓜果类、其他 7 大类。

3. 水果的营养成分及特点

水果中可食部分的主要成分是水、碳水化合物和矿物质，以及少量的含氮物和微量的脂肪。多数水果含水分达 80%～90%，此外，还含有维生素、有机酸、多酚类物质、芳香物质、天然色素、膳食纤维等成分，其中包括多种有益健康的植物化学物。水果干制之后，会显著减少水果原有的维生素 C 和酚类物质，但水果干保存并浓缩了水果中原有的所有碳水化合物、矿物质和膳食纤维，仍然具有重要的健康价值。

（1）碳水化合物　水果中的碳水化合物包括淀粉、蔗糖、果糖和葡萄糖。鲜果中碳水化合物含量多在 10%左右，干果可达 70%～80%。但柠檬碳水化合物含量极少，可低至0.5%。未成熟果实中淀粉含量较高，随着果实的成熟，淀粉分解为单糖或双糖，糖分含量提高，淀粉含量降至可忽略的水平。但香蕉是个例外，成熟香蕉中的淀粉含量高达 3%以上。

水果中含有较丰富的膳食纤维，包括纤维素、半纤维素和果胶，其中以果胶最为突出，是膳食纤维的重要来源。水果中山楂、苹果、柑橘等果胶含量丰富。随着成熟度的提高，水果中的总果胶含量下降，果胶当中的不溶性组分下降，而可溶性组分增加。果胶加适量的糖和酸进行加热可形成凝胶，利用果胶的这一性质可进行果冻、果酱的加工。

一些新鲜水果中的
糖含量（表格）

（2）蛋白质　水果的蛋白质含量多在 0.5%～1.0%，还有少量其他含氮物，水果中的游离氨基酸约占含氮物的 50%，其氨基酸模式可以作为品种鉴定的一个指标。总的来说，水果不是蛋白质的良好来源，因此不宜完全用水果替代主食。

（3）脂肪　水果中脂肪含量多在 0.5%以下。因此，多数水果不是膳食中蛋白质和脂肪的重要来源。但少数水果如榴莲、鳄梨（牛油果）和余甘子中含有较为丰富的脂肪。

水果中的脂类主要为磷脂和不饱和脂肪酸，如苹果中 50%的脂类组分为磷脂，还含有类胡萝卜素、芳香物质等多种微量非脂类成分。此外，果皮多含有果蜡，其成分是高级脂肪酸和高级脂肪醇所成的酯，并含有烃类、游离脂肪酸、醛和酮等物质。

（4）维生素 水果中最重要的维生素是维生素 C 和胡萝卜素，部分水果中的叶酸和维生素 B_6 也值得重视。有的含有少量维生素 K 和维生素 E，但不含有维生素 D 和维生素 B_{12}，维生素 B_1 含量也较低。柑橘类水果是维生素 C 的良好来源，草莓、山楂、鲜枣、猕猴桃、龙眼等是维生素 C 的优良来源。热带水果多含有较为丰富的维生素 C，半野生水果则维生素 C 含量普遍超过普通栽培水果。然而，苹果、梨、桃等消费量最大的温带水果在提供维生素 C 方面意义不大。黄色和橙色的水果可提供类胡萝卜素，包括芒果、黄桃、黄杏、柿子和黄肉甜瓜等。水果加工品中的维生素 C 含量有所下降，但柑橘汁和山楂汁酸性较强，可保留较多的维生素 C。干制水果中的维生素 C 破坏较为严重，仅可保留其中很小一部分。

（5）矿物质 水果中的矿物质含量不及蔬菜，一般在 0.4% 左右，主要是钾、镁、钙等元素，钠含量较低，是膳食钾的重要来源。一些水果含有较为丰富的镁和铁，如草莓、大枣和山楂的铁含量较高，而且因富含维生素 C 和有机酸，在非血红素铁中，生物利用率较高。

经过脱水处理之后，水果干中的矿物质含量得到浓缩而大幅度提高。杏干、葡萄干、干枣、桂圆、无花果干等均为钾、铁、钙等矿物质的膳食补充来源之一。

（6）水果中的其他有益成分 水果中还含有丰富的膳食纤维、生物类黄酮、有机酸等，和蔬菜一样，这些物质都有益于人体健康。例如，有机酸具有开胃和促进消化的作用，还能起到螯合和还原的作用，促进多种矿物质的吸收；生物类黄酮具有增强毛细血管的通透性、增强抵抗力、增进维生素 C 的生物效应等作用，并可作为抗氧化剂应用。

水果中有机酸含量为 0.2%~3.0%。其中主要种类为柠檬酸、苹果酸、酒石酸，仁果、核果、浆果和热带水果以柠檬酸为主，蔷薇科水果则以苹果酸为主，而葡萄中含有酒石酸。从营养上来说，多数有机酸可以提供能量，如每 1g 柠檬酸和苹果酸所含能量分别为 2.47kcal 和 2.39kcal。

膳食中黄酮类物质约 10% 来自水果，其他则来自蔬菜和茶。黄酮类物质在碱性环境下表现出较为鲜明的黄色，故水果在碱性水中煮后容易发黄。在空气中存放较长时间后易氧化形成褐色沉淀，这是自制果汁易变褐的原因之一。

（7）野生水果和野生蔬菜 野生水果和野生蔬菜的营养素含量往往高于栽培水果和蔬菜，野果含有丰富的维生素 C、有机酸和生物类黄酮。野果每 100g（鲜重）维生素 C 含量一般达数百至数千毫克，如酸枣、刺梨、沙棘和野生猕猴桃等。有些野菜中含有有毒物质，要选择食用，不宜生食，必须先烫、煮，再用清水浸泡，以去除野菜中的涩味和苦味，但这样处理往往导致营养素损失严重。

常见鲜果和干果的主要营养成分比较（表格）

总的来说，水果的营养价值较蔬菜逊色，但是因其食用前不经烹调，营养素不会受损失，不添加油和盐，而且富含有机酸、芳香物质等，是健康膳食的重要组成部分。

4. 合理利用

水果富含果胶，也富含降低消化酶活性的多酚类物质，水果含有酚酸、黄酮类、花青素和原花青素、类胡萝卜素等多种植物化学物，水果是钾的重要膳食来源，并富含有机酸，对降低炎症反应和预防心脑血管并发症有利。流行病学研究提示，每天摄入 1~2 份水果可降低总死亡风险 21%，降低心脑血管疾病死亡风险 14%。参照 WHO 推荐的评价方法及标准进行评价，结果发现，增加水果摄入可降低心血管系统疾病和主要消化道癌症的发病风险，预防成年人肥胖及体重增长。

水果的加工品保存了水果的特有风味，其中损失最大的营养素是维生素 C 和叶酸，胡萝卜素损失不大。除柑橘类和山楂等酸味水果外，富含维生素 C 的水果以生食为佳。储藏可引起水果中维生素 C 的损失，但气调冷藏可以极大地降低水果中维生素和风味成分的损失。

水果罐头、果酱、果脯、果汁、果糕等的维生素 C 保存率与原料特点、加工工艺水平和储藏条件有很大关系。在适当的加工条件下，柑橘汁等酸性果汁中的维生素 C 可以得到较好的保存，成为维生素 C 的日常来源，但多数市售加工品中维生素 C 含量较低。

二、动物性食物的营养价值

动物性食物包括畜禽肉类、蛋类、水产类、乳类及其制品等，是一类营养价值较高的食物，能够供给人体优质蛋白质、脂肪、脂溶性维生素、B 族维生素和矿物质。

（一）畜禽肉类

畜禽肉主要包括畜肉和禽肉，前者为猪、牛、羊等大牲畜的肌肉、内脏及其制品，后者包括鸡、鸭、鹅等的肌肉及其制品。畜禽肉的特点是营养价值高、消化吸收率高、饱腹作用大，可加工烹制成各种美味佳肴。

动物性食品的
营养价值（视频）

1. 畜禽肉的营养成分及特点

（1）蛋白质　畜禽肉中的蛋白质含量为 10%～20%，因动物的种类、年龄、肥瘦程度以及部位而异。在畜肉中，猪肉的蛋白质含量平均在 13.2% 左右；牛肉高达 20%；羊肉介于猪肉和牛肉之间；兔肉、马肉、鹿肉（养殖梅花鹿）和骆驼肉的蛋白质含量也达 20% 左右。在禽肉中，鸡肉的蛋白质含量较高，约 20%；鸭肉约 16%；鹅肉约 18%；鹌鹑的蛋白质含量也高达 20%。

常见畜禽肉的主要
营养成分比较
（表格）

动物不同部位的肉，因肥瘦程度不同，其蛋白质含量差异较大。例如：猪通脊肉蛋白质含量约为 21%，后臀尖约为 15%，肋条肉约为 10%，奶脯肉仅为 8%。一般来说，心、肝、肾等内脏器官的蛋白质含量较高，而脂肪含量较少。不同内脏的蛋白质含量也存在差异，家畜不同的内脏中，肝脏含蛋白质较高，心、肾含蛋白质 14%～17%；禽类的内脏中，肫的蛋白质含量较高，肝和心含蛋白质 13%～17%。

畜禽肉的蛋白质为完全蛋白质，含有人体必需的各种氨基酸，并且必需氨基酸的构成比例接近人体需要，因此易被人体充分利用，营养价值高，属于优质蛋白质。

畜禽的皮肤和筋腱主要由结缔组织构成。结缔组织的蛋白质含量为 35%～40%，其中绝大部分为胶原蛋白和弹性蛋白。例如：猪皮含蛋白质 28%～30%，其中 85% 是胶原蛋白。由于胶原蛋白和弹性蛋白缺乏色氨酸和甲硫氨酸等人体必需氨基酸，为不完全蛋白质，因此以猪皮和筋腱为主要原料的食品（如膨化猪皮、猪皮冻、蹄筋等）的营养价值较低，需要和其他食品配合，补充必需的氨基酸。

畜禽血液中的蛋白质含量分别为：猪血约 12%、牛血约 13%、羊血约 7%、鸡血约8%、鸭血约 8%。畜血血浆蛋白质含有 9 种人体必需氨基酸，营养价值高，其赖氨酸和色氨酸含量高于面粉，可以作为蛋白强化剂添加在各种食品和餐菜中。

（2）脂肪　脂肪含量因动物的品种、年龄、肥瘦程度、部位等不同有较大差异，2%~89% 不等。在畜肉中，猪肉的脂肪含量最高，羊肉次之，牛肉最低。例如：猪瘦肉中的脂肪含量为 6.2%，羊瘦肉为 3.9%，而牛瘦肉仅为 2.3%，兔肉的脂肪含量也较低，为2.2%。禽肉中，火鸡和鹌鹑的脂肪含量较低，在 3% 以下；鸡和鸽子的脂肪含量类似，在14%~17%；鸭和鹅的脂肪含量达 20% 左右。

畜肉脂肪组成以饱和脂肪酸为主，熔点较高。禽肉脂肪含有较多的亚油酸，熔点低，易于消化吸收。胆固醇含量在瘦肉中较低，每 100g 含 70mg 左右，肥肉比瘦肉高 90% 左右，内脏中更高，一般为瘦肉的 3~5 倍，脑中胆固醇含量最高，每 100g 可达 2000mg以上。

必需脂肪酸的含量与组成是衡量食物油脂营养价值的重要指标。动物脂肪所含有的必需脂肪酸明显低于植物油脂，因此其营养价值低于植物油脂。在动物脂肪中，禽类脂肪所含必需脂肪酸的量高于家畜脂肪；家畜脂肪中，猪脂肪的必需脂肪酸含量又高于牛、羊等反刍动物的脂肪。总的来说，禽类脂肪的营养价值高于畜类脂肪。

（3）碳水化合物　畜禽肉碳水化合物含量为 1%~3%，平均 1.5%，主要以糖原的形式存在于肌肉和肝脏中。动物在宰前过度疲劳，糖原含量下降，宰后放置时间过长，也可因酶的作用，使糖原含量降低，乳酸相应增高，pH 下降。

（4）维生素　畜禽肉可提供多种维生素，畜禽肉以 B 族维生素和维生素 A 为主，畜肉是 B 族维生素的极好来源，尤其是猪肉中 B 族维生素含量特别丰富，是牛肉的 8 倍、羊肉的近 4 倍。禽肉中烟酸的含量特别丰富，高于一般肉类。维生素 A 的含量以牛肝和羊肝为最高，维生素 B_2 含量则以猪肝中最丰富。在禽肉中还含有较多的维生素 E。一般维生素的含量内脏>肌肉。

（5）矿物质　畜禽肉矿物质的含量一般为 0.8%~1.2%，一般内脏>瘦肉>肥肉。猪肝含丰富的铁、锌、硒，牛肾和猪肾含丰富的硒，畜禽肉还含较多的磷、硫、钾、铜等，钙的含量虽然不高，但吸收利用率很高。其中铁的最佳来源是肝脏和血液。禽类的心脏和肫也是含矿物质非常丰富的食物。

2. 合理利用

畜禽肉蛋白质营养价值较高，含有较多的赖氨酸，宜与谷类食物搭配食用，以发挥蛋白质的互补作用。为了充分发挥畜禽肉营养作用，还应注意将畜禽肉分散到每餐膳食中，防止集中食用。

畜禽肉类食品烹调加工时，蛋白质含量变化不大，且经烹调后，蛋白质更有利于消化吸收。矿物质和维生素在用炖、煮方法时损失不大，但 B 族维生素损失较多，如猪肉切丝用炒的方法，维生素 B_2 可保存 87%；用蒸肉丸方式烹调则保存率为 53%；清炖时用大火煮沸后用小火煨 30min，维生素 B_2 仅保存 40%。

烟熏和腌制肉制品是我国一些地区传统保存食物的方法，在制作过程中也赋予了食物特殊的风味，但这些加工方法不仅使用了较多的食盐，同时油脂过度氧化等也存在一些食品安全问题，长期食用会给人体健康带来风险，因此应尽量少吃。肉类深加工制品由于油盐用量高，保存期长，营养价值不如鲜肉或冷却肉，不宜多吃。

（二）蛋类

禽蛋是各种可食用的鸟类蛋的统称，包括鸡蛋、鸭蛋、鹌鹑蛋、鹅蛋、鸽蛋、火鸡蛋和鸵鸟蛋等，是人类已知天然的最完善的食品之一。禽蛋提供极为均衡的蛋白质、脂肪、糖类、矿物质和维生素，其蛋白质的组成和必需氨基酸的含量与人体所需的接近。另外，禽蛋内含有丰富的磷脂类和固醇类等特别重要的营养素，易被人体吸收利用。

1. 蛋的结构

各种禽蛋结构类似，主要由蛋壳、蛋清和蛋黄三部分组成，不同品种的禽蛋各组成部分所占的比重不同。以鸡蛋为例说明其结构：蛋壳重量占整个蛋重的 11%～13%，蛋黄和蛋清的比例因鸡蛋大小而略有差别，一般蛋黄约占可食部分的 1/3。

2. 蛋的营养成分及特点

（1）蛋白质　全鸡蛋蛋白质的含量为 12% 左右，蛋清蛋白质为优质蛋白质的代表，平均每枚鸡蛋可为人体提供 6g 蛋白质，其生物价高达 94，易被人体消化吸收和利用。鸡蛋中蛋白质的种类和质量基本恒定，受饲料影响较小。

（2）脂肪　98% 的脂肪存在于蛋黄中，几乎全部以与蛋白质结合的乳化形式存在，消化吸收率高。鸡蛋黄中脂肪含量 30%～33%，其中中性脂肪含量 62%～65%，磷脂占 30%～33%，固醇占 4%～5%，还有微量脑苷脂类。中性脂肪的脂肪酸中，以油酸最为丰富，占 50% 左右，亚油酸约占 10%，其余主要是硬脂酸、棕榈酸和棕榈油酸，含微量花生四烯酸和 DHA。蛋中胆固醇含量极高，主要集中在蛋黄，蛋清中不含胆固醇。

蛋各部分主要营养组成（表格）

（3）碳水化合物　蛋中碳水化合物含量较低，为 1%～3%，蛋黄略高于蛋清，存在结合态和游离态两种状态。

（4）维生素　鸡蛋维生素含量十分丰富且品种全，包括所有的 B 族维生素、维生素 A、维生素 D、维生素 E、维生素 K 和少量的维生素 C，各种维生素多在蛋黄中。鸭蛋和鹅蛋的维生素含量总体高于鸡蛋。蛋黄是胆碱和甜菜碱的良好来源，甜菜碱可降低血脂和预防动脉硬化。

（5）矿物质　蛋中的矿物质主要存在于蛋黄部分，占矿物质总量的 1.0%～1.5%，其中磷含量最为丰富，占 60% 以上，钙 13% 左右。蛋黄是多种微量元素的良好来源，包括铁、硫、镁、钾、钠等。蛋中铁元素含量较高，但由于卵黄高磷蛋白对铁的吸收具有干扰作用，故而蛋黄中铁的生物利用率较低，仅为 3% 左右。蛋中的矿物质含量受饲料因素影响较大，饲料中硒的含量极显著地影响蛋中硒的沉积，通过饲料添加硒的方法可生产富硒鸡蛋，每枚鸭蛋中含硒 50～100μg。

禽蛋主要营养素含量与比较（表格）

3. 合理利用

禽蛋的消化率与加工方法有密切关系。生蛋由于蛋清中含有抗生物素蛋白、卵抑制剂，对胰蛋白酶活性有抑制作用，使蛋白质不能被消化吸收，因此生蛋消化率较低，仅为 50%～70%；而煮熟和炒熟的蛋，通过加热消除了蛋清中的有害成分和不利因素，消化率较高，达90%以上。

禽蛋常用的烹调方法有蒸煮、油煎、油炒等，不同烹调加工措施对蛋类的营养价值影响不一。鸡蛋经蒸、煮、炒之后，其蛋白质的消化吸收率在95%以上；煎蛋、烤蛋中维生素 B_1 和维生素 B_2 损失为15%和20%，而叶酸损失最大，达65%以上。

制作松花蛋使维生素 B_1 受到一定程度的破坏，因为松花蛋的加工中需要氢氧化钠等碱性物质，而且传统的松花蛋腌制中加入黄丹粉，即氧化铅，使产品的铅含量提高。目前已有多种"无铅皮蛋"问世，用铜或锌盐代替氧化铅，使得这些微量元素含量相应上升。

制作蛋粉对蛋白质的利用率无影响，B族维生素有少量损失，但维生素A和维生素D量不受影响。

（三）水产类

水产品及水产制品包括鱼类、软体动物类、棘皮动物类、甲壳动物类等以及以此为原料加工获得的产品，多属于高蛋白、低脂肪食品，同时还含有丰富的矿物质、维生素，是膳食中的优质蛋白质来源，可补充谷类氨基酸的不足，提供丰富的维生素和矿物质。

1. 水产品的营养成分及特点

（1）蛋白质　水产品中的蛋白质含量一般在15%～20%，其氨基酸组成与肉类相似，属于完全蛋白质，必需氨基酸以赖氨酸、甲硫氨酸、苏氨酸最为丰富，生物价比畜肉蛋白质高，是人体所需蛋白质的良好来源。

（2）脂肪　水产品的脂肪与鱼的种类、鱼龄、季节、食物摄取度、摄食习惯等有关，含量在1%～10%，是低脂肪食品，但鲥鱼脂肪含量高达17%。鱼类脂肪分子中多为不饱和脂肪酸，含量大于60%，且多是 $\omega-3$ 不饱和脂肪酸，如EPA和DHA，熔点低，常呈液态，消化率高且易被人体吸收，其消化率在95%左右；但容易被氧化，不容易保存。

（3）矿物质　水产品矿物质含量为1%～2%，钙、磷、钾、镁、硒含量比畜肉高。虾皮中含钙991mg/100g，是理想的补钙食品。

（4）维生素　水产品的肌肉部分是维生素 B_1、维生素 B_2、烟酸的良好来源，内脏中富含维生素A、维生素D、维生素 B_2 等。

软体动物类的主要
营养成分比较
（表格）

2. 合理利用

（1）由于鱼肉富含优质蛋白质，容易被人体消化，应充分利用鱼类营养资源。

（2）防止腐败变质。鱼类因水分和蛋白质含量高、结缔组织少，较畜禽肉更易腐败变质，特别是青皮红肉鱼，如鲐鱼、金枪鱼，组氨酸含量高，所含的不饱和双键极易氧化破坏，能产生脂质过氧化物，对人体有害。因此打捞的鱼类需及时保存或加工处理，防止腐败变质。

（3）防止食物中毒。有些鱼含有极强的毒素，如河豚，虽其肉质细嫩、味道鲜美，但其卵、卵巢、肝脏和血液中含有极毒的河豚毒素，若不会妥善加工处理，可引起急性中毒而死亡。故无经验的人，千万不要"拼死吃河豚"。

（四）乳类及其制品

按照哺乳动物来源，可将乳类分为牛乳、羊乳、骆驼乳、马乳等，其中牛乳是人类利用最多的动物乳，占乳制品消费量的95%，是占绝对优势的商业化乳制品原料。乳类经浓缩、发酵、喷雾干燥等工艺可制成奶制品，如奶粉、酸奶、炼乳等。

乳和乳制品是营养价值很高的食品之一。其营养价值是其他食物难以替代的，不仅是婴儿的主要食物，也是老、弱、病患者的营养食品。

1. 乳类的营养成分及特点

乳类及其制品几乎含有人体需要的所有营养素，除维生素 C 含量较低外，其他营养素含量都比较丰富。乳的成分十分复杂，含有上百种化学成分，为水包油的乳状液。乳中主要包括水分、蛋白质、脂肪、碳水化合物、各种矿物质、维生素等，乳类的水分含量为 86%～90%。有些乳制品加工时除去了大量水分，故其营养素含量比鲜乳要高，但某些营养素受加工的影响，相对含量有所下降。

（1）蛋白质　牛乳中的蛋白质含量比较稳定，在 3.0%～3.5%，羊奶 3.5%～3.8%。传统上讲牛乳蛋白分为酪蛋白（占 80%）和乳清蛋白（占 20%）。牛乳蛋白质为优质蛋白，生物价为 85，易于人体消化吸收，消化吸收率为 87%～89%。乳蛋白质有很多优点，其营养价值远高于植物蛋白质。它含有人体必需的 8 种氨基酸，摄入较少量的牛乳就能满足人体对 8 种必需氨基酸的大部分需要，与其他膳食蛋白尤其是植物蛋白质合用时，可以提高蛋白质的生物学价值。

（2）脂肪　乳脂肪是乳的重要组成部分，含量为 3%～5%。100mL 乳中胆固醇含量约为 15mg。与其他动物性食品相比，乳中脂肪含量及胆固醇含量比较低，而且容易消化吸收，给机体造成的负担少。因此对患有消化道疾病，肝、肾疾病的患者，乳脂肪优于其他油脂。乳脂肪以微细的脂肪球状态分散于牛乳中，每 1mL 牛乳中有 20 亿～40 亿个直径 3μm 的脂肪球。羊乳脂肪球大小为牛乳的 1/3，更易消化吸收。

（3）碳水化合物　乳类中天然存在的碳水化合物主要为乳糖，牛乳含量 4.6%，人乳 7.0%。由于乳糖能促进钙等矿物质的吸收，也为婴儿肠道内双歧杆菌生长必需，所以对幼小动物的生长发育具有特殊的意义。但对于部分不经常饮奶的成年人来说，体内乳糖酶的活性过低，大量食用乳制品后可能引起乳糖不耐受的发生。用固定化乳糖酶将乳糖水解为半乳糖和葡萄糖可以解决乳糖不耐受的问题，同时增加牛乳的风味及甜度。

（4）矿物质　乳中含有钙、磷、铁、铜、锌、钾、钴、碘、锰、硫等多种人体必需的矿物质，特别是钙含量丰富，质量好。成年人每人每日钙的推荐摄入量为 800mg，孕妇、乳母、老年人需要更多的钙。每天饮 250mL 牛乳可以获得大约 250mg 钙，相当于推荐摄入量的 1/3，同时乳中钙具有较高的生物利用率，为膳食中最好的天然钙来源。

（5）维生素　乳类是维生素的重要来源，含有几乎所有种类的维生素，只是这些维生素含量差异大。总的来说，牛乳是 B 族维生素尤其是维生素 B_2 的良好来源。B 族维生素主要由牛瘤胃中的微生物产生，环境影响因素少。但叶酸含量受季节影响，维生素 D 与光照时间有关。维生素 A 和胡萝卜素含量与饲料关系密切。

（6）其他成分　乳中含有酶类，主要是水解酶、氧化还原酶和转移酶等；其次为有机酸，乳中有机酸 90% 为柠檬酸，可促进钙在乳中分散，利于吸收。约 1/3 牛乳甘油三酯中含有一个分子的丁酸，丁酸对乳腺癌和肠癌等肿瘤细胞的生长和分化具有抑制作用。牛乳中核酸含量低，痛风患者可以食用。乳中还有其他生理活性物质，活性肽类是乳蛋白质在人体肠道消化过程中产生的蛋白酶水解产物。乳中还含有免疫球蛋白、共轭亚油酸、激素和生长因子等其他生理活性物质。

2. 乳制品

以生鲜牛（羊）乳为主要原料，经加工制成的产品称为乳制品。乳制品的产品形态多种多样，按照我国食品工业标准体系，可划分为巴氏杀菌乳、灭菌乳、高温杀菌乳和调制乳，乳粉和奶油粉及其调制产品，炼乳及其调制产品，稀奶油（淡奶油）及其类似品，发酵乳和风味发酵乳，干酪和再制干酪及其类似品，以乳为主要配料的即食风味食品或其预制产品（不包括冰淇淋和风味发酵乳）以及其他乳制品（乳清粉、酪蛋白粉）。

乳类及其制品的主要
营养成分比较
（表格）

3. 合理利用

由于鲜乳营养成分齐全，十分有利于微生物的生长，所以必须消毒后才可以食用。家庭多用煮沸法，营养成分有一定损失。大规模生产多用巴氏消毒法（62℃，30min）、高温短时灭菌法（80~85℃，10~15s）、超高温瞬间灭菌法（135℃，2s），除维生素C外，其他营养成分影响不大。牛乳应该避光保存，当阳光照射1min，B族维生素很快消失，维生素C所剩无几。

动植物食物营养
价值比较（视频）

各类食物的
营养价值（在线测试）

技能训练　食物营养价值评价

一、工作准备

（1）准备食品　从市场上选取的2~3种市售产品，如香肠和火腿。根据食品营养标签列出主要营养成分及含量。以原料肉（猪肉）的营养成分为基础，比较各产品之间营养成分含量的差异，并结合加工工艺，写出对肉制品营养价值的评价。

（2）准备必要的资料　食物成分表和《中国居民膳食营养素参考摄入量（2023版）》。

（3）准备工具　如计算器、任务工单等。

二、工作程序

1. 查出食品能量和主要营养成分的含量

本例产品："某品牌大肉块特制香肠"，查产品的营养成分标签，找出能量、营养成分含量。将查得能量、产能营养素、维生素和矿物质等成分含量数据填入表2-1中。

表 2-1   食物营养成分及营养质量指数比较

项目	含量（每100g）	RNI 或 AI	INQ
能量	175kcal	2550（EER）kcal/d	
蛋白质	14.0g	65g/d	3.16
脂肪	10.8g	72g/d	2.21
碳水化合物	5.8g	410g/d	0.21
钠	720mg	1500mg/d	7.06

2. 根据消费对象查找相应参考摄入量

以中等强度身体活动成年男性（28 岁）为消费对象，查《中国居民膳食营养素参考摄入量（2023 版）》对应的 RNI 或 AI 值，填入表 2-1 中。

3. 计算营养质量指数

分别计算能量密度、营养素密度、食物营养质量指数（INQ），完成表格 2-1。

本例 100g "大肉块特制香肠" 蛋白质营养质量指数计算如下。

$$能量密度 = 175/2550 = 0.068$$
$$蛋白质营养素密度 = 14.0/65 = 0.215$$
$$蛋白质营养质量指数 = 0.215/0.068 = 3.16$$

4. 计算香肠各主要营养成分含量与原料肉（猪肉）的比值

查食物成分表，得到猪肉的主要营养成分后，将 "大肉块特制香肠" 主要营养成分含量与原料肉（猪肉）相应的营养素相比，得到的比值填入表 2-2。

表 2-2   香肠和猪肉中营养素含量的比值

项目	香肠中含量	猪肉中含量	比值
能量/kcal	175	395	0.44
蛋白质/g	14.0	13.2	1.06
脂肪/g	10.8	37.0	0.29
碳水化合物/g	5.8	6.8	0.85
钠/mg	720	76.8	9.34

注：香肠和猪肉的质量均为100g。

5. 评价

本产品脂肪、蛋白质和钠 INQ 都大于 1，表示其提供的营养素的能力大于提供能量的能力，营养价值较高。其中钠 INQ 最高，说明 "大肉块特制香肠" 是富含钠食品。

"大肉块特制香肠" 以肉糜为主要原料，添加其他辅料（食用盐、鸡肉、淀粉等），经过绞肉、加调料搅拌、腌制、斩拌（加入淀粉、蛋白等）、灌肠、蒸煮杀菌而成。从表 2-2 中可以看出，本产品和原料猪肉相比蛋白质含量基本没有变化；而能量、脂肪和碳水化合物含量都有所下降；钠的含量大大增加，大约为原料肉的 9 倍之多。这种产品在加工过程中添加了比猪肉能量低、脂肪低的鸡肉、淀粉，所以其能量、脂肪下降；在加工过程中添加食用盐、护色剂和保水剂，都含有钠离子，所以钠含量大大提高。以上分析可以得出其产品的营养价值略低于原料猪肉。

三、注意事项

（1）能量的单位可以是千焦（kJ）或千卡（kcal）。

（2）程序 2 中根据《中国居民膳食营养素参考摄入量（2023 版）》查对应 RNI 或 AI 值，只需要查找相关的项目。

（3）注意营养价值分析及结论描述要恰当。

四、工作任务

从市场上选取了几种乳制品，根据食品营养标签列出主要营养成分及含量，见表 2-3。请先用营养素密度和营养质量指数法对牛乳的营养价值进行评价，再以液态乳（牛乳）的营养成分为基础，比较各乳制品之间营养成分含量的差异，并结合加工工艺，对乳制品营养价值进行评价。

表 2-3　　　　　　　　　　　　　　几种乳制品主要营养成分含量

营养成分	牛乳	酸乳	乳粉	干酪
蛋白质（g/100g）	3.2	3.0	22.2	24.9
脂肪（g/100g）	3.7	3.2	26.0	34.5
维生素 A（μg/100g）	16	19	180	330
维生素 B_2（mg/100g）	0.13	0.14	0.17	0.14
叶酸/（μg/100g）	4.7	11.3	5.9	31.0
钙（mg/100g）	110	160	750	731
磷（mg/100g）	103	168	550	500

学习单元 2

营养强化食品与保健食品

▌内容引入

1970—1980 年中共中央地方病防治领导小组办公室对全国碘缺乏病（IDD）的流行做了全国性的普查，结果表明全国有 4.25 亿人口生活于 IDD 病区，肉眼可见的甲状腺肿 3500 万人，典型的克汀病人为 25 万人。1993 年国务院主持召开了消除 IDD 的动员大会，通过了国家防治 IDD 纲要和《食盐加碘消除碘缺乏危害管理条例》，并决定推广全民食盐加碘（USI）消除碘缺乏的防治策略。1995 年，国务院总理李鹏在国务院政府工作报告中指出从 1995 年起要基本实现食盐加碘，该报告获得了人大的通过。我国的 USI 始于 1994 年，到 1995 年基本上除西藏外，在全国实施了 USI。截至 2021 年底，全国 2799 个碘缺乏病县均达到控制或消除标准。

一、营养强化食品

食品营养强化最早起源于 1833 年，当时法国化学家提出向食盐中加碘以防治甲状腺肿，1900 年加碘的食盐在整个欧洲上市。我国食品营养强化工作是在 20 世纪 80 年代初开始的。目前，我国推行的公众营养改善项目包括：食用盐加碘、营养强化面粉、铁强化酱油、营养强化大米、维生素 A 营养强化食用油等。现在推广得最好的是 1993 年启动的食用盐加碘。这些针对全民的强化项目，在改善我国居民营养状况、消灭营养缺乏病、提高人口素质方面发挥了巨大的作用。

（一）食品营养强化的概念

食品营养强化是指根据各类人群的营养需要，在食品中人工添加一种或几种营养素或者某些天然食品，以提高食品营养价值的过程。这种经过强化处理的食品称为营养强化食品。

食物营养强化是最为经济、可控和可持续的营养改善有效方式和途径。当然，这种方式也存在不足，即见效慢，因为营养强化食品毕竟是食物，不是治病的药物，需要通过日常膳食逐渐补充营养素，提高身体健康水平。

（二）食品营养强化的分类

1. 根据营养强化的目的可分为四种类型

（1）营养素的强化　比如向谷类食品中添加其缺乏的赖氨酸。

（2）营养素的恢复　如出粉率低的小麦在加工中损失了部分维生素，可在面粉中添加一定的维生素。

（3）营养素的标准化　用于使一种食品尽可能满足食用者全面的营养需求，如婴儿配方乳粉、宇航食品等。

（4）维生素强化　向原来不含某种维生素的食品中添加该维生素，如极地探险、职业性毒害威胁下的人员，特别强调某种维生素（如维生素 C）的摄入。

2. 根据强化营养素的种类和数量可分为两种类型

（1）单一强化　指在食物载体中添加一种营养素，如铁、碘、维生素 A 等。

（2）复合强化　指在食物载体中加入两种或者两种以上的营养素，如在婴儿食品中同时添加碘、铁、维生素 A。

（三）食品营养强化剂

1. 定义

食品营养强化剂是指为了增加食品的营养成分（价值）而加入到食品中的天然或人工合成的营养素和其他营养成分的物质。营养强化食品必须经省、自治区、直辖市食品卫生监督检验机构批准才能进行生产与销售，生产按照 GB 14880—2012《食品安全国家标准 食品营养强化剂使用标准》规定，并在该类食品标签上标注强化剂的名称和含量。

GB 14880—2012
《食品安全国家标准
食品营养强化剂
使用标准》（文件）

2. 分类

常见的食品营养强化剂主要有维生素类、矿物质类、蛋白质和氨基酸类、脂肪酸类等。

（1）维生素类强化剂　维生素的种类很多，按溶解性有脂溶性维生素和水溶性维生素两种。脂溶性维生素中人类易缺乏并需要强化的是维生素 A 和维生素 D；水溶性维生素需要强化的主要是维生素 B_1、维生素 B_2、烟酸和维生素 C 等。

①维生素 A。目前大多数用人工合成的、稳定性较好且无不良味道的维生素 A 棕榈酸酯和维生素 A 乙酸酯，也可用胡萝卜素提取物。

②维生素 D。利用酱油渣、酒糟以及青霉菌菌膜等原料提取的麦角固醇，是在食品中使用最多的维生素 D 强化剂，常用于液态乳、乳制品及人造奶油的强化，用量为 400～5000IU/kg。

③维生素 C。维生素 C 本身不稳定，所以常用比较稳定的、具有和维生素 C 同样生理功能的维生素 C 磷酸酯镁（钙）衍生物作为营养强化剂。但也有用某些野果的抽提液浓缩并烘干成粉末后添加，如野蔷薇果干燥后，每 100g 制品中含维生素 C 1200～1500mg。

④维生素 B_1。维生素 B_1 是用于治疗地区性脚气病的营养强化剂。常用硫胺素盐酸盐和硫胺素硝酸盐，前者易溶于水，故不适用于加工前需水洗、浸渍和水煮的强化食品；后者较稳定，但也溶于水。近年来改用苯酰硫胺素及萘-2,6-二磺酸盐添加到米和面中，由于它难溶于水，并在加工储存中较稳定。

⑤维生素 B_2。因为在食品所含的营养素中维生素 B_2 很容易造成缺乏，维生素 B_2 是我国重点应用的营养强化剂。目前，国内用液体培养法大规模生产维生素 B_2，用于强化人造奶油、花生酱等，用量为 4～5mg/kg，也可使用液状食品的强化剂核黄素磷酸钠。

⑥烟酸。用于食品强化剂的有烟酰胺，性质较稳定。常用于谷类及其制品、饮料、乳饮料、婴幼儿食品及配制酒中。

除了上述维生素，还有其他的维生素强化，例如叶酸可以添加在婴幼儿食品，孕妇、乳母专用食品，固体饮料，免淘洗米及面粉中；生物素常用于婴幼儿食品、饮料等的强化。

（2）矿物质类强化剂　中国现已批准钙、铁、锌、碘、硒、氟六种矿物质作为食品营养强化剂来使用，其他微量元素（如镁、铜、锰、钾、钠、氯等）可按照需要来添加。

①钙。常用的钙强化剂有碳酸钙、磷酸钙、乳酸钙、葡萄糖酸钙、柠檬酸钙等无机钙，也有用骨粉、蛋壳钙、活性钙离子（牡蛎等蚌类经水解处理制得）等有机钙。例如碳酸钙和生物碳酸钙常用于谷类及其制品、饮料、乳饮料、婴幼儿食品及乳粉的强化；乳酸钙常用于谷类及其制品、饮料、乳饮料、婴幼儿食品、鸡蛋黄粉、鸡蛋白粉、鸡全蛋粉的强化。

②铁。铁是国内外膳食中都缺乏或含量不足的矿物质之一，而且影响铁吸收的因素较多，常常会出现铁的营养不良。铁盐本身有一定颜色，作为强化剂使用时，要尽量减少其对原有食物色、香、味的影响。常用的铁强化剂有柠檬酸亚铁、柠檬酸铁胺、乳酸亚铁、硫酸亚铁、葡萄糖酸亚铁等。加入适量的维生素 C 作为抗氧化剂，可以减少氧化，并有助于铁的吸收。这些铁强化剂常用于谷类及其制品、饮料、乳制品、婴幼儿食品、食盐及夹心糖的强化。

③锌。一般用作锌的强化剂有硫酸锌、葡萄糖酸锌、乳酸锌、柠檬酸锌、甘氨酸锌等。硫酸锌、葡萄糖酸锌及柠檬酸锌常用于谷类及其制品、饮料、乳饮料、婴幼儿食品、食盐的强化；乳酸锌在儿童口服液中强化使用等。

④碘。碘是中国最早用于强化剂的无机盐，加碘盐是目前真正纳入政府行为强制推广的强化食品，在预防地方性甲状腺肿中取得了明显的效果。目前我国常用的碘强化剂有碘化钾、碘酸钾以及碘化钠。常用于食盐、婴幼儿食品、固体饮料以及鲜奶的强化。

⑤硒。硒多采用有机硒化合物，其中，常用富硒酵母、硒化卡拉胶、亚硒酸钠、硒酸钠等作为强化剂，常用于食盐、乳制品、饮料、乳饮料、谷类及其制品、花茶以及饼干的强化。

除此以外，其他微量元素（如镁、铜、锰等）可按照需要来添加。例如强化剂葡萄糖酸镁、硫酸镁、葡萄糖酸铜、硫酸铜、葡萄糖酸锰等常用于乳制品、婴幼儿食品等的强化。

（3）氨基酸类强化剂　谷类食物主要强化赖氨酸和甲硫氨酸，以 L-赖氨酸强化最为常见，主要用于面包、饼干、面粉的强化，用量为 $1 \sim 2$ g/kg。此外，其他几种必需氨基酸也可适量添加。用牛奶制成的婴儿配方食品中几乎不含牛磺酸，但牛磺酸在人乳及其他哺乳动物乳汁中是主要的游离氨基酸，对人类脑神经细胞的增殖、分化及存活过程有明显的作用，因此，要适当补充，强化剂量为 $300 \sim 500$ mg/kg。

（4）蛋白质类强化剂　谷类食物中的蛋白质的数量和质量都不能满足人体需要，而以谷类食物为主食的国家，就需要在谷类食物中进行蛋白质强化。目前，以大豆蛋白、棉籽蛋白、酵母、乳清粉、鱼粉等作为蛋白质强化剂。

随着其他蛋白质资源的不断开发，单细胞蛋白、藻类蛋白、叶蛋白等都可作为新型的蛋白质强化剂。

（5）脂肪酸类强化剂　目前国家允许在食品中添加的脂肪酸类强化剂有亚麻酸、DHA和花生四烯酸。

（四）食品营养强化的意义

通过食品营养强化可以弥补天然食品的缺陷，补充食品在加工储藏及运输中的营养素损失，适应不同人群生理和职业的营养需要，消化膳食处理，方便摄食，提高食品的营养价值。

（五）常见的营养强化食品

营养强化食品种类繁多，可分为强化谷物及强化副食品。

1. 强化谷物

强化面粉和面包是最早的强化食品之一。我国目前规定大米及其制品、小麦粉及其制品中可强化的营养素有：维生素 A、维生素 B_1、维生素 B_2、烟酸、叶酸（仅限免淘洗大米及小麦粉），铁、钙、锌和硒以及 L-赖氨酸、酪蛋白钙肽和酪蛋白磷酸肽。

2. 强化副食品

（1）强化食盐和酱油　食盐是人们每天必需的主要调味品，因地方性缺乏碘而易发生甲状腺肿大等疾病，在食盐中强化碘是防止此类疾病最好的方法。酱油也是日常生活中常用的调味品，主要添加维生素 B_2、铁和钙等。铁酱油是强化酱油的典型例子。

（2）强化婴幼儿食品和儿童食品　在牛奶和米粉中强化婴幼儿生长发育所需的必需营

养素，将其制成调制乳粉方便摄取，有助于保证婴幼儿摄入足够的必需营养素。我国目前规定，除少数营养素（β-胡萝卜素、钾、磷、L-赖氨酸和酪蛋白钙肽）外，上述可添加的强化营养素均可添加入调制乳及调制乳粉中。婴儿配方食品（GB 10765—2021《食品安全国家标准　婴儿配方食品》）分为乳基婴儿配方食品和豆基婴儿配方食品，以乳类及乳蛋白制品（或以大豆及大豆蛋白制品）为主要蛋白来源，加入适量的维生素、矿物质和（或）其他原料，仅用物理方法生产加工制成的产品，适用于正常婴儿食用，其能量和营养成分能够满足0~6月龄婴儿的正常营养需要。例如，以鲜牛奶为原料，脱盐乳清粉为主要配料，适量添加糖类和脂肪，减少钾、钙、钠等无机盐的含量，使各种营养素组成接近或相当于母乳成分。

二、保健食品

（一）保健食品的概念

保健食品是指声称并具有特定保健功能或者以补充维生素、矿物质为目的的食品，即适用于特定人群食用，具有调节机体功能，不以治疗疾病为目的，并且对人体不产生任何急性、亚急性或慢性危害的食品。保健食品声称保健功能，应当具有科学依据。保健食品应当符合GB 16740—2014《食品安全国家标准　保健食品》的规定和要求。

GB 16740—2014
《食品安全国家标准
保健食品》（文件）

（二）保健食品特征

（1）必须是食品。

（2）与通常食品有一定区别，具有明确的生理功能调节目标，含有功能因子成分。

（3）人体摄食保健食品后，体现具体的功能调节作用，但保健食品与药品有本质的区别，它不以追求短期的临床疗效为目的。

（4）具有特定的质量检测指标与方法。保健食品不仅要验证其所具有的特定功能，并且要验证在正常食用量下能否保证食用安全。

（三）保健食品分类

保健食品的原料和功能因子多种多样，对人体生理机能的调节作用以及产品的生产工艺和产品形态也各不相同，因此，市场上保健食品琳琅满目，种类繁多。保健食品可从不同角度进行分类。

1. 原料选用

保健食品在宏观上可分为植物类、动物类和微生物（益生菌）类。目前可选用的原料主要是国家卫生部门先后公布的《既是食品又是药品的物品名单》《可用于保健食品的物品名单》和《可用于保健食品的益生菌菌种名单》。

2. 功能性因子种类

保健食品可分为多糖类、功能性甜味剂类、功能性低聚糖类、功能性油脂类、自由基清除剂类、功能性肽和蛋白质类、益生菌类、维生素类、微量元素类以及其他（如二十八烷醇、植物固醇、皂苷等）类。

3. 调节人体机能作用

保健食品按调节人体机能的作用可分为 24 种类型：有助于增强免疫力、有助于抗氧化、辅助改善记忆、有助于改善皮肤水分状况、有助于维持血糖健康水平、有助于排铅等。

4. 产品形态

保健食品可分为饮料类、口服液类、酒类、冲剂类、片剂类、胶囊类和微胶囊类等。

（四）各类保健食品简介

1. 改善生长发育的保健食品

目前用于改善儿童生长发育的保健食品主要包括：高蛋白食品、维生素强化食品、赖氨酸食品、补钙食品、补锌食品、补铁食品和磷脂食品、DHA 食品等。其作用原理可归纳为以下几个方面。

（1）促进骨骼生长　给儿童、青少年补钙可使骨量峰值增加。此外，磷、镁、锌、氟、维生素 D、维生素 K 等也是骨骼矿化过程中的重要营养素。

（2）影响细胞分化　视黄酸可影响胎儿发育，脂肪酸不仅能改变已分化的脂肪细胞的某些特定基因的转录速率，还可通过一种转录因子的作用诱导前脂肪细胞分化为新的脂肪细胞。

（3）促进细胞生长和器官发育　蛋白质、脂类、维生素 A、参与能量代谢的 B 族维生素以及锌、碘等元素，都是人体发育不可缺少的重要营养素。微量元素锌和碘的补充与儿童生长发育速度呈正相关关系。

2. 增强免疫功能的保健食品

蛋白质、氨基酸、脂类、维生素、微量元素等多种营养素，以及核酸、黄酮类物质等某些食物成分具有免疫调节作用。

3. 抗氧化和延缓衰老的保健食品

维生素 E、类胡萝卜素、维生素 C、锌、硒、脂肪酸等多种营养素，以及茶多酚、多糖、葡萄籽原花青素、大豆异黄酮等食物成分均具有明显的抗氧化与延缓衰老功效。

4. 辅助改善记忆的保健食品

蛋白质和氨基酸、碳水化合物、脂肪酸、锌、铁、碘、维生素 C、维生素 E、B 族维生素，以及咖啡因、银杏叶提取物，某些蔬菜、水果中的植物化学物等，在中枢神经系统的结构和功能中发挥着重要作用。

5. 辅助降低血糖的保健食品

低血糖生成指数膳食可以改善其对胰岛素的敏感性；许多植物的果胶可延缓肠道对糖和脂类的吸收，从而调节血糖；糖醇类在人体代谢不会引起血糖值和血中胰岛素水平的波动，可用作糖尿病和肥胖患者的特定食品；铬是葡萄糖耐量因子的组成部分，可协助胰岛素发挥作用。

6. 辅助调节血脂的保健食品

燕麦、玉米、蔬菜等含膳食纤维高的食物具有辅助降血脂作用；植物固醇可以降低胆固醇的吸收；富含 $\omega-3$ 多不饱和脂肪酸的膳食，常可降低空腹血浆甘油三酯浓度，并可降低餐后血脂水平。

7. 辅助降血压的保健食品

亚油酸和 ω-3 长链多不饱和脂肪酸等可能具有降血压作用；摄入钠会使血压升高，钾摄入量与血压呈负相关；食用蔬菜和水果有助于预防高血压。

8. 改善胃肠功能的保健食品

改善胃肠功能的保健食品主要包括调节胃肠道菌群的保健食品、润肠通便的保健食品、保护胃黏膜以及促进消化吸收的保健食品等。润肠通便的功能成分主要有膳食纤维、生物碱等。双歧杆菌和乳酸杆菌被认为是有利于促进健康的细菌。益生元有助于结肠菌群保持双歧杆菌和乳酸杆菌的优势。以丁酸、乙酸和丙酸等短链脂肪酸形式存在的发酵产物对结肠健康有重要作用。

9. 减肥的保健食品

各种膳食纤维、低聚糖、多糖都可作为减肥食品的原料。燕麦、螺旋藻、食用菌、魔芋粉、苦丁茶等都具有较好的减肥效果。脂肪代谢调节肽具有调节血清甘油三酯的作用，抑制体重的增加。L-肉碱在细胞线粒体内使脂肪进行氧化并转变为能量，减少体内的脂肪积累。很多产能营养素的代用品可以减少能量摄入。咖啡因、茶碱、可可碱等甲基黄嘌呤类物质，以及生姜和香料中的辛辣组分均有生热特性，可以促进能量消耗。

10. 美容的保健食品

神经酰胺可恢复皮肤的正常结构，从而恢复皮肤原有的屏障功能，提高皮肤的耐应变性。口服神经酰胺能改善全身皮肤的含水性，提高皮肤弹性、减少皱纹。维生素 C、维生素 E、黄酮等多种天然物质可通过抑制过氧化脂质的形成以消除黄褐斑，达到增白美容的效果。

11. 增加骨密度的保健食品

增加骨密度的保健食品如各种钙剂、磷酸盐、维生素 D 等。可通过直接补充钙质而达到增加骨密度的目的；磷酸盐可促进骨形成，抑制骨细胞的破坏，可以长期应用；降钙素可减少骨质吸收，降低血循环中的钙，增加骨质中的钙含量。大豆皂苷、大豆异黄酮等物质具有雌激素样作用，可减缓骨丢失，防治绝经性骨质疏松。

（五）保健食品标识与广告管理

1. 保健食品的标签、说明书要求

保健食品的标签、说明书不得涉及疾病预防、治疗功能，内容应当真实，与注册或者备案的内容一致，载明适宜人群、不适宜人群、功效成分或者标志性成分及其含量等，并声明"本品不能代替药物"。保健食品的功能和成分应当与标签、说明书一致。

2. 广告要求

保健食品广告应当声明"本品不能代替药物"，其内容应当经生产企业所在地省、自治区、直辖市人民政府食品安全监督管理部门审查批准，取得保健食品广告批准文件。

（六）保健食品使用原则

为了有效地发挥保健食品的作用，保健食品使用中应遵守以下原则。

1. 饮食为主原则

正常情况下，人们应该遵从平衡膳食的理论，科学地安排自己的饮食生活，这是维持人们良好营养水平和健康状态的基础。做到这一点的人，就不需要摄入保健食品。

2. 有的放矢原则

保健食品并不是针对全民使用的，而是针对某些特殊的人群而采取的保健措施。不同的保健食品有不同的适应对象，决不能不管对象，一概服用。这样不仅造成浪费，也会给机体带来一定的损害。

3. 预防为主原则

保健食品是针对某些营养问题所采取的措施，更多情况下是为预防某些疾病发生所采取的对策。

4. 经济允许原则

保健食品一般价格比较昂贵，对一些收入较低的人群来讲，应该考虑经济的承受能力，不能一概地追求高消费，应根据自己的条件选择不同的保健食品。

5. 长期服用原则

某些保健食品的保健功能食用效果是很难短期直接看出来的，因为保健食品不是药品，保健食品的效果需要长期服用才能体现出来。

6. 区别药物原则

保健食品维持人体的某些生理功能正常，对人体的健康有促进作用。但保健食品不是药品，不能当成药物或宣传成药物或代替药物。

营养强化食品与
保健食品（在线测试）

技能训练　保健食品选购指导

保健食品的选食原则应因人而异，如年老体弱者，可选用抗氧化、调节免疫等保健食品；青少年根据需要选用改善记忆、改善视力及有助于生长发育的保健食品；重体力及脑力劳动者，根据需要选择缓解体力疲劳、改善记忆等保健食品；肥胖者可选减肥功能的保健食品等。选用保健食品应认真阅读其标签和说明书，保健食品不能代替药物。

一、工作准备

（1）材料准备　准备2~3种品牌保健食品，包括市售渠道、网购渠道、直销渠道等。

（2）资料准备　准备《允许保健食品声称的保健功能目录　非营养素补充剂（2023年版）》《保健食品原料目录》《药食同源目录》《可用于保健食品的物品名单》《保健食品禁用物品名单》。

（3）工具准备　如计算器、任务工单等。

二、工作程序

1. 看声称的功能

仔细查看保健食品的说明书，确定该保健食品具有何种功能。2023年国家市场监督管理总局、国家卫生健康委员会和国家中医药管理局制定发布的《允许保健食品声称的保健功能目录　非营养素补充剂（2023年版）》将保健食品允许声称的功能规范为24种。允许保健食品声称的保健功能目录见表2-4。

表 2-4　　　允许保健食品声称的保健功能目录　非营养素补充剂（2023 年版）

序号	保健功能声称	序号	保健功能声称	序号	保健功能声称
1	有助于增强免疫力	9	有助于控制体内脂肪	17	有助于润肠通便
2	有助于抗氧化	10	有助于改善骨密度	18	辅助保护胃黏膜
3	辅助改善记忆	11	改善缺铁性贫血	19	有助于维持血脂（胆固醇/甘油三酯）健康水平
4	缓解视觉疲劳	12	有助于改善痤疮	20	有助于维持血糖健康水平
5	清咽润喉	13	有助于改善黄褐斑	21	有助于维持血压健康水平
6	有助于改善睡眠	14	有助于改善皮肤水分状况	22	对化学性肝损伤有辅助保护作用
7	缓解体力疲劳	15	有助于调节肠道菌群	23	对电离辐射危害有辅助保护作用
8	耐缺氧	16	有助于消化	24	有助于排铅

同一配方的保健食品，最多允许声称 2 个功能。如果某保健食品具有这 24 种功能之外的其他任何功效，或者同一产品具有 2 种以上的功能，以及夸大其功能的产品，均属于违法产品。另外，如果服用后效果显著，起到"立竿见影"的效果，就要怀疑是否添加了化学药品成分。

2. 看成分的来源

通过包装成分表对比《保健食品原料目录》《药食同源目录》《可用于保健食品的物品名单》《保健食品禁用物品名单》看保健品成分是否符合相关要求。

另外还要看成分来源是天然的还是人工合成的，目前全球并没有 100% 纯天然的保健产品，因此所谓的"100% 纯天然"广告词也是名不副实。特别是营养补充剂，合成的维生素当中如果能加入一些天然成分，这对发挥该维生素的效用将有很大的意义，因此，最好选择含有天然成分的保健食品。另外，有些保健食品的原材料是厂家自己生产，有的是从其他供应商获取原料，最好选购自己生产原材料的厂家的产品。另外，保健食品不是药，凡是添加了药物的保健食品均属于违法产品。

3. 看主要功效成分含量

保健食品虽然不同于药品，但也有具体的含量，根据含量可计算出需要服用的分量，如果吃的分量不够，吃进去的保健食品只不过就是精神安慰剂。对比不同保健食品的主要功效成分含量，一般情况下，主要功效成分含量越高，保健效果越好。

4. 看批准文号和标志

在我国市场上，只有带有"小蓝帽"标志及批准文号的保健食品才是正规的、经过临床验证的。"小蓝帽"的下方会有"保健食品"的字样，整体呈蓝色（图 2-2）。具有"小蓝帽"标志的是原卫生部或国家食品药品监督管理局正规批准的保健食品，没有"小蓝帽"的只是普通营养食品而已，保健功效不能确定。另外，不管是国产保健食品，还是进口保健食品，"小蓝帽"的下方会有卫生部的批准文号。只有认清批准文号才能保证购买的保健食品是经过国家卫生行政管理部门通过动物或人体实验后批准的、正规厂家生产的产品。

国产保健食品注册号格式为：国食健注 G+4 位年代号+4 位顺序号；

进口保健食品注册号格式为：国食健注 J+4 位年代号+4 位顺序号。

国产保健食品备案号格式为：食健备 G+4 位年代号+2 位省级行政区域代码+6 位顺序编号；

进口保健食品备案号格式为：食健备 J+4 位年代号+00+6 位顺序编号。

5. 登录国家市场监督管理总局网站查询

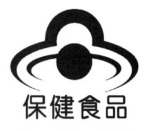

图 2-2　保健食品标志

登录国家市场监督管理总局（https：//www. samr. gov. cn/）网站，查询该保健品信息，核对该注册或备案内容与所购保健食品品名、内容物名称及质量（容量）或数量、厂商名称、电话号码及地址是否相符，如果相符则该保健品可靠性较高，如果不符则该保健品可靠性有待商榷。

三、注意事项

（1）食用保健食品要依据其功能有针对性地选择，切忌盲目使用。

（2）保健食品不能代替药品，不能将保健食品看作灵丹妙药。

（3）保健食品应按标签说明书的要求食用。

（4）保健食品不含全面的营养素，不能代替其他食品，要坚持正常饮食。

四、工作任务

选择市场上 2 种当前反响比较好的功能相近的保健食品，了解该类产品的主要功效、主要成分、使用人群、价格、生产规格等信息，以这两种保健食品为例，对保健食品的选购进行指导。

学习单元 3

食品标签与食品营养标签

■内容引入

食品安全一直是食品企业、餐厅酒店建设关注的焦点，也是食品行业可持续发展的第一道门槛。在经历了多年发展进程之后，越来越多的餐饮经营者已逐步意识到厨房和健康的关系。2020 年，国家卫生健康委员会发布《营养健康食堂建设指南》《营养健康餐厅建设指南》《餐饮食品营养标识指南》，引导餐饮业不断增强营养知识，为大众健康服务。作为健康支持性环境，餐厅的社会责任有利于长远发展，不仅需要通过自身建设，加强工作人员健康素养，提高科学配制菜肴、制作低盐少油菜肴的技能，还要帮助就餐者合理点餐，引导控制消费总量。

一、食品标签

（一）食品标签的基本要求

1. 食品标签的概念、作用

食品标签是指在食品包装上的文字、图形、符号及一切说明物。食品标签的基本功能是通过对被标识食品的名称、规格、生产者名称等进行清晰、准确的描述，科学地向消费者传达该食品的安全特性等信息。

2. 食品标签的内容

《中华人民共和国食品安全法》第六十七条规定，预包装食品的包装上应当有标签。标签应当标明下列事项：①名称、规格、净含量、生产日期；②成分或者配料表；③生产者的名称、地址、联系方式；④保质期；⑤产品标准代号；⑥贮存条件；⑦所使用的食品添加剂在国家标准中的通用名称；⑧生产许可证编号；⑨法律、法规或者食品安全标准规定应当标明的其他事项。专供婴幼儿和其他特定人群的主辅食品，其标签还应当标明主要营养成分及其含量。第七十八条规定，保健食品的标签、说明书不得涉及疾病预防、治疗功能，内容应当真实，与注册或者备案的内容相一致，载明适宜人群、不适宜人群、功效成分或者标志性成分及其含量等，并声明"本品不能代替药物"。

（二）预包装食品标签

1. 预包装食品的基本概念

GB 7718—2011《食品安全国家标准　预包装食品标签通则》规定，预包装食品是指预先定量包装或者制作在包装材料和容器中的食品，包括预先定量包装以及预先定量制作在包装材料和容器中并且在一定量限范围内具有统一的质量或体积标识的食品。

2. 预包装食品标签的标示内容

（1）食品名称　应在食品标签的醒目位置，清晰地标示反映食品真实属性的专用名称。为不使消费者误解或混淆食品的真实属性、物理状态或制作方法，可以在食品名称前或食品名称后附加相应的词或短语，如干燥、浓缩、复原、熏制、油炸、粉末、粒状等。

GB 7718—2011
《食品安全国家标准
预包装食品标签通则》
（文件）

（2）配料表

①各种配料标示的顺序。应按食品真实属性的专用名称标示具体名称，并按制造或加工食品时加入量的递减顺序一一排列；加入量不超过2%的配料可以不按递减顺序排列；如果某种配料是由两种或两种以上的其他配料构成的复合配料（不包括复合食品添加剂），应在配料表中标示复合配料的名称，随后将复合配料的原始配料在括号内按加入量的递减顺序标示。当某种复合配料已有国家标准、行业标准或地方标准，且其加入量小于食品总量的25%时，不需要标示复合配料的原始配料。

读懂预包装食品标签（视频）

②食品添加剂和水。应当标示在GB 2760—2024《食品安全国家标准　食品添加剂使用标准》中的食品添加剂通用名称。在食品制造或加工过程中，加入的水应在配料表中标示。在加工过程中已挥发的水或其他挥发性配料不需要标示。可食用的包装物也应在配料表中标示原始配料，国家另有法律法规规定的除外。

③食用植物调和油。配料中应注明各种食用植物油的比例，可以标注产品中大于2%脂肪酸组成的名称和含量（占总脂肪酸的质量分数）。

④特别强调的配料。如果在食品标签或食品说明书上特别强调添加了或含有一种或多种有价值、有特性的配料或成分，应标示所强调配料或成分的添加量或在成品中的含量；

如果在食品的标签上特别强调一种或多种配料或成分的含量较低或无时，应标示所强调配料或成分在成品中的含量；食品名称中提及的某种配料或成分而未在标签上特别强调，不需要标示该种配料或成分的添加量或在成品中的含量。

（3）净含量和规格　净含量的标示应由净含量、数字和法定计量单位组成；应依据法定计量单位标示包装物（容器）中食品的净含量。含有固、液两相物质的食品，且固相物质为主要食品配料时，除标示净含量外，还应以质量或质量分数的形式标示沥干物（固形物）的含量。

（4）生产者和（或）经销者的名称、地址和联系方式　生产者名称和地址应当是依法登记注册、能够承担产品安全质量责任的生产者的名称、地址。

（5）生产日期和保质期　应清晰标示预包装食品的生产日期和保质期，日期标示不得另外加贴、补印或篡改；保质期可以有如下标示形式：最好在……之前食（饮）用；……之前食（饮）用最佳；……之前最佳；此日期前最佳……；此日期前食（饮）用最佳……；保质期（至）……；保质期×个月（或××日，或××天，或××周，或×年）。

（6）贮存条件　贮存条件可以标示"贮存条件""贮藏条件""贮藏方法"等标题，或不标示标题；贮存条件可以有如下标示形式：常温（或冷冻，或冷藏，或避光，或阴凉干燥处）保存；××℃保存；请置于阴凉干燥处；常温保存，开封后需冷藏；温度：≤××℃，湿度：≤××%。

（7）食品生产许可证编号　预包装食品标签应标示食品生产许可证编号的，标示形式按照相关规定执行。

（8）产品标准代号　在国内生产并在国内销售的预包装食品（不包括进口预包装食品）应标示产品所执行的标准代号和顺序号。

（9）其他需要标示的内容

①辐照食品　经电离辐射线或电离能量处理过的食品，应在食品名称附近标示"辐照食品"。经电离辐射线或电离能量处理过的任何配料，应在配料表中标明。

②转基因食品　转基因食品的标示应符合相关法律、法规的规定。目前转基因食品一般要标示转基因食品。

③特殊膳食类食品和专供婴幼儿的主辅类食品　应当标示主要营养成分及其含量，标示方式按照 GB 13432—2013《食品安全国家标准　预包装特殊膳食用食品标签》执行。

④质量（品质）等级　食品所执行的相应产品标准已明确规定质量（品质）等级的，应标示质量（品质）等级。

二、预包装食品营养标签

（一）预包装食品营养标签的基本概念

预包装食品营养标签是指预包装食品标签上向消费者提供食品营养信息和特性的说明，包括营养成分表、营养声称和营养成分功能声称。营养标签是预包装食品标签的一部分。食品营养标签是促进企业规范化生产和正确标注、防止伪劣食品、方便市场监督和管理、促进食品正常贸易的有效手段。同时，食品营养标签是消费者最简单、最直接获取营养知识的途径，也是均衡膳食、提高公众健康的基础性内容。

（二）预包装食品营养标签的内容

1. 营养成分表

营养成分表包括营养成分的名称、含量和占营养素参考值（NRV）的百分比。

营养成分表中营养成分的标示，是对食品中营养成分含量做出的确切描述。营养成分的含量标示使用每 100 克（g）、100 毫升（mL）食品或每份食用量作为单位，营养成分的含量用具体数值表示，同时标示该营养成分含量占 NRV 的百分比。

NRV 是食品营养标签上比较食品营养素含量多少的参考标准，是消费者选择食品时的一种营养参照尺度。NRV 是依据我国居民膳食营养素推荐摄入量（RNI）和适宜摄入量（AI）而制订的，使用 NRV 的目的和方式是用于比较和描述能量或营养成分含量的多少，在对食品进行营养声称和零数值的标示时，用作标准参考数值。NRV 仅适用于食品营养标签的标示（4 岁以下的儿童食品和专用于孕妇的食品除外），包括能量和 6 个宏量营养素、14 个维生素和 14 个矿物质的营养素参考值见表 2-5。

表 2-5　　　　　　　　　　　　　中国食品标签 NRV

营养素	NRV	营养素	NRV	营养素	NRV
能量	8400kJ	维生素 B_2	1.4mg	锌	15mg
蛋白质	60g	维生素 B_6	1.4mg	碘	150mg
脂肪	<60g	维生素 B_{12}	2.4mg	硒	50mg
饱和脂肪酸	<20g	维生素 C	100mg	铜	1.5mg
胆固醇	<300mg	烟酸	14mg	氟	1mg
碳水化合物	300g	叶酸	400μg DFE	钙	800mg
膳食纤维	25g	泛酸	5mg	磷	700mg
维生素 A	800μg RE	生物素	30μg	钠	2000mg
维生素 D	5μg	胆碱	450mg	锰	3mg
维生素 E	14mg α-TE	钾	2000mg	钼	40μg
维生素 K	80μg	镁	300mg	铬	50μg
维生素 B_1	1.4mg	铁	15mg		

营养成分表中强制标示的内容包括能量和核心营养素（蛋白质、脂肪、碳水化合物、钠）。营养成分的名称和顺序标示如下：能量、蛋白质、脂肪（饱和脂肪和胆固醇）、碳水化合物（糖、膳食纤维）、钠、维生素 A、其他维生素（维生素 D、维生素 E、维生素 K、B 族维生素、维生素 C）、矿物质（磷、钾、镁、钙、铁、锌、碘、硒、铜、氟和锰），其中前四大类属于核心营养素。当缺少某一营养成分时，依序上移。

推荐的营养标签基本格式如表 2-6 所示，能量和营养成分的含量单位可以用文字或括号内的字母标示。

表 2-6　　　　　　　　　　　　　　　食品营养标签

项目	每 100 克（g）或 100 毫升（mL）或每份	NRV
能量	千焦（kJ）	％
蛋白质	克（g）	％
脂肪	克（g）	％
碳水化合物	克（g）	％
钠	毫克（mg）	％

2. 营养声称

营养声称是指以文字形式对食品的营养特性做出的描述、建议或暗示。主要包括以下 2 种。

（1）营养素含量声称　指描述食物中能量或营养素含量高低水平的声称。声称用语包括"含有""富含""高""低"或"无"等（如高钙牛奶、低乳糖、低脂奶、高膳食纤维饼干等）。营养素含量声称的标示须满足 GB 28050—2011《食品安全国家标准　预包装食品营养标签通则》预包装食品能量和营养成分含量声称的要求和条件。

GB 28050—2011
《食品安全国家标准
预包装食品营养标签
通则》（文件）

（2）比较声称　指与消费者熟知的两种或两种以上的同类食品的营养成分含量或能量值进行比较后的声称。声称用语包括"增加""减少""大于""小于"等。所声称的能量或营养成分含量差异不得低于 25%。如某奶粉声称"提高钙 25%"，比较的基准食物是普通奶粉，其钙含量比普通奶粉至少提高了 25%；被比较的营养素仅指 NRV 所涉及的营养素。营养素比较声称的标示须满足 GB 28050—2011《食品安全国家标准　预包装食品营养标签通则》预包装食品能量和营养成分比较声称的要求和条件。

当某营养成分同时符合营养素含量声称和比较声称的要求时，可以同时使用两种声称方式，或仅使用营养素含量声称。

3. 营养成分功能声称

营养成分功能声称指某营养成分可以维持人体正常生长、发育和正常生理功能等作用的声称。功能声称须按 GB 28050—2011《食品安全国家标准　预包装食品营养标签通则》中能量和营养成分功能声称标准用语进行描述，如能量的功能声称为：人体需要能量来维持生命活动；机体的生长发育和一切活动都需要能量；适当的能量可以保持良好的健康状况；能量摄入过高、缺少运动与超重和肥胖有关。

当某营养成分的含量标示值符合营养素含量声称或比较声称的要求和条件时，可使用相应的一条或多条营养成分功能声称标准用语。不应对营养成分功能声称标准用语进行任何形式的删改、添加和合并。

（三）预包装食品营养标签的基本要求

（1）预包装食品营养标签标示的任何营养信息，应真实、客观，不得标示虚假信息，不得夸大产品的营养作用或其他作用。

（2）预包装食品营养标签应使用中文。如同时使用外文标示时，其内容应当与中文相对应，外文字号不得大于中文字号。

（3）营养成分表应以一个"方框表"的形式表示（特殊情况除外），方框可为任意尺寸，并与包装的基线垂直，表题为"营养成分表"。

（4）食品营养成分含量应以具体数值标示，数值可通过原料计算或产品检测获得。

（5）营养标签应标在向消费者提供的最小销售单元的包装上。

（四）预包装食品营养标签的一般要求

（1）所有预包装食品营养标签强制标示的内容包括能量、核心营养素的含量及其占营养素参考值的百分比。当标示其他成分时，应采取适当形式使能量和核心营养素的标示更加醒目。

（2）对除能量和核心营养素外的其他营养成分进行营养声称或营养成分功能声称时，在营养成分表中还应标示出该营养成分的含量及其占营养素参考值的百分比。

（3）使用了营养强化剂的预包装食品，在营养成分表中还应标示强化后食品中该营养成分的含量及其占营养素参考值的百分比。

（4）食品配料含有或生产过程中使用了氢化和（或）部分氢化油脂时，在营养成分表中还应标示出反式脂肪（酸）的含量。

三、餐饮食品营养标识

为了引导餐饮业不断增强营养健康意识，提升营养健康服务水平，国家卫生健康委员会研究制定了《餐饮食品营养标识指南》。

1. 定义

餐饮食品营养标识是指展示餐饮食品有关营养成分信息的说明，包括文字、图像、图形等形式。餐饮食品营养标识应当标示基本标示内容，鼓励标示可选择标示内容，鼓励各类餐饮服务经营者和单位食堂对所有餐饮食品进行营养标识。

2. 基本标示内容

基本标示内容包括能量、脂肪、钠含量和相当于钠的食盐量，1 毫克（mg）钠相当于 2.5 毫克（mg）食盐。

3. 可选择标示内容

（1）包括蛋白质、碳水化合物、糖、维生素及矿物质等。

（2）鼓励在标示能量和营养素含量的同时标示出其占营养素参考值的百分比，营养素参考值参照 GB 28050—2011《食品安全国家标准　预包装食品营养标签通则》中相关规定。

（3）鼓励在菜单上声明"成年人每日能量需要量为 2000kcal"和"成年人每日食盐摄入量不超过 5g（相当于钠摄入量不超过 2000mg）"。

4. 标示要求

（1）餐饮食品营养标识应当真实、客观、清晰、醒目。

（2）能量值和营养素含量应当以每份和（或）每 100 克（g）和（或）每 100 毫升（mL）餐饮食品中的含量标示，鼓励标明每份餐饮食品的质量或体积。

（3）各类餐饮服务经营者和单位食堂应当根据餐饮食品特点选择一种格式进行标示。

（4）餐饮食品营养标识内容可标示在菜单、官方网站、官方公众号、外卖平台等载体上。

（5）自助取用和展示用的餐饮食品，可在餐饮食品旁标示营养信息。

（6）通过网络餐饮交易第三方平台等无接触供餐方式提供的餐饮食品，可在常用餐饮容器（如餐盒）上标示营养信息。

5. 能量值和营养素含量的计算

（1）根据餐饮食品原料、烹调油及调味品的用量，参考《中国食物成分表（标准版）》及其他权威数据库中相同或相似食物的成分数据，计算出其中的能量及营养素含量。

（2）计算的过程及结果应当科学、完整、真实，以备核实和溯源。

食品标签与食品营养标签（在线测试）

技能训练 1　食品营养标签解读

通过食品营养标签掌握食品营养特性，掌握营养标签相关的营养素含量表达和意义，掌握分析营养标签的方法、顺序。

一、工作准备

（1）准备营养标签　准备 3~5 套不同类型食品的营养标签，可选择谷类加工食品、配方奶粉、脱脂奶粉和进口食品营养标签等。

（2）准备必要的评价资料　准备 1 套《中国食品标签营养素参考值》或《中国居民膳食营养素参考摄入量（2023 版）》。

（3）准备工具　如计算器、任务工单和记录表，营养标签解读记录表见表 2-7。

表 2-7　　　　　　　　　　　营养标签解读记录表

基本信息	食品名称：
	净含量：
	配料表：

是否有营养成分表：□ 无 □有
标示的营养成分：□ ≥4　□ ≥6　□ ≥8　□ ≥10　□ ≥19 □ ≥24 种
是否有营养声称：□ 无 □有
是否有健康声称：□ 无 □有
营养标签解读
食物份量：包装重量　　　　g，每个包装份数　　　　，每份重量　　　　g

续表

观察内容	每100g（或每份）含量	描述或计算结果	判断
能量和三大营养素含量		能量	
		脂肪提供能量	
		碳水化合物提供能量	
		蛋白质提供能量	
营养成分含量		占NRV百分比	

营养标签总评价：

二、工作程序

1. 整体观察

整体观察食品标签、配料表，记录食品基本信息。观察该食品标签是否有标明了食物营养成分含量的食物成分表或相关信息，是否有说明该食品营养价值的声称；是否有说明营养素健康作用的文字与表述。如果有，则结合配料表提供的信息预测该食品可能的营养价值并将这些内容一一列于记录表中。

2. 查找食品标签的净含量

在营养标签的主示面、侧面、背面查找食品净含量/重量；是否含有小包装，如有，记录小包装的份数以及每个小包装的重量。除此之外，阅读食用方法和推荐量，看是否有说明每日（或每餐、每份）食用量的信息，如有，详细记录单位重量（如 g/日、g/餐、g/份）。确定该食品是以每100g或每100mL或每份（包装）标示的营养成分含量。

3. 对营养成分的含量及相关内容进行分析

（1）明确食物营养素含量的表达单位是以每100g或每100mL计，还是以每包、每粒、每份计。

（2）逐一阅读营养成分数据，并记录在记录表中。

（3）对能量和三大能源物质（蛋白质、脂肪、碳水化合物）供能比进行计算和评估。

①按蛋白质、脂肪和碳水化合物供能换算系数计算供能并评估。

$$碳水化合物供能 \ E_1 = 碳水化合物的含量（g）×4（kcal/g）$$
$$脂肪供能 \ E_2 = 脂肪（g）×9（kcal/g）$$
$$蛋白质供能 \ E_3 = 蛋白质（g）×4（kcal/g）$$
$$\sum E = E_1 + E_2 + E_3$$

②分别计算三大营养素的供能比例。

$$蛋白质供能比例 = E_3 / \sum E × 100\%$$
$$脂肪供能比例 = E_2 / \sum E × 100\%$$
$$碳水化合物供能比例 = E_1 / \sum E × 100\%$$

③在了解了食物能量值后，可根据如下指标判断该产品能量的高低。以小于40kcal/100g（167kJ/100g）为低能量食品，40～400kcal/100g 为中等能量食品，高于400kcal/100g（1670kJ/100g）为高能量食品。

④根据三大物质供能比，判断该食品能量分配状况。根据《中国居民膳食营养素参考摄入量（2023 版）》，碳水化合物、蛋白质、脂肪适宜供能比分别为 50%～65%，10%～20%，20%～30%。

（4）对营养成分的价值估算，计算营养成分占 NRV 的百分比，计算公式如下。

$$X/NRV×100\% = Y\%$$

式中：X 为每 100g 或 100mL 食品中某营养素的含量；$Y\%$ 为计算结果。

4. 营养标签评价

将计算结果和 NRV 填入表中。以表 2-8 营养标签评价总结表内容为根据，将结果进行总结，以理解食物营养标签。

表 2-8　　　　　　　　　　　　营养标签评价总结表

观察项目	了解重点	判断依据
标示项目	主要营养素是否齐全	GB 13432—2013《食品安全国家标准　预包装特殊膳食用食品标签》或其他标准条款
能量供给	三大营养素供能比例是否合理	NRV 或 DRIs
脂肪	脂肪含量、供能比例、胆固醇含量是否过高	NRV 或 DRIs
微量营养素	微量营养素占日需要量%	NRV 或 DRIs
钠	含量是否过高	NR 或 DRIs
格式	是否规范	GB 28050—2011《食品安全国家标准　预包装食品营养标签通则》

三、注意事项

（1）必须明确食物营养素含量的表达单位是每 100g（mL），还是每包（粒、份）。

（2）有些营养素含量并不是占 NRV 百分比越高越好，如脂肪、胆固醇和钠摄入过度会影响健康。

（3）营养分析相关数据引用及相关数据的计算要准确。

（4）营养标签的营养价值分析及结论描述要恰当。

四、工作任务

市场上某两个品牌饮料营养标签如表 2-9、表 2-10 所示，请对这两个品牌饮料的营养标签进行解读，并对其营养价值进行分析。

表 2-9　　　　　　　　　　　　品牌饮料 1 营养标签

项目	每 100mL	NRV/%
能量	180kJ	2
蛋白质	0	0
脂肪	0	0

续表

项目	每100mL	NRV/%
碳水化合物	10.6g	4
—糖	10.6g	
钠	12mg	1

表 2-10　　　　　　　　　　品牌饮料 2 营养标签

项目	每100mL	NRV/%
能量	157kJ	2
蛋白质	1.0g	2
脂肪	0.7g	1
碳水化合物	5.0g	2
钠	112mg	6
维生素 A	55μg RAE	7
维生素 D	1.7μg	34
钙	60mg	8

注：营养声称以 420kJ 计。

技能训练 2　食品营养标签制作

根据 GB 7718—2011《食品安全国家标准　预包装食品标签通则》和 GB 28050—2011《食品安全国家标准　预包装食品营养标签通则》及相关法律、法规、标准，结合生活中的食品标签，更好地掌握食品营养标签管理规范内容，食品营养标签的内容、制作方法及格式，能够完成常规食品营养标签的制作。

一、工作准备

（1）准备食品　选择 2~3 种不同类型加工食品。

（2）准备必要的评价资料　查询产品的相关标准、食物营养成分表、营养成分检测方法分析标准、1 套《中国食品标签营养素参考值》或《中国居民膳食营养素参考摄入量（2023 版）》、产品营养检测分析单、设计营养标签格式。

二、工作程序

1. 了解产品分析计划和相关标注

查询产品的相关标准，确定产品应属于哪个类型。

2. 确定检测项目

质量检测项目根据产品卫生标准分析。

3. 营养成分的分析

食品营养标签的数据可通过计算或检测的方法（依据 GB/T 5009 系列标准）获得。

4. 整理检验数据

内容略。

5. 营养成分数据修约

营养成分数据的修约规则根据 GB/T 8170—2008《数值修约规则与极限数值的表示和判定》执行，数值修约间隔是修约保留位数的方式，如蛋白质的修约间隔为 0.1，营养成分表中的蛋白质保留一位有效数字。当营养素检测数值小于等于"0"界限值时，应标识为"0"。如脂肪的"0"界限值为 ≤0.5g/100g，当检测出产品的脂肪含量数值为 0.5 或 0.4，则营养成分表中脂肪的含量应为 0。数值修约间隔和"0"界限值应符合表 2-11 营养成分含量的允许误差范围规定。

表 2-11   **营养成分含量的允许误差范围**

食品营养成分	允许误差范围
食品的蛋白质、多不饱和及单不饱和脂肪（酸）、碳水化合物、糖（仅限乳糖），总的、可溶性或不溶性膳食纤维及其单体，维生素（不包括维生素 D、维生素 A），矿物质（不包括钠），强化的其他营养成分	≥80%标示值
食品中的能量以及脂肪、饱和脂肪（酸）、反式脂肪（酸），胆固醇，钠，糖（除外乳糖）	≤120%标示值
食品中的维生素 D 和维生素 A	80%～180%标示值

6. 与国家产品质量标准比较

把数据与产品的质量标准、国家相关标准比较，核对产品的营养成分是否过高或过低，查找原因。

7. 确定营养成分表标示值

数据均值与标准核对后可作适当的调整，原则是不违背国家标准，不高于检测数据可信上限或低于可信下限。

8. 营养素参考数值的计算

参考技能训练 1 食品营养标签解读中营养成分占 NRV 百分比的计算方法。

9. 营养声称选择

根据以上营养素含量的多少和声称要求条件，挑选声称内容。

10. 营养标签的核定和归档

最终根据营养参考数值和营养声称判断，绘制营养标签，并把所有的检验单、计算值和报告归档。

三、注意事项

注意事项同"技能训练 1：食品营养标签解读"。

四、工作任务

市场上某品牌饼干和普通饼干营养素含量（每 100g）如表 2-12 所示，请为该品牌饼干制作营养标签，并根据营养标签对其营养价值进行分析。

表 2-12   饼干营养素含量

项目	能量/kcal	蛋白质/g	脂肪/g	碳水化合物/g	视黄醇当量/μg	维生素 B_2/mg	烟酸/mg	钠/mg	钙/mg	铁/mg	锌/mg
某品牌饼干	433	9	12.7	70.6	24	0.04	4.7	204	73	1.9	0.91
普通饼干	572	10.8	39.7	42.9	0	0.04	1.6	114	0	1.9	0.73

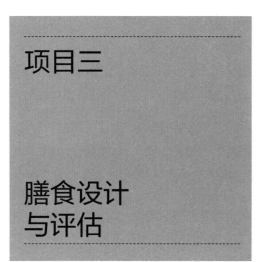

项目三

膳食设计
与评估

知识目标

1. 熟悉中国居民膳食指南及中国居民平衡膳食宝塔的内容,了解各类特殊人群的膳食指南。

2. 掌握食谱编制的原则与方法。

3. 熟悉不同烹调方法对营养素的影响,掌握减少烹调中营养素损失的措施。

技能目标

1. 根据中国居民膳食指南为一般成年人和特定人群进行膳食指导,设计食物和营养目标。

2. 根据不同人群营养需要选择合适的食谱编制方法为其制订平衡食谱。

3. 会制作营养膳食,会进行烹饪方法指导。

素质目标

1. 具备良好的职业道德、严谨的工作作风、实事求是的工作态度,形成环保意识、养成珍惜食物的习惯,学会感恩、懂得做人、具备沟通和合作的技巧。

2. 具有食品营销、食品营养、食品安全、食品卫生、食品法规方面的基本知识,具有认真履行岗位职责的意识。

3. 在实操性项目活动的学习中,以团队合作的形式进行专业技术的交流、制订工作计划,获取新知识、新技能和培养解决实际工作问题的能力。

4. 掌握食品营养学基本理论和技能,为改善我国居民的营养状况、保障食品安全和居民的健康水平提高服务能力。

5. 关注社会热点问题,关注人民健康,增强职业道德和素养,将营养学知识与日常生活紧密融合,养成科学的生活方式,承担自己的社会使命和责任。

中国居民膳食指南（2022）

▌内容引入

　　2400 多年前的中医典籍《黄帝内经·素问》已有"五谷为养，五果为助，五畜为益，五菜为充，气味合而服之，以补精益气"及"谷肉果菜，食养尽之，无使过之，伤其正也"的记载。古人在饮食养生中既提到了合理饮食，又要重视五味的调和。至于食物的气味，中医认为食物有"四气""五味"，即寒、热、温、凉和辛、甘、酸、苦、咸。讲究食物的气味（性味）和功能，是中医饮食疗法的基础。熟练地驾驭饮食疗法，因时、因地、因人制宜地进食某些食物，既能祛病，又能健身、长寿。正如唐代名医孙思邈在《千金要方》中所说："凡欲治疗，先以食疗，即食疗不愈，后乃药尔。"

　　膳食是指日常进用的饭菜。膳食指南是根据食物生产供应及各国居民实际生活情况，将现有的膳食营养与健康的证据研究，转化为以食物为基础的"平衡膳食"的指导性文件。膳食指南旨在帮助人们做出科学的食物选择，合理搭配膳食，以维持和促进健康，预防和减少营养相关疾病的发生。

　　我国的膳食指南首次发布于 1989 年。随着社会发展，我国居民生活方式发生变化，为应对不同时期我国居民的营养与健康问题，中国营养学会组织专家分别于 1997 年、2007 年、2016 年对膳食指南进行了 3 次修订。第四版《中国居民膳食指南（2016）》在 2016 年由国家卫生和计划生育委员会发布。四版居民膳食指南，在不同时期对指导居民通过平衡膳食改变营养健康状况、预防慢性病、增强健康素质发挥了重要作用。

　　为贯彻落实习近平总书记在全国卫生与健康大会上关于营养健康工作的重要指示精神和坚决制止餐饮浪费行为的重要指示精神，积极应对当前我国居民存在的主要营养健康问题，更好地为居民健康膳食提供科学指导，推动建立可持续食物系统，推进健康中国建设，中国营养学会 2022 年对《中国居民膳食指南（2016）》进行了修订，形成了《中国居民膳食指南（2022）》。

　　《中国居民膳食指南（2022）》由一般人群膳食指南、特定人群膳食指南、平衡膳食模式和膳食指南编写说明三部分组成。

一、一般人群膳食指南和平衡膳食宝塔

（一）一般人群膳食指南

　　一般人群膳食指南提出了八条膳食准则，适用于 2 岁以上所有健康人群，提供有关食物、食物类别和平衡膳食模式的建议，健康合理的膳食指导，以促进全民健康和慢性疾病预防。

准则一　食物多样，合理搭配

核心推荐：

（1）坚持谷类为主的平衡膳食模式。

（2）每天的膳食应包括谷薯类、蔬菜水果、畜禽鱼蛋奶和豆类

食物多样、合理搭配、谷类为主（视频）

食物。

（3）平均每天摄入 12 种以上食物，每周 25 种以上，合理搭配。

（4）每天摄入谷类食物 200～300g，其中包含全谷物和杂豆类 50～150g；薯类 50～100g。

1. 平衡膳食模式

膳食模式是指长时间形成的饮食组成方式，包括膳食中各食物的品种、数量及其比例。

平衡膳食模式是保障人体营养和健康的基本原则，食物多样是平衡膳食的基础，合理搭配是平衡膳食的保障。平衡膳食模式根据营养科学原理、我国居民膳食营养素参考摄入量及科学研究成果而设计，指一段时间内，膳食组成中的食物种类和比例可以最大限度地满足不同年龄、不同能量水平的健康人群的营养和健康需求。不同食物中含有的营养素各有特点，只有通过合理搭配膳食中的食物种类和比例，才能满足个体的营养需要。

我国江南及东南沿海一带膳食的主要特点是烹调清淡少盐，食物多样，谷物为主，丰富的蔬菜水果，经常吃鱼虾等水产品、大豆制品和奶类等。该地区高血压等慢性病患病率低，预期寿命较高，《中国居民膳食指南（2022）》首次给予定义和推荐东方健康膳食模式。

2. 合理搭配

不同类别食物中含有的营养素及其他有益成分的种类和数量不同。除喂养 6 月龄内婴儿的母乳外，没有任何一种天然食物可以满足人体所需的能量及全部营养素。只有经过合理搭配的多种食物组成的膳食，才能满足人体对能量和各种营养素的需要。

合理搭配是指食物种类和重量在一日三餐中合理化分配，谷类为主是平衡膳食模式的重要特征。谷类食物含有丰富的碳水化合物，是人体所需能量最经济和最重要的食物来源，也是 B 族维生素、矿物质、膳食纤维和蛋白质的重要食物来源，在保障儿童生长发育、维持人体健康方面发挥着重要作用。近年来，我国居民的膳食模式已发生变化，谷类食物的消费量逐年下降，动物性食物和油脂摄入量逐年增多；谷类过度加工引起 B 族维生素、矿物质和膳食纤维损失而导致营养素摄入量失衡。研究证据表明，膳食不平衡、全谷物减少与膳食相关慢性病发生风险增加密切相关。坚持谷类为主，保证全谷物及杂豆摄入，有利于降低超重/肥胖、2 型糖尿病、心血管疾病、结直肠癌等疾病的发生风险。

3. 食物多样

食物多样指一日三餐膳食的食物种类全、品样多，是平衡膳食的基础。平衡的膳食应由五大类食物组成：第一类为谷薯类，包括谷类（含全谷物）、薯类与杂豆；第二类为蔬菜和水果；第三类为动物性食物，包括畜、禽、鱼、蛋、奶；第四类为大豆类和坚果；第五类为烹调油和盐。

如果用"数值"来形容食物多样，可以理解为平均每天摄入食物品种达到 12 种以上，每周达到 25 种以上（表 3-1），烹调油和调味品不计算在内。

表 3-1	建议摄入的主要食物种类数	
食物类别	平均每天摄入的种类数	每周至少摄入的种类数
谷类、薯类、杂豆类	3	5
蔬菜、水果	4	10

续表

食物类别	平均每天摄入的种类数	每周至少摄入的种类数
畜、禽、鱼、蛋	3	5
奶、大豆、坚果	2	5
合计	12	25

只有一日三餐的食物多样，才有可能达到平衡膳食。按照一日三餐分配食物品种数，早餐至少摄入 3~5 种、午餐摄入 4~6 种、晚餐 4~5 种、加上零食 1~2 种。

准则二　吃动平衡，健康体重

核心推荐：

（1）各年龄段人群都应天天进行身体活动，保持健康体重。

（2）食不过量，保持能量平衡。

（3）坚持日常身体活动，每周至少进行 5 天中等强度身体活动，累计 150 分钟以上；主动身体活动最好每天 6000 步。

（4）鼓励适当进行高强度有氧运动，加强抗阻运动，每周 2~3 天。

（5）减少久坐时间，每小时起来动一动。

1. 吃动平衡

吃和动是影响体重的两个主要因素。吃得过少或/和运动过量，能量摄入不足或/和能量消耗过多，导致营养不良，体重过低（低体重，消瘦），体虚乏力，增加感染性疾病风险；吃得过多或/和运动不足，能量摄入过量或/和消耗过少，会导致体重超重、肥胖，增加慢性病风险。

一般而言，一个人一天吃多少量食物是根据能量需要而计算出来的，故一天吃多少以食物是否满足一天能量需要为衡量标准。一个人每天需要的能量取决于许多因素，包括年龄、性别、身高、体重、身体活动水平以及怀孕或哺乳状态（女性）。随着年龄增长，基础代谢率下降，能量需要量也随之减少。另外，减肥、维持体重或增加体重的需求也会影响能量需要量。不同人群能量需要量可查看《中国居民膳食营养素参考摄入量（2023版）》。

2. 健康体重

体重变化是判断一段时期内能量平衡与否最简便易行的指标，也是判断吃动是否平衡的指标。每个人可根据自身体重的变化情况适当调整食物的摄入量和身体活动量。如果发现体重持续增加或减轻，就应引起重视。

目前常用的判断健康体重的指标是体质指数（BMI），也称体重指数。它的计算方法是用体重（kg）除以身高（m）的平方。一般人群 BMI 和人体脂肪含量（%）之间有很好的相关性，可以间接反映人体脂肪含量。对于大多数人而言，BMI 的增加大体反映体内脂肪重量的增加，但运动员等体内肌肉比例高的人，健康体重的 BMI 范围不一定适用。我国健康成年人（18~64 岁）的 BMI 应在 $18.5 \sim 23.9 \text{kg/m}^2$。从降低死亡率考虑，65 岁以上老年人不必苛求体重和身材如年轻人一样，老年人的适宜体重和 BMI 应该略高（$20 \sim 26.9 \text{kg/m}^2$）。

3. 适量运动

各个年龄段人群都应该天天进行身体活动，保持能量平衡和健康体重。推荐成年人积极进行日常活动和运动，每周至少进行 5 天中等强度身体活动，累计 150min 以上；每天进行主动身体活动 6000 步。鼓励适当进行高强度有氧运动，加强抗阻运动，多动多获益。减少久坐时间，每小时起来动一动。多动慧吃，保持健康体重。

通过合理的"吃"和科学的"动"，不仅可以保持健康体重，打造美好体型，还可以增进心肺功能，改善糖、脂代谢和骨健康，调节心理平衡，增强机体免疫力，降低肥胖、心血管疾病、2 型糖尿病、癌症等威胁人类健康的慢性病的风险，提高生活质量，减少过早死亡，延年益寿。推荐的成年人身体活动量见表 3-2。

表 3-2　　　　　　　　　　　　推荐的成年人身体活动量

	推荐活动	时间
每天	主动进行身体活动 6000 步	30~60min
每周	至少进行 5 天中等强度身体活动	150~300min
鼓励	适当进行高强度有氧运动和抗阻运动	每周 2~3 天，隔天进行
提醒	减少久坐时间，每小时起来动一动	

同时，将运动融入日常生活中，每天进行中等强度运动 30min 以上，每周 5~7 天。将运动的时间列入到每天的日程中，培养运动意识和习惯，有计划安排运动，循序渐进，逐渐增加运动量。

准则三　多吃蔬果、奶类、全谷、大豆

核心推荐：

（1）蔬菜水果、全谷物和奶制品是平衡膳食的重要组成部分。

（2）餐餐有蔬菜，保证每天摄入不少于 300g 的新鲜蔬菜，深色蔬菜应占 1/2。

（3）天天吃水果，保证每天摄入 200~350g 的新鲜水果，果汁不能代替鲜果。

（4）吃各种各样的奶制品，摄入量相当于每天 300mL 以上液态奶。

（5）经常吃全谷物、大豆制品，适量吃坚果。

蔬菜水果、全谷物、奶类、大豆及豆制品是平衡膳食的重要组成部分，坚果是平衡膳食的有益补充。

1. 多吃蔬菜水果

蔬菜水果是维生素、矿物质、膳食纤维和植物化学物的重要来源，对提高膳食微量营养素和植物化学物的摄入量起到关键作用。循证研究发现，保证每天丰富的蔬菜水果摄入，可维持机体健康、改善肥胖，有效降低心血管疾病和肺癌的发病风险，对预防食管癌、胃癌、结肠癌等主要消化道癌症具有保护作用。

2. 多吃全谷、奶、大豆

全谷物食物是膳食纤维和 B 族维生素的重要来源，适量摄入可降低 2 型糖尿病的发病风险，也可保证肠道健康。

奶类富含钙和优质蛋白质，增加奶制品摄入对增加儿童骨密度有一定作用；酸奶可以改善便秘和乳糖不耐症。我国居民长期钙摄入不足，每天摄入 300g 奶或相当量奶制品可

以较好补充不足。增加奶类摄入有利于儿童少年生长发育，促进成人骨健康。

大豆、坚果富含优质蛋白质、必需脂肪酸及多种植物化学物。多吃大豆及其制品可以降低绝经后女性骨质疏松、乳腺癌等发病风险。适量食用坚果有助于降低血脂水平和全因死亡的发生风险。

近年来，我国居民蔬菜、水果、奶类、全谷物和大豆摄入量仍处于较低水平。基于其营养价值和健康意义，建议增加蔬菜水果、奶类、全谷物和大豆及其制品的摄入。推荐成人每天摄入蔬菜不少于300g，其中新鲜深色蔬菜应占1/2；水果200~350g；全谷物及杂豆50~150g；饮奶300mL以上或相当量的奶制品；平均每天摄入大豆和坚果25~35g。坚持餐餐有蔬菜，天天有水果，把全谷物、牛奶、大豆作为膳食重要组成部分。

准则四　适量吃鱼、禽、蛋、瘦肉

核心推荐：

（1）鱼、禽、蛋类和瘦肉摄入要适量，平均每天120~200g。

（2）每周最好吃鱼2次或300~500g，蛋类300~350g，畜禽肉300~500g。

（3）少吃深加工肉制品。

（4）鸡蛋营养丰富，吃鸡蛋不弃蛋黄。

（5）优先选择鱼，少吃肥肉、烟熏和腌制肉制品。

鱼、禽、蛋和瘦肉含有丰富的蛋白质、脂类、维生素A、B族维生素、铁、锌等营养素，是平衡膳食的重要组成部分，是人体营养需要的重要来源。根据2015—2017年全国营养调查结果，计算此类食物对人体营养需要的贡献率，满足人体营养需要20%以上的营养素有蛋白质、脂肪、维生素A、维生素B_1、维生素B_2、烟酸、锌、硒等，其中蛋白质、脂肪、硒等达到30%以上。

但是此类食物的脂肪含量普遍较高，有些含有较多的饱和脂肪酸和胆固醇，摄入过多可增加肥胖、心血管疾病的发生风险，因此其摄入量不宜过多，应当适量摄入。

鱼类脂肪含量相对较低，且含有较多的不饱和脂肪酸，有些鱼类富含EPA和DHA，对预防血脂异常和心血管疾病等有一定作用，可首选；禽类脂肪含量也相对较低，其脂肪酸组成优于畜类脂肪，应先于畜肉选择。

蛋黄是蛋类中的维生素和矿物质的主要来源，尤其富含磷脂和胆碱，对健康十分有益，尽管胆固醇含量较高，但若不过量摄入，对人体健康不会产生影响，因此吃鸡蛋不要丢弃蛋黄。

肥的畜肉，脂肪含量较多，能量密度高，摄入过多往往是肥胖、心血管疾病和某些癌症发生的危险因素，但瘦肉脂肪含量较低，矿物质含量丰富，利用率高，因此应当选吃瘦肉，少吃肥肉。

动物内脏如肝、肾等，含有丰富的脂溶性维生素、B族维生素、铁、硒和锌等，适量摄入可弥补日常膳食的不足，可定期摄入，建议每月可食用动物内脏食物2~3次，且每次不宜过多。

烟熏和腌制肉风味独特，是人们喜爱的食品，但由于肉类在熏制和腌制过程中，易遭受多环芳烃类和甲醛等多种有害物质的污染，过多摄入可增加某些癌症的发生风险，应当少吃或不吃。

准则五　少盐少油，控糖限酒

核心推荐：

（1）培养清淡饮食习惯，少吃高盐和油炸食品。成年人每天摄入食盐不超过 5g，烹调油 25~30g。

（2）控制添加糖的摄入量，每天不超过 50g，最好控制在 25g 以下。

（3）反式脂肪酸每天摄入量不超过 2g。

（4）不喝或少喝含糖饮料。

（5）儿童青少年、孕妇、乳母以及慢性病患者不应饮酒。成年人如饮酒，一天饮用的酒精量不超过 15g。

1. 少盐

食盐是食物烹饪或食品加工的主要调味品。我国居民的饮食习惯中食盐摄入量较高，而过多的盐摄入与高血压、脑卒中、胃癌和全因死亡有关，因此要降低食盐摄入，培养清淡口味，逐渐做到量化用盐，推荐每天食盐摄入量不超过 5g。

2. 少油

烹调油除了可以增加食物的风味，还是人体必需脂肪酸和维生素 E 的重要来源，并且有助于食物中脂溶性维生素的吸收利用。但是过多脂肪摄入会增加慢性疾病发生的风险。调查表明，我国很多居民脂肪摄入过多，烹调油摄入多是重要的因素，过多的脂肪（包括烹调油）、盐摄入是我国居民肥胖和慢性病发生的重要危险因素。科学用油包括"少用油"和"巧用油"，应减少烹调油和动物脂肪用量，推荐每天的烹调油摄入量为 25~30g。成年人脂肪提供能量应占总能量的 30% 以下，并且搭配多种植物油，尽量少食用动物油和人造黄油或起酥油。

3. 控糖

添加糖是指人工加入到食品中的糖类，包括饮料中的糖，具有甜味特征，常见的有白砂糖、绵白糖、冰糖和红糖。添加糖是纯能量食物，不含其他营养成分，儿童青少年中，含糖饮料是添加糖的重要来源，长期过多饮用不但增加超重、肥胖风险，也会引发多种慢性病。因此，平衡膳食中不要求添加糖，若需要摄入建议每天摄入量不超过 50g，最好控制在 25g 以下，同时也要少食用高糖食品。

4. 限酒

酒文化虽然是中华饮食文化的一部分，但是从营养学的角度看，酒中没有任何营养元素。酒的主要化学成分是乙醇（酒精），许多科学证据证明酒精是造成肝损伤、胎儿酒精综合征、痛风、结直肠癌、乳腺癌、心血管疾病的危险因素。此外，由于酒含有较多的能量，特别是高度白酒，经常饮酒会造成能量过剩；同时，酒会影响食物营养素的吸收，造成营养素缺乏。因此不推荐任何人饮酒。成年人若饮酒，应限量。

对于孕妇、乳母、儿童青少年、特殊状况或特定职业人群以及驾驶机动工具的人员，即使少量饮酒也会对健康、工作或生活造成不良影响。

从健康的考虑出发，成年人每日饮酒酒精量不应超过 15g。还要倡导中华民族良好的传统饮食文化，在庆典、聚会等场合不劝酒、不酗酒，饮酒时注意餐桌礼仪，饮酒不以酒醉为荣，做到自己饮酒适度，他人心情愉悦。

推荐各年龄段人群食盐、烹调油、添加糖和酒精的摄入量应控制在一个适宜的范围内（表 3-3）。

表 3-3　　　不同人群食盐、烹调油、添加糖的推荐摄入量和酒精的控制摄入量　　　单位：g/d

食物类别	幼儿		儿童青少年			成年人	
	2 岁~	4 岁~	7 岁~	11 岁~	14 岁~	18 岁~	65 岁~
食盐	<2	<2	<4	<5	<5	<5	<5
烹调油	15~20	20~25	20~25	25~30		25~30 *	
添加糖	—		<50，最好<25；不喝或少喝含糖饮料				
酒精	0					如饮酒，≤15	

注：*轻身体活动水平。

准则六　规律进餐，足量饮水

核心推荐：

（1）合理安排一日三餐，定时定量，不漏餐，每天吃早餐。

（2）规律进餐、饮食适度，不暴饮暴食、不偏食挑食、不过度节食。

（3）足量饮水，少量多次。在温和气候条件下，低身体活动水平成年男性每天喝水1700mL，成年女性每天喝水1500mL。

（4）推荐喝白水或茶水，少喝或不喝含糖饮料，不用饮料代替白水。

1. 规律进餐

规律进餐是实现平衡膳食、合理营养的前提。一日三餐、定时定量、饮食有度，是健康生活方式的重要组成部分，不仅可以保障营养素全面、充足摄入，还有益健康。饮食不规律、暴饮暴食、不合理节食等不健康的饮食行为会影响机体健康。目前，我国居民中三餐不规律、不吃早餐或早餐营养质量差的占有一定比例，而且在农村居民中更为常见。进餐不规律会引起代谢紊乱，增加肥胖、糖尿病等疾病的发生风险。规律进餐需要做到一日三餐、定时定量，根据作息时间、生活习惯和劳动强度等进行适当调整。一日三餐中早餐提供的能量应占全天总能量的25%~30%，午餐占30%~40%，晚餐占30%~35%。

早餐是一天中的第一餐，是健康生活的开始，应做到每天吃早餐，并且吃好早餐。暴饮暴食、偏食挑食、过度节食都是不健康的饮食行为。暴饮暴食、经常在外就餐增加超重、肥胖的发生风险，过度节食增加营养不足及微量营养素缺乏的风险，应做到不暴饮暴食、不偏食挑食、不过度节食，尽量在家就餐。

2. 足量饮水

水是构成人体成分的重要物质（约占75%），在维持体液平衡、参与机体新陈代谢、调节体温以及润滑器官和关节等方面都起着必不可少的作用。水的摄入和排出要平衡，以维护适宜的水合状态和正常的生理功能。饮水过多或过少都会影响机体的水合状态，不利于机体健康。机体对水的需要量受年龄、性别、身体活动水平、膳食结构和环境等多种因素的影响。足量饮水是机体健康的基本保障，有助于维持身体活动和认知能力。

研究表明，饮水不足会降低机体的身体活动能力和认知能力，还会增加泌尿系统疾病等风险。我国居民中饮水不足的现象较为普遍。在温和气候条件下，低身体活动水平成年男性每天喝水1700mL（约8.5杯），成年女性每天喝水1500mL（约7.5杯）。应主动、足量喝水，少量多次，推荐喝白水或茶水，不用饮料代替白水。含糖饮料摄入过多会增加龋齿、肥胖的发生风险，少喝或不喝含糖饮料。

准则七 会烹会选，会看标签

核心推荐：

（1）在生命的各个阶段都应做好健康膳食规划。

（2）认识食物，选择新鲜的、营养素密度高的食物。

（3）学会阅读食品标签，合理选择预包装食品。

（4）学习烹饪、传承传统饮食，享受食物天然美味。

（5）在外就餐，不忘适量与平衡。

1. 如何选购食物

食物是人类获取营养、赖以生存和发展的物质基础，认识并会挑选食物容易满足营养需求。在生命的各个阶段都应做好健康膳食规划，保障营养素供应的充足性，满足个人和家庭对健康美好生活的追求。市场上的食物丰富多彩，且在外就餐和选购外卖成品菜肴也越来越多地出现在人们生活中。因此，认识食物和会挑选食物是健康生活的第一步。

不同类别食物中含有的营养素及有益成分的种类和数量不同，每人或每个家庭均应有每天的膳食设计和规划，按需选购备餐，按类挑选优质蛋白质来源和营养素密度高的食物；尽可能选择维生素、矿物质以及膳食纤维或其他有益健康的生物活性物质含量丰富的食物；优选当地、当季新鲜食物，按照营养和美味搭配组合。

2. 学习烹饪，享受营养与美味

我国有着非常悠久的饮食文化，各地结合地域食物资源和环境条件，形成各具特色的烹饪技巧和传统美食。在传承和发扬传统饮食文化的同时，把营养元素融入其中，让饮食更健康。尽管随着生活节奏的加快，人们在外就餐或外卖点餐的频率越来越高，但了解和掌握一定烹调知识可以帮助管理膳食。在家烹饪，有助于帮助人们认识和了解食物，提升食物多样选择，提高平衡膳食的可及性。

不同地区有各自特色的饮食文化，煮、炖、蒸、炒是比较常用的家庭烹饪方法。要少用煎、炸，控制烹调油用量，用天然香料，选择新型健康烹饪工具。

3. 选购食品要会看标签

加工食品在膳食中的比例日渐增大，学会读懂预包装食品标签和营养标签，了解原料组成、能量和核心营养成分含量水平，慎选高盐、高油、高糖食品。在预包装食品（即通常所说的包装食品）外包装上，都会有食品标签信息，包括食品配料、净含量、适用人群和食用方法、营养成分表及相关的营养信息等。因此购买食品时要注意这些内容，帮助比较和选择适合自己的食物。

准则八 公筷分餐，杜绝浪费

核心推荐：

（1）选择新鲜卫生的食物，不食用野生动物。

（2）食物制备生熟分开，熟食二次加热要热透。

（3）讲究卫生，从分餐公筷做起。

（4）珍惜食物，按需备餐，提倡分餐不浪费。

（5）做可持续食物系统发展的践行者。

加强饮食卫生安全，是通过饮食能得到足够的营养、增强体质、防止食物中毒和其他食源性疾病事件发生所采取的重要措施，与现代文明同步相随。个人和家庭日常生活应首先注意选择当地的、新鲜卫生的食物，不食用野生动物。食物制备生熟分开，储存得当，避免交叉污染，能够有效防止病从口入。多人同桌使用公筷公勺，或采取分餐或份餐等卫生措施，避免食源性疾病发生和传播。

1. 在家吃饭、公筷公勺，鼓励分餐

在家吃饭、围桌合餐一直以来都是我国传统饮食文化的重要部分，大家围坐一起，共同的菜食不分彼此，传递着亲人朋友的亲密关爱，构建着情感交流的桥梁纽带。但是家人吃饭，共用碗筷也存在着细菌、病毒传播的饮食安全风险。因此，提倡在家也要分清"你我"，多准备一些筷子和勺子作为公筷公勺，做到夹菜盛汤用公筷公勺，相互不乱用碗筷。如果有条件的话，还可以选购一些不同颜色、不同大小的菜碟饭碗，分别用于家庭每位成员，待烹调好饭菜后分装其中，采用分餐的方式减少相互之间饭菜、手、唾液等的接触。这样，从每个家庭开始，逐渐改变在家用餐习惯，树立文明用餐新风。

2. 珍惜食物，杜绝浪费

勤俭节约是中华民族的优良传统，食物资源宝贵，来之不易，但食物浪费仍存在各个环节。不浪费食物，涉及多个环节，对于家庭和个人来说，应做到按需选购，合理储存；小份量、光盘行动；合理利用剩饭剩菜；外出就餐，按需点菜不铺张。

（二）中国居民平衡膳食宝塔

中国居民平衡膳食宝塔（以下简称膳食宝塔，见图3-1）是根据《中国居民膳食指南（2022）》的核心内容，结合中国居民膳食的实际状况，把平衡膳食的原则转化成各类食物的重量和所占比例的图形化表示，便于人们在日常生活中实行。

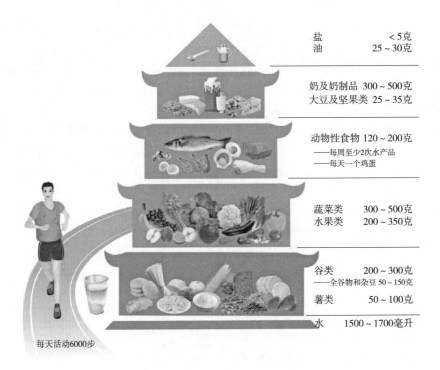

盐	<5克
油	25～30克
奶及奶制品	300～500克
大豆及坚果类	25～35克
动物性食物	120～200克
——每周至少2次水产品	
——每天一个鸡蛋	
蔬菜类	300～500克
水果类	200～350克
谷类	200～300克
——全谷物和杂豆	50～150克
薯类	50～100克
水	1500～1700毫升

每天活动6000步

图3-1　中国居民平衡膳食宝塔（2022）

1. 膳食宝塔的结构

膳食宝塔形象化的组合，遵循了平衡膳食的原则，体现了在营养上比较理想的基本食物构成。宝塔共分5层，各层面积大小不同，体现了5大类食物和食物量的多少。5大类食物包括谷薯类、蔬菜水果、畜禽鱼蛋奶类、大豆和坚果类以及烹调用油盐。食物量是根据不同能量需要量水平设计，宝塔旁边的文字注释，标明了在1600~2400kcal能量需要量水平时，一段时间内成年人每人每天各类食物摄入量的建议范围。

2. 膳食宝塔建议的食物量

膳食宝塔建议的各类食物摄入量都是指食物可食部分的生重。各类食物的重量不是指某一种具体食物的重量，而是一类食物的总量，因此在选择具体食物时，实际重量可以在互换表中查询。膳食宝塔的结构图及食品标示量，满足了能量在1600~2400kcal/d的成年人的能量和营养素需要，见表3-4。

表3-4 　　　　　　　　　　　　　平衡膳食宝塔的各类食物量

食物种类	不同能量摄入水平/（kcal/d）				
	1600	1800	2000	2200	2400
谷类/g	200	225	250	275	300
其中全谷物和杂豆/g，薯类/g	50~150，50~100				
蔬菜/g	300	400	450	450	500
其中深色蔬菜	占1/2				
水果/g	200	200	300	300	350
肉类/g	120	140	150	200	200
其中畜禽肉/g	40	50	50	75	75
其中蛋类/g	40	40	50	50	50
其中水产品/g	40	50	50	75	75
奶制品/g	300				
大豆及坚果类/g	25	25	25	35	35
油盐类/g	油25~30，盐<5				

3. 膳食宝塔说明

（1）第一层　谷薯类食物。

谷薯类是膳食能量的主要来源（碳水化合物提供总能量的50%~65%），也是多种微量营养素和膳食纤维的良好来源。膳食指南中推荐2岁以上健康人群的膳食应做到食物多样、合理搭配。谷类为主是合理膳食的重要特征。在1600~2400kcal能量需要量水平下的一段时间内，建议成年人每人每天摄入谷类200~300g，其中包含全谷物和杂豆类50~150g；另外，薯类50~100g，从能量角度，相当于15~35g大米。

谷类、薯类和杂豆类是碳水化合物的主要来源。谷类包括小麦、稻米、玉米、高粱等及其制品，如米饭、馒头、烙饼、面包、饼干、麦片等。全谷物保留了天然谷物的全部成分，是理想膳食模式的重要组成，也是膳食纤维和其他营养素的来源。杂豆包括大豆以外的其他干豆类，如赤豆、绿豆、菜豆等。我国传统膳食中常见的整粒食物有小米、玉米、绿豆、赤豆、荞麦等，现代加工产品有燕麦片等，因此把杂豆与全谷物归为一类。2 岁以上人群都应保证全谷物的摄入量，以此获得更多营养素、膳食纤维和健康益处。薯类包括马铃薯、红薯等，可替代部分主食。

（2）第二层　蔬菜水果。

蔬菜水果是膳食指南中鼓励多摄入的两类食物。在 1600~2400kcal 能量需要量水平下，推荐成年人每天蔬菜摄入量至少达到 300g，水果 200~350g。蔬菜水果是膳食纤维、微量营养素和植物化学物的良好来源。蔬菜包括嫩茎、叶、花菜类、根菜类、鲜豆类、茄果瓜菜类、葱蒜类、菌藻类及水生蔬菜类等。深色蔬菜是指深绿色、深黄色、紫色、红色等有颜色的蔬菜，每类蔬菜提供的营养素略有不同，深色蔬菜一般富含维生素、植物化学物和膳食纤维，推荐每天占总体蔬菜摄入量的 1/2 以上。

水果多种多样，包括仁果、浆果、核果、柑橘类、瓜果及热带水果等。推荐吃新鲜水果，在鲜果供应不足时可选择一些含糖量低的干果制品和纯果汁。

（3）第三层　鱼、禽、肉、蛋等动物性食物。

鱼、禽、肉、蛋等动物性食物是膳食指南推荐适量食用的食物。在 1600~2400kcal 能量需要量水平下，推荐每天鱼、禽、肉、蛋摄入量共计 120~200g。

新鲜的动物性食物是优质蛋白质、脂肪和脂溶性维生素的良好来源，建议每天畜禽肉的摄入量为 40~75g，少吃加工类肉制品。目前我国汉族居民的肉类摄入以猪肉为主，且增长趋势明显。猪肉含脂肪较高，应尽量选择瘦肉或禽肉。常见的水产品包括鱼、虾、蟹和贝类，此类食物富含优质蛋白质、脂类、维生素和矿物质，推荐每天摄入量为 40~75g，有条件可以优先选择。蛋类包括鸡蛋、鸭蛋、鹅蛋、鹌鹑蛋、鸽子蛋及其加工制品，蛋类的营养价值较高，推荐每天 1 个鸡蛋（相当于 50g 左右），吃鸡蛋不能丢弃蛋黄，蛋黄含有丰富的营养成分，如胆碱、卵磷脂、胆固醇、维生素 A、叶黄素、锌、B 族维生素等，对各年龄人群都具有健康益处。

（4）第四层　奶类、大豆和坚果。

奶类和豆类是鼓励多摄入的食物。奶类、大豆和坚果是蛋白质和钙的良好来源，营养素密度高。在 1600~2400kcal 能量需要量水平下，推荐每天应摄入至少相当于鲜奶 300g 的奶类及奶制品。在全球奶制品消费中，我国居民摄入量一直很低，多吃各种各样的奶制品，有利于提高奶类摄入量。

大豆包括黄豆、黑豆、青豆，其常见的制品如豆腐、豆浆、豆腐干及千张等。坚果包括花生、葵花籽、核桃、杏仁、榛子等，部分坚果的营养价值与大豆相似，富含必需脂肪酸和必需氨基酸。推荐大豆和坚果摄入量共为 25~35g，其他豆制品摄入量需按蛋白质含量与大豆进行折算。坚果无论作为菜肴还是零食，都是食物多样化的良好选择，建议每周摄入 70g 左右（相当于每天 10g 左右）。

（5）第五层　烹调油和盐。

油、盐作为烹饪调料必不可少，但建议尽量少用。推荐成年人平均每天烹调油用量 25~30g，食盐摄入量不超过 5g。根据《中国居民膳食营养素参考摄入量（2023 版）》，1~3 岁人群膳食脂肪供能比应占膳食总能量 35%~48%；4 岁以上人群占 20%~30%。在 1600~2400kcal 能量需要量水平下脂肪的摄入量为 36~80g。其他食物中也含有脂肪，在满足平衡膳食模式中其他食物建议量的前提下，烹调油需要限量。按照 25~30g 计算，烹调油提供 10% 左右的膳食能量。烹调油包括各种动植物油，植物油如花生油、大豆油、菜籽油、葵花籽油等，动物油如猪油、牛油、黄油等。烹调油也要多样化，应经常更换种类，以满足人体对各种脂肪酸的需要。

我国居民食盐用量普遍较高，盐与高血压关系密切，限制食盐摄入量是我国长期行动目标。除了少用食盐外，也需要控制隐形高盐食品的摄入量。

酒和添加糖不是膳食组成的基本食物，烹饪使用和单独食用时也都应尽量避免。

（6）其他　身体活动和饮水。

身体活动和水的图示包含在可视化图形中，强调增加身体活动和足量饮水的重要性。低身体活动水平的成年人每天饮水 1500~1700mL（7~8 杯）。在高温或高身体活动水平的条件下，应适当增加饮水量。饮水过少或过多都会对人体健康带来危害。来自食物中水分和膳食汤水大约占 1/2，推荐一天中饮水和整体膳食（包括食物中的水，汤、粥、奶等）水摄入共计 2700~3000mL。

身体活动是能量平衡和保持身体健康的重要手段。运动或身体活动能有效地消耗能量，保持精神和机体代谢的活跃性。鼓励养成天天运动的习惯，坚持每天多做一些消耗能量的活动。推荐成年人每天进行至少相当于快步走 6000 步以上的身体活动，每周最好进行 150min 中等强度的运动，如骑车、跑步、庭院或农田的劳动等。一般而言，低身体活动水平的能量消耗通常占总能量消耗的 1/3 左右，而高身体活动水平者可高达 1/2。加强和保持能量平衡，需要通过不断摸索，关注体重变化，找到食物摄入量和运动消耗量之间的平衡点。

4. 膳食宝塔的应用

（1）确定适合自己的能量　膳食宝塔中建议的每人每天能量需要量范围适用于一般健康成人，在实际应用时要根据个人年龄、性别、身高、体重、劳动强度、季节等情况适当调整。

（2）根据自己的能量水平确定食物需要　膳食宝塔建议的每人每天各类食物适宜摄入量范围适用于一般健康成人，应用时要根据自身的能量需要进行选择。

（3）食物同类互换，调配丰富多彩的膳食　应用膳食宝塔可把营养与美味结合起来，按照同类互换、多种多样的原则调配一日三餐。

（4）要因地制宜充分利用当地资源　我国幅员辽阔，各地的饮食习惯及物产不尽相同，只有因地制宜充分利用当地资源才能有效地应用膳食宝塔。

（5）要养成习惯，长期坚持　膳食对健康的影响是长期的结果。应用膳食宝塔需要自幼养成习惯，并坚持不懈，才能充分体现其对健康的重大促进作用。

二、特定人群膳食指南

特定人群包括孕期妇女、哺乳期妇女、婴幼儿、儿童、老年人及素食人群。除一般人群膳食指南外，考虑到这些人群生理和营养需要的特殊性，特制定备孕和孕期妇女、哺乳期妇女、6 月龄内婴儿、7~24 月龄婴幼儿、学龄前儿童、学龄儿童、一般老年人、高龄老年人及素食人群共 9 个特定人群膳食指南。

对于特定人群，均是在一般人群膳食指南的基础上给予了补充说明。因此在给 2 岁以上其他特定人群指导时，应结合一般人群膳食指南和特定人群膳食指南两个部分的内容，以期更好地指导孕期、哺乳期妇女的营养，儿童生长发育快速增长时期的合理饮食，适应老年人生理变化和营养需求的膳食安排，预防素食人群营养缺乏，保障营养充足。

（一）备孕和孕期妇女膳食指南

1. 备孕和孕期妇女的生理特点和营养需要

备孕是指育龄夫妇有计划地怀孕并对优孕进行必要的前期准备，夫妻双方均应通过健康检查发现和治疗潜在疾病，避免在患病及营养不良状况下受孕，并保证充足的叶酸、碘、铁等微量营养素的储备。

妊娠期是生命早期 1000 天机遇窗口期的第一个阶段。孕期妇女的营养状况对母婴近、远期健康至关重要。为了完成妊娠过程，孕期妇女的生理及代谢状态发生了较大的适应性改变，总体营养需求有所增加。

孕期胎儿的生长发育、母体乳腺和子宫等生殖器官的发育以及为分娩后乳汁分泌进行必要的营养储备，都需要额外的营养。妊娠期妇女应在孕前平衡膳食的基础上，根据胎儿生长速率及母体生理和代谢变化适当调整进食量。孕早期胎儿生长发育速度相对缓慢，孕妇所需营养与孕前差别不大。孕中期开始，胎儿生长发育逐渐加速，母体生殖器官的发育也相应加快，营养需要增加，应在一般人群平衡膳食的基础上，适量增加奶、鱼、禽、蛋和瘦肉的摄入，食用碘盐，合理补充叶酸和维生素 D，以保证对能量和优质蛋白质、钙、铁、碘、叶酸等营养素的需要。

孕前 3 个月开始补充叶酸可增加受孕成功率、降低子代神经管畸形的风险。孕前体重适宜，叶酸、铁、碘营养状况良好有助于成功受孕并获得理想妊娠结局。孕期对能量、蛋白质、碘、铁、钙、叶酸等的需要量增加，缺乏会影响子代智力和体格发育。孕早期碳水化合物摄入严重不足易发生酮症酸中毒，对胎儿脑及神经系统发育造成损害。孕期适宜增重有助于孕育健康胎儿，减少妊娠并发症、母体产后体重滞留和肥胖的风险。主动身体活动有助于维持孕期体重适宜增长，户外活动接触阳光有利于维生素 D 合成。吸烟和被动吸烟可能导致流产、早产、胎盘发育异常、死胎、低出生体重和先天畸形。孕期饮酒可能导致胎儿酒精综合征，增加流产、死产和其他胎盘并发症的风险。愉快、健康的生活方式有助于优孕优生，充分准备有利于成功母乳喂养。孕妇各时期营养需要见《中国居民膳食营养素参考摄入量（2023 版）》。

2. 核心推荐

（1）调整孕前体重至正常范围，保证孕期体重适宜增长   体重是反映营养状况最实用的简易指标，定期测量体重，保证孕前体重正常、孕期体重适宜增长，可减少妊娠并发症和不良出生结局的发生。

体重正常范围（BMI 18.5~23.9kg/m²）的妇女最适宜孕育，肥胖或低体重的备孕妇女应通过合理膳食和适度运动，将体重逐渐调整至正常范围，并维持相对稳定。

低体重（BMI<18.5kg/m²）的备孕妇女，可适当增加食物量和规律运动，每天可加餐 1~2 次，增加牛奶摄入 100~200mL，坚果 10~20g。超重（BMI 24.0~27.9kg/m²）或肥胖（BMI≥28.0kg/m²）的备孕妇女，应纠正不健康饮食行为，减慢进食速度，减少高能量、高脂肪、高糖食物的摄入，多选择膳食纤维、蛋白质和微量营养素密度高的食物，在控制总能量的前提下满足机体的营养需要，并通过增加运动消耗多余的身体脂肪，每天主动进

行 30~90min 中等强度及以上的运动。

孕期体重适宜增长有利于保证母婴的营养并获得良好的妊娠结局。平均而言，孕期总增重约 12kg 较为适宜，其中孕早期增重不超过 2kg，孕中、晚期每周增重约 350g。孕前体重较轻的妇女孕期增重可稍多，孕前超重/肥胖者孕期增重应减少。推荐我国孕前体重正常妇女孕期增重 8~14kg，孕前低体重者增重 11~16kg，超重者增重 7~11kg，肥胖者增重 5~9kg。

（2）常吃含铁丰富的食物，选用碘盐，合理补充叶酸和维生素 D 孕前每天补充 400μg 叶酸，持续 3 个月，可使红细胞叶酸浓度达到有效预防子代神经管畸形发生的水平；孕期继续每天补充叶酸 400μg，可满足机体的需要。

孕中期和孕晚期每日铁的推荐摄入量为 24mg 和 29mg。孕妇每天摄入 20~50g 瘦肉可提供铁 1~2.5mg；每周摄入 1~2 次动物血和肝脏，每次 20~50g，可提供铁 7~15mg，基本能满足孕期增加的铁需要。

考虑到早孕反应的影响，建议备孕期和孕期妇女除食用碘盐外，每周摄入 1~2 次富含碘的海产食品。天然食物中维生素 D 的含量较低，动物肝脏、蛋黄、奶油中相对较高。人体皮肤经紫外线照射可以合成维生素 D，妇女平均每天接受阳光照射 10~20min，所合成的维生素 D 基本上能够满足身体的需要。

（3）孕吐严重者，可少量多餐，保证摄入含必需量碳水化合物的食物 早孕反应不明显的孕早期妇女可继续维持孕前平衡膳食，早孕反应严重影响进食者，不必强调平衡膳食和规律进餐，应保证每天摄入至少含 130g 碳水化合物的食物。

（4）孕中晚期适量增加奶、鱼、禽、蛋、瘦肉的摄入 孕中期开始，应适当增加食物的摄入量，特别是富含优质蛋白质、钙、铁、碘等营养素的食物。孕中、晚期每天饮奶量应增至 500g；孕中期鱼、禽畜及蛋类合计摄入量增至 150~200g，孕晚期增至 175~225g；建议每周食用 1~2 次动物血或肝脏、2~3 次海产鱼类。

孕育新生命是正常的生理过程，要以积极的心态适应孕期的变化，学习孕育相关知识，为产后尽早开奶和成功母乳喂养做好充分准备。

孕期要进行适当的身体活动，若无医学禁忌，孕期进行身体活动是安全的。建议孕中、晚期每天进行 30min 中等强度的身体活动。

（二）哺乳期妇女膳食指南

1. 哺乳期妇女的生理特点和营养需要

哺乳期妇女（乳母）既要分泌乳汁、哺育后代，还需要逐步补偿妊娠、分娩时的营养素损耗并促进各器官、系统功能的恢复，因此比一般育龄妇女需要更多的营养，特别是蛋白质、维生素 A、钙和碘。与非哺乳妇女一样，乳母的膳食也应该是由多样的食物组成的平衡膳食，除保证哺乳期的营养需要外，乳母的膳食还会影响乳汁的滋味和气味，对婴儿未来接受食物和建立多样化膳食结构产生重要影响。

乳母分泌的乳汁随时间推移其成分是有所变化的。产后第一周分泌的乳汁为初乳，富含钠、氯和免疫球蛋白，但乳糖和脂肪含量少。产后第二周分泌的乳汁为过渡乳，乳糖和脂肪含量增多，蛋白质含量有所下降。产后第三周开始分泌的乳汁为成熟乳，富含蛋白质、乳糖、脂肪等多种营养素。若哺乳期乳母营养素摄入不足，则会动用体内的营养素储备，甚至牺牲母体组织，以维持乳汁营养成分的恒定，因此，会影响母体健康。如果乳母长期营养不良，则乳汁不仅分泌量减少，而且质量下降，不能满足婴儿生长发育的需要，导致婴儿营养缺乏病。哺乳期妇女的营养需要见《中国居民膳食营养素参考摄入量（2023版）》。

2. 核心推荐

（1）产褥期食物多样不过量，坚持整个哺乳期营养均衡。

（2）适量增加富含优质蛋白质及维生素A的动物性食物和海产品，选用碘盐，合理补充维生素D。

（3）家庭支持，愉悦心情，充足睡眠，坚持母乳喂养。

（4）增加身体活动，促进产后恢复健康体重。

（5）多喝汤和水，限制浓茶和咖啡，忌烟酒。

产褥期是指孕妇从胎儿、胎盘自身体娩出，直到除乳腺外各个器官恢复或接近正常未孕状态所需的一段时期，一般需6~8周。产褥期要做到食物种类多样并控制膳食总量的摄入，坚持整个哺乳阶段（产后2年）营养均衡，以保证乳汁的质与量，为持续进行母乳喂养提供保障。

产妇在分娩后可能会感到疲劳无力或食欲较差，可选择较清淡、稀软、易消化的食物，如面片、挂面、馄饨、粥、蒸或煮鸡蛋及煮烂的菜肴，之后就可过渡到正常膳食。剖宫产的产妇，手术后约24h胃肠功能恢复，应给予术后流食1天，但忌用牛奶、豆浆、大量蔗糖等胀气食品。情况好转后给予半流食1~2天，再转为普通膳食。采用全身麻醉或手术情况较为复杂的剖宫产术后妇女的饮食应遵医嘱。

乳母整个哺乳期（包括产褥期）均应坚持食物多样，以满足自身营养需求，保证乳汁营养和母乳喂养的持续性。每天的膳食应包括谷薯类、蔬菜水果类、畜禽鱼蛋奶类、大豆坚果类食物。通过选择小份量食物、同类食物互换、粗细搭配、荤素双拼、色彩多样的方法，达到食物多样。

乳母膳食蛋白质需要有所提高，在一般成年女性基础上每天增加25g。鱼、禽、肉、蛋、奶及大豆类食物是优质蛋白质的良好来源，最好一天选用3种以上，数量适当，合理搭配，以获得所需要的优质蛋白质和其他营养素。此外，乳母的维生素A推荐量比一般成年女性增加600μgRAE，动物肝脏富含活性维生素A（视黄醇），利用效率较高，每周增选1~2次猪肝（总量85g）或鸡肝（总量40g），可以达到推荐摄入量。

母乳中维生素A和碘易受乳母膳食的影响，增加动物肝脏、海藻类食物的摄入，有利于提高乳汁中维生素A及碘的含量。母乳喂养有利于母婴健康，特别是能够降低母亲产后出血、体重滞留及乳腺癌发病风险。产后有规律的身体活动能够促进母亲身体恢复和维护母婴健康。

乳母一天食物建议量为谷类225~275g，其中全谷物和杂豆不少于1/3；薯类75g；蔬菜类400~500g，其中绿叶蔬菜和红黄色等有色蔬菜占2/3以上；水果类200~350g；鱼、禽、蛋、肉类（含动物内脏）总量为175~225g；牛奶300~500mL；大豆类25g；坚果10g；烹调油25g，食盐不超过5g；饮水量为2100mL。动物性食物和大豆类食物之间可做适当的替换，豆制品喜好者可以适当增加大豆制品，减少动物性食物，反之亦可。

乳母每天分泌乳汁，加上自身代谢的增加，水需要量也相应增加。每日应比孕前增加1100mL水的摄入，可以多吃流质食物如鸡汤、鲜鱼汤、猪蹄汤、排骨汤、菜汤、豆腐汤等，每餐都应保证有带汤的食物。

（三） 0—6 月龄婴儿母乳喂养指南

1. 0—6 月龄婴儿生理特点与营养需要

6 月龄内是人一生中生长发育的第一个高峰期，对能量和营养素的需要相对高于其他任何时期，但婴儿的胃肠道和肝肾功能发育尚未成熟，功能不健全，对食物的消化吸收能力及代谢废物的排泄能力仍较低。

6 月龄内婴儿处于生命早期 1000 天健康机遇窗口期的第二个阶段，营养作为最主要的环境因素对其生长发育和后续健康持续产生至关重要的影响。母乳既可提供优质、全面、充足和结构适宜的营养素，满足婴儿生长发育的需要，又能完美地适应其尚未成熟的消化能力，促进其器官发育和功能成熟，且不增加其肾脏的负担。6 月龄内婴儿需要完成从宫内依赖母体营养到宫外依赖食物营养的过渡，来自母体的乳汁是完成这一过渡最好的食物，用任何其他食物喂养都不能与母乳喂养媲美。母乳中丰富的营养和活性物质是一个复杂系统，为婴儿提供全方位呵护和支持，助其在离开母体保护后，仍能顺利地适应自然环境，健康成长。0—6 月龄婴儿的营养需要见《中国居民膳食营养素参考摄入量（2023 版）》。

2. 母乳喂养准则

（1）母乳是婴儿最理想的食物，坚持 6 月龄内纯母乳喂养　母乳是婴儿最理想的食物。正常情况下，纯母乳喂养能满足 6 月龄内婴儿所需要的全部能量、营养素和水。母乳有利于肠道健康微生态环境的建立、肠道功能及免疫功能的成熟，降低感染性疾病和过敏发生的风险。母乳喂养营造母子情感交流的环境，给婴儿最大的安全感，有利于婴儿心理行为和情感发展。母乳喂养经济、安全而方便，并有利于避免母亲产后体重滞留，降低母亲乳腺癌、卵巢癌和 2 型糖尿病的发病风险。研究证实，母乳喂养的婴儿可以获得健康的体格生长，有更好的智力发展水平。

因此母乳喂养是婴儿出生后最佳喂养方式。婴儿出生后不要喂任何母乳以外的食物，应坚持纯母乳喂养至婴儿满 6 月龄。坚持让婴儿直接吸吮母乳，只要母婴不分开，就不用奶瓶喂哺人工挤出的母乳。由于特殊情况需要在婴儿满 6 月龄前添加母乳之外其他食物的，应咨询医务人员后谨慎做出决定。配偶和家庭成员应支持鼓励母乳喂养。

（2）生后 1 小时内开奶，重视尽早吸吮　分娩后母婴即刻开始不间断地肌肤接触，观察新生儿觅食表现，帮助开始母乳喂养，特别是让婴儿吸吮乳头和乳晕，刺激母乳分泌。生后体重下降只要不超过出生体重的 7% 就应坚持纯母乳喂养。婴儿吸吮前不需过分擦拭或消毒乳房。通过精神鼓励、专业指导、温馨环境、愉悦心情等辅助开奶。

（3）回应式喂养，建立良好的生活规律　及时识别婴儿饥饿及饱腹信号并尽快做出喂养回应，哭闹是婴儿表达饥饿信号的最晚表现。按需喂养，不要强求喂奶次数和时间，但生后最初阶段会在 10 次以上。婴儿异常哭闹时，应考虑非饥饿原因。

（4）适当补充维生素 D，母乳喂养无需补钙　母乳中维生素 D 含量低，单纯依靠母乳不能满足婴儿维生素 D 的需要。婴儿出生时，体内有少量源于母体的维生素 D 储备。婴儿皮肤具有通过紫外线照射合成维生素 D 的能力，但婴儿接触日光机会有限。纯母乳喂养婴儿出生后数日开始每日补充维生素 D 10μg，可维持较好血清水平，不出现临床维生素 D 缺乏表现。母乳中的钙可以完全满足婴儿钙的适宜摄入量，纯母乳喂养的婴儿不需要补钙。母乳维生素 K 含量很低，不能满足婴儿需求，出生后补充维生素 K 可有效预防新生儿出血症的发生。

（5）任何动摇母乳喂养的想法和举动都必须咨询医生或其他专业人员，并由他们帮助做出决定　绝大多数母亲都能纯母乳喂养自己的孩子。母乳喂养遇到困难时，需要医生和专业人员的支持。母亲不要放弃纯母乳喂养，除非医生针对母婴任何一方原因明确提出不宜母乳喂养的建议。相对于纯母乳喂养，给6月龄内婴儿任何其他食物喂养，对婴儿健康都会有不利影响。任何婴儿配方奶都不能与母乳相媲美，只能作为母乳喂养失败后的无奈选择，或母乳不足时对母乳的补充。不要直接用普通液态奶、成人和普通儿童奶粉、蛋白粉、豆奶粉等喂养6月龄内婴儿。

（6）定期监测婴儿体格指标，保持健康生长　身长和体重是反映婴儿喂养和营养状况的直观指标。6月龄内婴儿每月测量一次身长、体重和头围，病后恢复期可适当增加测量次数。选用国家卫生标准 WS/T 423—2022《7岁以下儿童生长标准》判断生长状况。出生体重正常婴儿的最佳生长模式是基本维持其出生时在群体中的分布水平。婴儿生长有自身规律，不宜追求参考值上限。

WS/T 423—2022
《7岁以下儿童生长标准》（文件）

（四）7—24月龄婴幼儿喂养指南

1. 7—24月龄婴幼儿生理特点与营养需要

7—24月龄婴幼儿处于生命早期1000天健康机遇窗口期的第三阶段，适宜的营养和喂养不仅关系到婴幼儿近期的生长发育，也关系到长期的健康。幼儿仍然没有健全的消化系统，表现在幼儿胃的容量相对较小，所以对食物的耐受性较差。而幼儿的活动能力增强，能量需要量增加。幼儿期的消化液分泌较少，幼儿的咀嚼功能不强，故消化功能较差。

7—24月龄婴幼儿消化系统、免疫系统的发育，感知觉及认知行为能力的发展，均需要通过接触、感受和尝试，来体验各种食物，逐步适应并耐受多样的食物，从被动接受喂养转变到自主进食。这一过程从婴儿7月龄开始，到24月龄时完成。父母及喂养者的喂养行为对7—24月龄婴幼儿的营养和饮食行为也有显著的影响。回应婴幼儿摄食需求，有助于健康饮食行为的形成，并具有长期而深远的影响。

对于7—24月龄婴幼儿，母乳仍然是重要的营养来源，但单一的母乳喂养已经不能完全满足其对能量及营养素的需求，必须引入其他营养丰富的食物。7—24月龄婴幼儿的营养需要见《中国居民膳食营养素参考摄入量（2023版）》。

2. 膳食指导准则

（1）继续母乳喂养，满6月龄起必须添加辅食，从富含铁的泥糊状食物开始　继续母乳喂养，有益于减少婴幼儿感染及过敏的发生。6月龄前引入辅食未见明显的健康益处。4月龄前添加辅食，增加儿童超重、肥胖及代谢性疾病风险。过晚添加辅食，婴儿贫血、铁和维生素A等营养缺乏风险增加。7—24月龄婴儿贫血高发，缺铁及缺铁性贫血危害婴幼儿认知发育和免疫功能。

婴儿满6月龄后继续母乳喂养到两岁或以上。从满6月龄起逐步引入各种食物，辅食添加过早或过晚都会影响健康。首先添加肉泥、肝泥、强化铁的婴儿谷粉等富铁的泥糊状食物。有特殊需要时须在医生的指导下调整辅食添加时间。

（2）及时引入多样化食物，重视动物性食物的添加　辅食添加的原则：每次只添加一种新的食物，由少到多、由稀到稠、由细到粗，循序渐进。从一种富铁泥糊状食物开始，如强化铁的婴儿米粉、肉泥等，逐渐增加食物种类，逐渐过渡到半固体或固体食物，如烂面、肉末、碎菜、水果粒等。每引入一种新的食物应适应 2~3 天，密切观察是否出现呕吐、腹泻、皮疹等不良反应，适应一种食物后再添加其他新的食物。

畜禽肉、蛋、鱼虾、肝脏等动物性食物富含优质蛋白质、脂类、B 族维生素和矿物质。蛋黄中含有丰富的磷脂和活性维生素 A。鱼类还富含 ω-3 多不饱和脂肪酸。畜肉和肝脏中的铁主要是易于消化吸收的血红素铁，肝脏还富含活性维生素 A。婴儿开始添加辅食后适时引入花生、鸡蛋、鱼肉等易过敏食物，可以降低婴儿对这些食物过敏或特应性皮炎的风险；1 岁内婴儿避免食用这些食物，对防止食物过敏未见明显益处。

（3）尽量少加糖盐，油脂适当，保持食物原味　家庭食物的质地多不适合婴幼儿食用，添加盐、糖等调味品常超过婴幼儿需要量，因此婴幼儿辅食需要单独制作，尽量不加盐、糖及各种调味品，保持食物的天然味道。淡口味食物有利于提高婴幼儿对不同天然食物口味的接受度，培养健康饮食习惯，减少偏食挑食的风险。淡口味食物也可减少婴幼儿盐、糖的摄入量，降低儿童期及成人期肥胖、糖尿病、高血压、心血管疾病的发生风险。吃糖还会增加儿童患龋齿的风险。辅食添加适量和适宜的油脂，有助于婴幼儿获得必需脂肪酸。1 岁以后逐渐尝试淡口味的家庭膳食。

（4）提倡回应式喂养，鼓励但不强迫进食　进餐时父母或喂养者与婴幼儿应有充分的交流，识别其饥饱信号，并及时回应。耐心喂养，鼓励进食，但绝不强迫喂养。鼓励并协助婴幼儿自主进食，培养进餐兴趣。进餐时不看电视，不玩玩具，每次进餐时间不超过 20min。父母或喂养者应保持自身良好的进餐习惯，成为婴幼儿的榜样。

（5）注重饮食卫生和进食安全　选择安全、优质、新鲜的食材。制作过程始终保持清洁卫生，生熟分开。不吃剩饭，妥善保存和处理剩余食物，防止进食意外。饭前洗手，进食时应有成人看护，并注意进食环境安全。

（6）定期监测体格指标，追求健康生长　体重、身长、头围等是反映婴幼儿营养状况的直观指标。每 3 个月测量一次身长、体重、头围等体格生长指标。平稳生长是婴幼儿最佳的生长模式。鼓励婴幼儿爬行、自由活动。

（五）学龄前儿童膳食指南

1. 学龄前儿童生理特点与营养需要

2—5 岁（即学龄前期）儿童生长发育速率与婴幼儿相比略有下降，但仍处于较高水平，该阶段儿童的生长发育状况和饮食行为，直接关系到青少年和成年期发生肥胖及相关慢性病的风险。与成人相比，2—5 岁儿童对各种营养素需要量较高，但消化系统尚未完全成熟，咀嚼能力较差，因此其食物的加工烹调应与成人有一定的差异。随着 2—5 岁儿童生活自理能力提高，自主性、好奇心、学习能力和模仿能力也增强，需要进一步强化和巩固在 7—24 月龄初步建立的多样化膳食结构，为一生健康和良好饮食行为奠定基础。学龄前儿童（2—5 岁）的营养需要见《中国居民膳食营养素参考摄入量（2023 版）》。

2. 核心推荐

（1）食物多样，规律就餐，自主进食，培养健康饮食行为　学龄前儿童的均衡营养应由多种食物构成的平衡膳食提供，规律就餐是儿童获得全面充足的食物摄入、促进消化吸收和建立健康饮食行为的保障。规律就餐与学龄前儿童消化能力相适应，有助于保障儿童获得均衡营养，降低发生肥胖和成年后患慢性病的风险。自主进食有利于培养儿童独立性和自信心，促进精细动作及运动协调能力发育。充足的奶制品摄入有助于儿童骨骼生长和维护远期骨健康。

鼓励儿童反复尝试新食物的味道、质地，提高对食物的接受度，强化之前建立的多样化膳食模式。随着儿童自我意识、模仿力和好奇心增强，容易出现挑食、偏食和进食不专注，需引导儿童有规律地自主、专心进餐，保持每天三次正餐和两次加餐，尽量固定进餐时间和座位，营造温馨进餐环境。

（2）每天饮奶，足量饮水，合理选择零食　奶类是优质蛋白质和钙的最佳食物来源，应鼓励儿童每天饮奶，建议每天饮奶量为 300~500mL 或相当量的奶制品。2—5 岁儿童新陈代谢旺盛、活动量大、出汗多，需要及时补充水分，建议每天水的总摄入量为（含饮水和汤、奶等）1300~1600mL，其中饮水量为 600~800mL，并以饮白水为佳，少量多次饮用。零食作为学龄前儿童全天营养的补充，应与加餐相结合，以不影响正餐为前提。多选营养素密度高的食物如奶类、水果、蛋类和坚果等作零食，不宜选高盐、高脂、高糖食品及含糖饮料。过量摄入高盐、高脂、高糖食品及含糖饮料可增加儿童患龋齿、肥胖和慢性病的风险。

（3）合理烹调，少调料少油炸　从小培养儿童淡口味有助于形成终身的健康饮食行为，烹制儿童膳食时应控制盐和糖的用量，不加味精、鸡精及辛辣料等调味品，保持食物的原汁原味，让儿童首先品尝和接纳食物的自然味道。建议多采用蒸、煮、炖，少用煎、炒的方式加工烹调食物，有利于儿童食物消化吸收、控制能量摄入过多以及淡口味的培养。

（4）参与食物选择与制作，增进对食物的认知和喜爱　家庭和托幼机构应有计划地开展食育活动，为儿童提供更多接触、观察和认识食物的机会；在保证安全前提下鼓励儿童参与食物选择和烹调加工过程，增进对食物的认知和喜爱，培养尊重和爱惜食物的意识。

（5）经常户外活动，定期体格测量，保障健康成长　充分户外活动和减少久坐及视屏时间有助于提高儿童新陈代谢，促进维生素 D 合成，提高睡眠质量，预防超重肥胖和近视，促进身心健康。应鼓励学龄前儿童经常参加户外活动，每天至少 120min。同时减少久坐行为和视屏时间，每次久坐时间不超过 1h，每天累计视屏时间不超过 1h，且越少越好。保证儿童充足睡眠，推荐每天总睡眠时间 10~13h，其中包括 1~2h 午睡时间。家庭、托幼机构和社区要为学龄前儿童创建积极的身体活动支持环境。

学龄前儿童的身高、体重能直接反映其膳食营养和生长发育状况，应定期监测儿童身高、体重等体格指标，及时发现儿童营养健康问题，并做出相应的饮食和运动调整，避免营养不良和超重肥胖，保障儿童健康成长。

（六）学龄儿童膳食指南

1. 学龄儿童的生理特点和营养需要

学龄儿童是指从 6 周岁到不满 18 周岁的未成年人。学龄儿童正处于生长发育阶段，对能量和营养素的需要量相对高于成年人。全面、充足的营养是其正常生长发育，乃至一生健康的物质保障，因此，更需要强调合理膳食。

6 岁儿童进入学校教育阶段，生长发育迅速，两性特征逐步显现，学习和运动量大，对能量和营养素的需要相对高于成年人。12—18 岁的青少年时期是人生中的第二次生长发育高峰期，也是生长发育最后阶段。这个时期的最大特点是生理上突飞猛进的生长和急剧的变化，具体表现为身高快速增长、体重明显增加。在体内器官和机能方面也发生很大变化，心脏、肺和呼吸系统、脑和神经系统、性生理都发育迅速。因此学龄儿童生理、心理发展逐步成熟，膳食模式已经成人化，充足的营养是他们正常生长发育乃至一生健康的物质保障。健康饮食行为、运动爱好等仍需要加强引导、培养和逐步完善。家庭、学校和社会要积极开展饮食教育，营造支持性健康食物环境，共同培养儿童健康的生活方式，保证他们的健康成长。学龄儿童的营养需要见《中国居民膳食营养素参考摄入量（2023 版）》。

2. 核心推荐

（1）主动参与食物选择和制作，提高营养素养　学习食物营养相关知识。认识食物，了解食物与环境及健康的关系，了解并传承中国饮食文化；充分认识合理营养的重要性，树立为自己的健康和行为负责的信念。

主动参与食物选择和制作。会阅读食品标签，和家人一起选购和制作食物，不浪费食物，并会进行食物搭配。

家庭和学校构建健康食物环境。除提供平衡膳食外，还应通过营养教育、行为示范、制订食物规则等，鼓励和支持学龄儿童提高营养素养并养成健康饮食行为。

（2）吃好早餐，合理选择零食，培养健康饮食行为　营养充足的早餐可以改善学龄儿童认知能力，降低超重肥胖的发生风险。不健康饮食行为会影响学龄儿童的健康，在外就餐，常吃快餐特别是西式快餐，是诱发儿童超重肥胖的饮食因素之一，过多摄入高盐、高糖、高脂的食物增加儿童慢性病发生风险。因此应清淡饮食、不挑食偏食、不暴饮暴食，养成健康饮食行为。做到一日三餐、定时定量、饮食规律。早餐食物应包括谷薯类、蔬菜水果、奶、动物性食物、以及大豆、坚果等食物中的三类及以上。可在两餐之间吃少量的零食，选择清洁卫生、营养丰富的食物作为零食。

（3）天天喝奶，足量饮水，不喝含糖饮料，禁止饮酒　充足的奶制品摄入有助于儿童骨骼生长和维护远期骨健康。天天喝奶，每天 300mL 及以上液态奶或相当量的奶制品。主动足量饮水，每天 800～1400mL，首选白水。不喝或少喝含糖饮料，更不能用含糖饮料代替水。禁止饮酒和喝含酒精饮料。学龄儿童饮酒易引起酒精中毒及脏器功能损害，并导致学习能力下降、产生暴力或者攻击他人的行为。

（4）多户外活动，少视屏时间，每天 60min 以上的中高强度身体活动　增加身体活动促进学龄儿童身体和心理健康，有助于促进学龄儿童智力发展、提高学习效率、预防近视。每天应累计至少 60min 中高强度的身体活动。每周应有 3 天高强度的身体活动，3 天（隔天进行）增强肌肉力量和/或骨健康的运动。增加户外活动时间，减少静坐时间，视屏时间每天不超过 2h，越少越好。保证充足睡眠。家长、学校、社区共建积极的身体活动环境，鼓励孩子掌握至少一项运动技能。

（5）定期监测体格发育，保持体重适宜增长　定期测量身高和体重，监测生长发育。正确认识体型，科学判断体重状况。合理膳食、积极身体活动，预防营养不足和超重肥胖。个人、家庭、学校、社会共同参与儿童肥胖防控。

（七）一般老年人膳食指南

1. 一般老年人生理特点与营养需要

一般老年人是指 65—79 岁的老年人。进入老龄阶段，人的生活环境、社会交往范围出现了较大的变化，衰老的特征比较明显地表现出来。生理上的变化主要体现在代谢能力下降、呼吸功能衰退、心脑功能衰退、视觉和听觉及味觉等感官反应迟钝、肌肉衰减等。这些变化会影响老年人摄取、消化食物和吸收营养物质的能力，使他们容易出现蛋白质、微量营养素摄入不足，产生消瘦、贫血、骨质疏松等问题，降低了身体的抵抗能力，增加罹患疾病的风险。

老年人基础代谢率下降、合成代谢降低，分解代谢增高，结果是能量消耗减少。脂肪随年龄的增长而增加，发病率较高的有心血管疾病、肥胖症、糖尿病等。良好的膳食营养有助于维护老年人身体功能，保持身心健康状态。一般老年人（65—79 岁）的营养需要见《中国居民膳食营养素参考摄入量（2023 版）》。

2. 核心推荐

（1）食物品种丰富，动物性食物充足，常吃大豆制品　在一般成年人平衡膳食的基础上，应为老年人提供更加丰富多样的食物，特别是易于消化吸收、利用，且富含优质蛋白质的动物性食物和大豆类制品。

老年人更加需要注意食物品种多样化，努力做到餐餐有蔬菜，尽可能选择不同种类的水果，动物性食物换着吃，吃不同种类的奶类和豆类食物。

摄入足量的蛋白质 1.0~1.5g/（kg·d）有利于延缓老年人的肌肉衰减，蛋白质应每日摄入，其中来自动物性食物和大豆类食物的蛋白质占一半以上。动物性食物富含优质蛋白质，微量营养素的吸收、利用率高，有利于减少老年人贫血、延缓肌肉衰减的发生，预防营养不良，尤其是贫血、低体重等。摄入总量应争取达到平均每日 120~150g，并应选择不同种类的动物性食物，其中鱼 40~50g，畜禽肉 40~50g，蛋类 40~50g。建议老年人尝试选择适合自己身体状况的奶制品，如鲜奶、酸奶、老年人奶粉等，并坚持长期食用。推荐的食用量是每日 300~400mL 牛奶或蛋白质含量相当的奶制品。保证摄入充足的大豆类制品，达到平均每天相当于 15g 大豆的推荐水平。

（2）鼓励共同进餐，保持良好食欲，享受食物美味　老年人应积极主动参与家庭和社会活动，积极与人交流；尽可能多与家人或朋友一起进餐，享受食物美味，体验快乐生活。

（3）积极户外活动，延缓肌肉衰减，保持适宜体重　老年人应积极进行身体活动，特别是户外活动，更多地呼吸新鲜空气、接受阳光，促进体内维生素 D 合成，延缓骨质疏松和肌肉衰减的进程。老年人在选择锻炼方法和安排运动负荷时，应根据自己的生理特点和健康状况来确定运动强度、频率和时间；同时也兼顾自己的兴趣爱好和运动设施条件选择多种身体活动的方式，应尽可能使全身都得到活动。此外，还要注意多选择散步、快走、太极拳、门球等动作缓慢柔和的运动方式。

（4）定期健康体检，测评营养状况，预防营养缺乏　需要关注老年人的体重变化，定期测量，用 BMI 评判体重，适宜范围在 20.0~26.9kg/m² 。不要求偏胖的老年人快速降低体重，而是应维持在一个比较稳定的范围内。在没有主动采取减重措施的情况下出现体重明显下降时，要主动去做营养和医学咨询。

老年人应定期到正规的医疗机构进行体检，做营养状况测评，并以此为依据，合理选择食物、预防营养缺乏，主动健康、快乐生活。

（八）高龄老年人膳食指南

1. 高龄老年人生理特点与营养需要

高龄老年人是指 80 岁及以上的老年人。高龄、衰弱老年人往往存在进食受限，味觉、嗅觉、消化吸收能力降低，营养摄入不足。多数高龄老年人身体各个系统功能显著衰退，常患多种慢性病，生活自理能力和心理调节能力显著下降，营养不良发生率高，需要他人照护，在营养方面有更加多样、复杂的要求，需要专业、精细、个体化的膳食指导。高龄老年人（80岁及以上）的营养需要见《中国居民膳食营养素参考摄入量（2023版）》。

2. 核心推荐

（1）食物多样，鼓励多种方式进食。

（2）选择质地细软，能量和营养素密度高的食物。

（3）多吃鱼禽肉蛋奶和豆，适量蔬菜配水果。

（4）关注体重丢失，定期营养筛查评估，预防营养不良。

（5）适时合理补充营养，提高生活质量。

（6）坚持健身与益智活动，促进身心健康。

高龄老人需要能量和营养密度高、品种多样的食物，多吃鱼、畜禽肉、蛋类、奶制品及大豆类等营养价值和生物利用率高的食物，同时配以适量的蔬菜和水果。

适应老年人的咀嚼、吞咽能力，食物精细烹制，口感丰富美味，质地细软。根据具体情况，采取多种措施鼓励进食，减少不必要的食物限制。

对于正餐摄入不足，容易出现早饱和食欲下降的高龄、衰弱老年人，应少量多餐，保证充足的食物摄入。进餐次数宜采用三餐两点制，或三餐三点制。每次正餐占全天总能量的20%~25%，每次加餐的能量占5%~10%。加餐的食物与正餐相互弥补，中餐、晚餐的副食尽量不重样。

体重丢失是营养不良和老年人健康状况恶化的征兆信号，增加患病、衰弱和失能的风险。老年人要经常监测体重，对于体重过轻（BMI<20kg/m^2）或近期体重明显下降的老年人，应进行医学营养评估，及早查明原因，从膳食上采取措施进行干预。如膳食摄入不足目标量的80%，应在医生和临床营养师指导下，适时合理补充营养，如特殊医学用途配方食品、强化食品和营养素补充剂，以改善营养状况，提高生活质量。高龄、衰弱老年人需要坚持身体和益智活动，动则有益，维护身心健康，延缓身体功能的衰退。

坚持身体活动和益智活动，高龄老年人身体活动原则：①少坐多动，动则有益；坐立优于卧床，行走优于静坐。②建议每周活动时间不少于150min，形式因人而异。③活动量和时间缓慢增加，做好热身和活动后的恢复。活动过程中要注意安全。④强调平衡训练、需氧和抗阻活动有机结合。高龄老年人可先进行平衡训练和抗阻活动。⑤卧床老年人以抗阻活动为主，防止和减少肌肉萎缩。⑥坚持脑力活动，如阅读、下棋、弹琴、玩游戏等，延缓认知功能衰退。

（九）素食人群膳食指南

1. 素食人群的营养问题

素食人群是指以不食畜肉、家禽、海鲜、蛋、奶等动物性食物为饮食方式的人群。完全戒食动物性食品及其产品的为全素人群；不戒食蛋奶类及其相关产品的为蛋奶素人群。据估计，目前我国素食人群已超过5000万，其中女性占比较高。由于膳食组成中缺乏动物性食物，如果素食者膳食安排不合理，容易引起维生素B$_{12}$、ω-3多不饱和脂肪酸、铁、锌、蛋白质等营养素摄入不足，从而增加这些营养素缺乏的风险，因此对素食人群的膳食提出科学指导很有必要。基于信仰等因素已经选择素食者应给予尊重，对于自由选择者，建议选择蛋奶素，不主张婴幼儿、儿童、孕妇、体质虚弱者和老年人选择全素膳食。

2. 核心推荐

（1）食物多样，谷类为主；适量增加全谷物。

（2）增加大豆及其制品的摄入，选用发酵豆制品。

（3）常吃坚果、海藻和菌菇。

（4）蔬菜、水果应充足。

（5）合理选择烹调油。

（6）定期监测营养状况。

素食人群更应认真设计自己的膳食，合理利用食物，搭配恰当，以确保满足营养需要和促进健康。建议素食人群尽量选择蛋奶素。所有素食者更应做到食物多样化，保证每周摄入的食物种类在 25 种以上；谷类是素食者膳食能量主要来源，全谷物、薯类和杂豆可提供更多的蛋白质、维生素、矿物质、膳食纤维和其他膳食成分，应每天食用；大豆及其制品是素食者的重要食物，含有丰富的蛋白质、不饱和脂肪酸和钙；发酵豆制品中还含有维生素 B_{12}，建议素食者应比一般人摄入更多大豆及其制品，特别是发酵豆制品；蔬菜水果含有丰富的维生素 C、β-胡萝卜素、膳食纤维、矿物质及植物化学物，应足量摄入；藻类（特别是微藻）含有 ω-3 多不饱和脂肪酸及多种矿物质，菌菇、坚果也应当经常适量食用；选择多种植物油，特别是亚麻籽油、紫苏油、核桃油，以满足素食者 ω-3 多不饱和脂肪酸的需要。定期监测营养状况，及时发现和预防营养缺乏。

中国居民膳食指南
（在线测试）

技能训练　平衡膳食营养教育

一、工作准备

（1）准备《中国居民膳食指南》《中国居民平衡膳食宝塔》挂图（或图片）、自选材料（各种图片、卡片、PPT 等）、演讲词等。

（2）参考《中国居民膳食营养素参考摄入量（2023 版）》（参考本书附录）。《中国居民膳食营养素参考摄入量（2023 版）》是每日平均膳食营养素摄入量的一组参考值，是营养配餐中能量和主要营养素需要量的确定依据，是与《中国居民膳食指南》相互配合的指导原则。

（3）联系社区负责人和场地，做好群众组织工作。

（4）学员自己选定角色，主持人即社区主任，演讲者为营养师、秘书、群众。

二、工作程序

模拟场景：某社区会场，家庭主妇 50 余人。一名学员为主持人，两名学员为营养师，相互配合。

主持人召集大家坐好、安静，说明会议内容、目的，介绍演讲者等。

1. 开场

说明身份，向大家问好，拉近关系，讲演前热身。

2. 讲解《中国居民膳食指南》的意义

《中国居民膳食指南》是根据营养学原则、结合国情制定的，是教育人民群众采用平衡膳食以摄取合理营养、促进健康水平提高的具体指导性意见。

根据全国营养调查和卫生统计资料，我国居民营养状况和体格明显改善，居民生活方式改变，身体活动水平显著下降，超重肥胖及膳食相关慢性病问题日趋严重，膳食不平衡是慢性病发生的主要危险因素。城乡发展不平衡，农村地区膳食结构亟待改善，孕妇、婴幼儿和老年人的营养问题仍需特别关注，食物浪费问题严重，营养素养有待提高。针对上述问题，中国营养学会于 2022 年正式公布了新修订的《中国居民膳食指南（2022）》。同时提出了针对婴幼儿与儿童、孕妇、乳母、老年人、素食人群的特定人群膳食指南。

3. 讲解和说明《中国居民平衡膳食宝塔》

为了帮助人们在日常生活中实践该指南，中国营养学会专家委员会进一步提出了食物定量指导方案，并以宝塔图形表示，即《中国居民平衡膳食宝塔》（以下简称膳食宝塔）。它直观地告诉居民食物分类的概念及每天各类食物的合理摄入范围，即每日应吃食物的种类及相应的数量，对合理调配平衡膳食进行了具体指导。

（1）膳食宝塔共分五层，反映了各类食物在膳食中的地位和比重。

（2）膳食宝塔建议的各类食物的摄入量是指食物的生重。谷类是面粉、大米、玉米、小麦、高粱等的总和，是膳食能量的主要来源。

多种谷类掺着吃，比单吃一种好。蔬菜和水果各有优势，不能互相代替。红色、绿色、黄色较深的蔬菜和深黄色水果营养丰富；鱼、肉、蛋类可提供动物性蛋白、矿物质和维生素；鱼虾类含脂肪低，可多吃；蛋类含胆固醇较高，一般每天不超过一个；奶类及奶制品主要有鲜奶和奶粉，膳食宝塔建议量不低于 300g，按蛋白质和钙含量折算相当于鲜奶200g 或奶粉 28g。中国居民膳食普遍缺乏钙，奶类为首选，难以用其他食物来代替。膳食宝塔建议的大豆类及坚果为 25~35g，根据提供的蛋白质可折合为大豆 35g 或豆腐干 70g。

4. 解释膳食宝塔的应用

（1）确定食物需要和比例。

（2）同类互换，调配丰富多彩的膳食。

（3）合理分配一日三餐。膳食宝塔是根据《中国居民膳食指南》量化和形象化的表达，是人们在日常生活中贯彻《中国居民膳食指南》的工具。根据膳食宝塔，可以方便地设计出搭配适宜的食谱、图片、故事，方便理解。

（4）引导群众因地制宜利用当地营养资源。例如，组织 2 岁以下孩子的照顾人，如父母、祖父母等，做关于如何选择当地食品的练习，讨论当地有什么食物可以给孩子吃，替代物有哪些。

蛋白质类：豆子、鸡蛋、＿＿＿＿＿＿＿；

碳水化合物类：小米、麦子、＿＿＿＿＿＿＿；

油脂类：菜油、豆油、＿＿＿＿＿＿＿；

维生素类：青菜、西红柿、＿＿＿＿＿＿＿。

（5）养成习惯，长期坚持。可以根据自己的营养问题，为自己拟订一项可以灵活调整且易长期坚持的健康饮食计划。

5. 参与式教育

设计参与式营养教育宣传活动，可以用"膳食宝塔帮助人们科学进食的方法"为主题。

（1）准备工作。选一块足够大的场地，在两套教具大白纸（或者可以在开展营养教育活动的场地）上各画一个空白的五层宝塔，准备各种食物卡片（注意食物卡片品种一定要全，即保证每层塔节都有属于该层的食物种类）、一个小哨子、一个小喇叭、一块计时器、几面小红旗、知识竞赛题若干、平衡膳食营养食谱若干。同时邀请几名模范家庭代表。

（2）组织参与活动人员进行知识对抗赛，可将参加营养教育活动的群众分为两组，划分方法可以来自群众，也可按居住片区事先定好，让大家事先准备或者临时决定都可以。因为这两种方法可产生不同的有趣效果。

（3）宣布事先定好的游戏规则（如限制各组人数，最好限时，如1min，限制各方的拉拉队提示、奖励加分、惩罚扣分、双方监督员职责的标准等），然后可当场征求群众意见，达成一致后成为共同守则。

（4）鸣哨，计时器开始计时，要求各队参赛人员以最快的速度，把食物准确放到宝塔的适当位置上。规定时间到，计时器鸣响，则立即停止比赛。

（5）大声清点两组宝塔中的食物，随即计分，宣布结果。然后，请大家对结果进行发言议论。

（6）请出模范家庭代表，介绍各自经验。专家点评，列举平衡膳食营养食谱，并当场回答群众有关平衡膳食的问题。

6. 结束语

会议结束应使用鼓励等方式，达到善始善终。

三、注意事项

营养教育中切忌教育者一言堂，一定要让群众充分参与进来，才能达到效果。这就是精心设计各种活动的目的。

四、工作任务

每年5月20日为全国学生营养日。其目的在于广泛、深入宣传学生时期营养的重要性，大力普及营养知识。为了青少年茁壮成长，应大力普及学生营养知识，为学生提供合理的饮食结构。中小学校、托幼机构应根据不同食物所含的营养素和不同年龄段学生的营养标准，合理调配膳食，做到荤素、粗细搭配，平衡健康。请在全国学生营养日进行科普宣传，为学校、社区和家庭解读《中国居民膳食指南（2022）》。

学习单元 2

营养食谱设计

▌内容引入

2022年2月4日第24届冬季奥林匹克运动会在北京盛大开幕，在冬奥会举办期间，将提供来自世界各地的特色菜品共计 678 道，世界餐台、亚洲餐台、中餐餐台等 12 种餐台，能满足不同人群的特定饮食需求，让运动员充分感受到中国的热情和好客。每餐都有肉类、海鲜、蔬菜、菌汤类、水果等，保证优质蛋白质、不饱和脂肪酸以及矿物质、微量元素等的摄入。每样都是符合运动员的自身特点，讲究荤素搭配、营养均衡。赛时恰逢中国传统节日春节，菜单将围绕"中国年味"，充分展示中华美食特色。菜品包括西湖牛肉羹、木须肉、酱爆鸡丁等。结合中国东西南北美食主题，展示中国饮食文化的丰富性与多样性，有川菜、粤菜、鲁菜、湘菜等，让世界各地运动员充分感受、体验中国美食文化魅力。

食谱设计也叫食谱编制，是根据合理营养的原则，把一天、一周或一月各餐中主、副食的品种、数量、烹调方式、进餐时间做详细的计划并编排成表格形式。食谱设计的目的和意义在于营养食谱可将各类人群的膳食营养素参考摄入量具体落实到用膳者的每日膳食中，使他们能按需要摄入足够的能量和各种营养素，同时又防止营养素或能量的过高摄入。可根据群体对各种营养素的需要，结合当地食物的品种、生产季节、经济条件和厨房烹调水平，合理选择各类食物，达到平衡膳食。通过编制营养食谱，可指导食堂管理人员有计划地管理食堂膳食，也有助于家庭有计划地管理家庭膳食，并且有利于成本核算。

一、食谱编制原理

（一）营养膳食的搭配

营养膳食首先要遵循《中国居民膳食指南（2022）》的各项准则，尤其是食物多样化原则，才能保证获得全面的营养。另外饮食还要吃出好心情，即有食欲和吃得香，吃出健康，因此，要有科学合理的膳食调配。

1. 主食的调配

主食主要是指粮食，包括米、面、杂粮、薯类等及其制品。它给人体提供能量、蛋白质和膳食纤维等。一个人每天膳食中超过 60% 的能量和 50% 的蛋白质主要由主食供给。

细粮主要是指稻米和小麦，粗粮是指全谷、杂豆和薯类。粗粮的营养价值一般优于细粮，如大麦、青稞、莜麦、荞麦、杂豆等的赖氨酸含量均较多，杂粮的矿物质含量一般也高于大米、白面。主食的调配包括细粮间的调配和粗、细粮间的调配，当然也包括品种和花样的调配，建议一天中最好两种以上的粗粮细粮同时食用。

2. 副食的调配

副食能为人体提供丰富的蛋白质、脂肪、维生素和矿物质等营养物质，对人体健康有重要作用。副食的种类很多，主要分为动物性食物与植物性食物两大类，即荤食和素食。荤食是指畜、禽、鱼、蛋、奶及其制品，富含蛋白质和脂肪，含有多种维生素和矿物元素；素食主要指各种蔬菜、水果和豆类及其制品，提供的主要是维生素和矿物质，还有千变万化的风味物质，如各种色素、有机酸和芳香物质。合理地把各类副食品搭配起来食用，就能取长补短，使人体获得较为全面的营养，这对增进健康大有益处。

副食的科学搭配方法主要有以下两点。

（1）荤素搭配　荤素搭配是副食品调配上的一个重要原则。荤素搭配可以解决蛋白质互补问题。如豆制品和肉类、蛋类、禽类等动物性食品搭配，能大大提高蛋白质的营养价值。含蛋白质丰富的食物和蔬菜搭配，除了可充分发挥蛋白质互补作用外，还可以得到丰富的维生素和矿物质。荤素搭配，还能调整食物的酸碱平衡。

（2）生熟搭配　生熟搭配对蔬菜尤其重要。因为蔬菜中的维生素 C 和 B 族维生素，遇热容易遭到破坏。经过烹调的蔬菜，维生素总要损失一部分。因此，可生食的蔬菜应多生食，如新鲜的番茄、心里美萝卜、生菜、小白菜等，适量多吃些凉拌菜，如凉拌黄瓜、麻酱拌水萝卜、小葱拌豆腐。当然，蔬菜生吃时一定要注意清洁卫生。

3. 四季膳食的调配

我国的国土面积广，环境和地势差异也较大，因此四季的差异各地不同。这里主要根据气候的变化来进行膳食的调配，各地还应根据当地的食物和生活习惯进行一定的调整。

（二）食谱编制的原则

合理营养、平衡膳食是健康饮食的核心。合理营养就是按照平衡膳食的原则，将食物进行合理的主副搭配、荤素搭配、粗细搭配以及多样搭配，以优化食物组合并通过合理的烹饪，满足机体对食物消化、吸收和利用过程的要求。

营养配餐要了解各种食物的营养成分及其含量，然后根据人体对能量、蛋白质、矿物质、维生素的需要，选择搭配食物，进行科学烹调，达到合理营养的目的。在编制营养食谱过程中，应遵循以下原则。

1. 品种多样，数量充足

任何一种天然食物都不可能提供人体必需的一切营养素，多样化的食物是保证膳食平衡的必要条件。

膳食中必须含有蛋白质、脂肪、碳水化合物、维生素、矿物质、水和膳食纤维等人体必需的营养素，且保持各营养素之间的物量平衡，膳食所提供的能量、蛋白质、脂肪、矿物质、维生素要符合《中国居民膳食营养素参考摄入量（2023 版）》的标准。

2. 各种营养素的比例要适宜

均衡膳食首先要满足人体对能量的需要，三大产能营养素在总热量中的百分比应当是：蛋白质 10%~20%，脂肪 20%~30%，碳水化合物 50%~65%。均衡膳食还包括各种维生素和矿物质的摄取量。其次，每天三餐能量的分配，按 3∶4∶3 的比例较为合理，即早餐占 30%，午餐占 40%，晚餐占 30%。

3. 注重食物的加工和烹饪

食物经过烹饪处理，可以杀菌并且增进色、香、味等，使之容易消化吸收，提高其所含营养素在人体内的利用率。但在加工烹饪过程中也会使某些营养素遭到破坏，因此在食物的加工与烹饪过程中要尽量利用其有利因素提高营养，促进消化吸收，另一方面要控制不利因素，尽量减少营养素的损失。

4. 注意饭菜适口、注意饮食习惯

饭菜要讲究色、香、味，博采众长、口味多样，因人因时、辨证施膳，还要满足感官需求，考虑民族、宗教信仰。

5. 考虑季节和市场供应情况

熟悉市场上食物原料的供应情况，了解其营养特点。

6. 兼顾经济条件

食谱编制需要考虑现实经济状况，追求营养与经济的较高效益。食物的价格与营养价

值之间，没有直接联系，配餐时应从食物的营养价值出发，兼顾口味与习惯，做出科学、经济的选择。

对营养工作者而言，编制合理的营养食谱是非常重要的技能，通过合理的营养食谱才能满足不同人群对营养素的需要。通过对不同人群的食谱进行科学而规范的膳食评估，才能及时发现人们的饮食不合理及部分营养素的缺乏。

（三）食谱编制的方法

1. 计算法

计算法是食谱编制中比较经典的方法。此法以就餐者的年龄、身高、体重、劳动强度等作为参考，计算步骤严谨，数值准确。但在实际运用中显得烦琐。

2. 食物交换份法

食物交换份法是将常用的食物按照其所含有的营养素量的近似值归类，计算出每类食物每份所含的营养素量和食物重量，然后将每类食物的内容列出表格供交换使用，最后，根据不同能量需要，按照蛋白质、脂肪、糖类的合理分配比例，计算出各类食物的交换份数和实际重量，并按每份食物等值交换表选择食物。特点是简单、实用、易于操作，是目前营养配餐普遍采用的方法。

3. 营养软件配餐法

营养软件配餐法是一种适用于各个年龄段的个体或人群的营养配餐方法，可广泛应用于幼儿园、学生食堂、单位食堂、快餐公司、配餐公司、酒店、餐馆及家庭等。

软件能严格按膳食宝塔、三大产能营养素及其他重要营养素的摄入比例及要求，自动计算配平各种食物的摄入量。

食谱制订可以以周为单位，也可为一天制订食谱。软件包含食物成分数据，可以按不同需求，调整数据，以满足不同的需求。

二、食谱编制

（一）计算法食谱编制

计算法进行编制食谱的流程如图 3-2 所示。

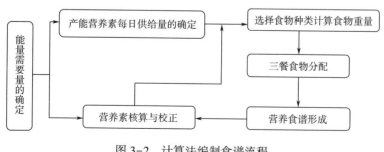

图 3-2　计算法编制食谱流程

成人食物和营养
目标的确定
（视频）

1. 确定用餐对象全日能量供给量

能量是维持生命活动正常进行的基本保证，能量不足，人体中血糖下降，就会感觉疲乏无力，进而影响工作、学习的效率；另一方面能量若摄入过多则会在体内储存，使人体发胖，引起多种疾病。因此，编制食谱首先应该考虑的是保证能从食物中摄入适宜的能量。

用膳者一日三餐的能量供给量可参照膳食营养素参考摄入量中的能量需要量（EER），根据用餐对象的劳动强度、年龄、性别等确定。例如30多岁的办公室男性职员按轻体力劳动计，其能量供给量为8.58MJ/d（2050kcal/d）。集体就餐对象的能量供给量标准可以以就餐人群的基本情况或平均数值为依据，包括人员的平均年龄、平均体重，以及80%以上就餐人员的活动强度。如就餐人员的80%以上为中等强度身体活动的男性，则每日所需能量供给量标准为10.46MJ/d（2500kcal/d）。

能量供给量标准只是提供了参考的目标，实际应用中还需参照用餐人员的具体情况加以调整，如根据用餐对象的胖瘦情况制订不同的能量供给量。因此，在编制食谱前应对用餐对象的基本情况有一个全面的了解，应当清楚就餐者的人数、性别、年龄、机体条件、劳动强度、工作性质以及饮食习惯等。

2. 计算产能营养素全日应提供的能量

能量的主要来源为蛋白质、脂肪和碳水化合物，为了维持人体健康，这三种产能营养素占总能量比例应当适宜，一般蛋白质占10%~20%，脂肪占20%~30%，碳水化合物占50%~65%，具体可根据本地生活水平，调整上述产能营养素占总能量的比例，由此可求得产能营养素的一日能量供给量。

3. 计算三种产能营养素每日需要数量

知道了三种产能营养素的能量供给量，还需将其换算为需要量，即具体的质量，这是确定食物品种和数量的重要依据。由于食物中的产能营养素不可能全部被消化吸收，且消化率也各不相同，消化吸收后，在体内也不一定完全彻底被氧化分解产生能量。因此，食物中产能营养素产生能量的多少需进行关系换算：即1g碳水化合物产生能量为17kJ（4.0kcal），1g脂肪产生能量为37kJ（9.0kcal），1g蛋白质产生能量为17kJ（4.0kcal）。根据三大产能营养素的能量供给量及其能量折算系数，可求出每日蛋白质、脂肪、碳水化合物的需要量。

4. 计算三种产能营养素每餐需要量

知道了三种产能营养素每日需要量后，就可以根据三餐的能量分配比例计算出产能营养素的每餐需要量。一般三餐能量的适宜分配比例为早餐占30%，午餐占40%，晚餐占30%。

5. 主食品种和数量的确定

由于粮谷类是碳水化合物的主要来源，因此主食的品种、数量主要根据各类碳水化合物的需要量和主食原料中碳水化合物的含量确定。主食的品种主要根据用餐者的饮食习惯来确定，北方习惯以面食为主，南方则以大米居多。

6. 副食品种和数量的确定

根据三种产能营养素的需要量，首先确定了主食的品种和数量，接下来就需要考虑蛋白质的食物来源了。蛋白质广泛存在于动植物性食物中，除了谷类食物能提供蛋白质，各类动物性食物和豆制品是优质蛋白质的主要来源。因此副食品种和数量的确定应在已确定主食用量的基础上，依据副食应提供的蛋白质量确定。计算步骤如下。

（1）计算主食中蛋白质含量。

（2）用应摄入的蛋白质量减去主食中蛋白质含量，即为副食应提供的蛋白质量。

（3）设定副食中蛋白质的 2/3 由动物性食物供给，1/3 由豆制品供给，据此可求出各自的蛋白质供给量。

（4）查表并计算各类动物性食物及豆制品的供给量。

（5）设计蔬菜水果的品种和供给量。确定了动物性食物和豆制品的供给量，就可以保证蛋白质的摄入。最后是选择蔬菜和水果的品种，确定蔬菜和水果的供给量。

蔬菜和水果的品种可根据不同季节市场的供应情况来选择，蔬菜还要考虑与动物性食物和豆制品配菜的需要。蔬菜和水果的供给量按照膳食指南的建议摄入量确定，蔬菜为 300～500g，水果为 200～350g。

（6）确定纯能量食物的量。油脂的摄入应以植物油为主，有一定量动物脂肪摄入。因此以植物油作为纯能量食物的来源。由食物成分表可知已确定的各种食物提供的脂肪含量，将需要的脂肪总含量减去食物提供的脂肪量即为每日植物油供应量。

7. 形成初步食谱

根据上述选择的食物品种和计算的食物量可以形成初步食谱。

8. 食谱的评价与调整

根据以上步骤设计出营养食谱后，还应该对食谱进行评价，确定编制的食谱是否科学合理。应参照食物成分表初步核算该食谱提供的能量和各种营养素的含量，与《中国居民膳食营养素参考摄入量（2023 版）》进行比较，相差在 10% 上下，可认为合乎要求，否则要增减或更换食物的种类或数量。值得注意的是，编制食谱时，不必严格要求每份营养餐食谱的能量和各类营养素均与参考量保持一致。一般情况下，每天的能量、蛋白质、脂肪和碳水化合物的量出入不应该很大，其他营养素以一周为单位进行计算、评价即可。

根据食谱的制订原则，食品的评价应该包括以下几个方面。

（1）食谱中所含五大类食物是否齐全，各类食物的量是否充足，是否做到了食物种类多样化。

（2）全天能量和营养素摄入是否适宜。

（3）三餐能量摄入分配是否合理，早餐是否保证了能量和蛋白质的供应。

（4）优质蛋白质占总蛋白质的比例是否恰当。

（5）三种产能营养素（蛋白质、脂肪、碳水化合物）的供能比例是否适宜。

（6）烹饪方法是否合适，是否适合于就餐者摄食。

具体计算方法与评价过程见《项目四　膳食调查与评价》学习单元 2 膳食调查结果的计算与评价。

（二）食物交换份法食谱编制

食物交换份法简单易行，易于被非专业人员掌握。食物交换份法是用于膳食设计和营养配餐的一种简便方法，是在已有的膳食设计或新建的配餐方法的基础上，根据各类食物交换表，确定食物种类及所需质量，做好不同能量需求下的合理膳食搭配。

T/CNSS 020—2023
《食物交换份》（文件）

1. 食物交换份

食物交换份是将食物按照类别、营养特征分类，按照所提供能量或某营养成分相近的原则，进行同类食物之间交换的质量换算表。

2. 食物交换份法编制食谱的原理

（1）按食物主要原料分为谷薯杂豆类、蔬菜类、水果类、肉蛋水产品类、坚果类、大豆、乳及制品类、油脂类及调味料，共 8 类。

（2）以每提供 90kcal 能量为一"份"制定食物交换表，或以每提供 1g 盐（400mg钠）为一"份"制定调味料换算表。

（3）居民常消费的食物种类根据能量和产能营养素含量水平计算得到每份食物的质量；调味料根据钠含量水平计算得到相当于每份盐的质量。

（4）以《中国居民膳食营养素参考摄入量（2023 版）》和《中国居民膳食指南（2022）》为依据，根据年龄、性别、身体活动和特殊需求确立每日所需的能量水平。

（5）在合理膳食模式下，根据能量水平确立每日所需食物的种类及份数。

（6）对照表 3-5~表 3-11 按份选择各类食物的具体种类和质量；调味料根据表 3-12换算相当于盐的质量。然后再按照各类食物交换表同类互换得到多样化的食谱（具体方法见团餐食谱编制）。

3. 各类食物交换表

（1）谷薯杂豆类，见表 3-5。

表 3-5   **谷薯杂豆类食物交换表（每份）**

食物种类		质量/g	提供能量和营养成分				食物举例
			能量/kcal	蛋白质/g	脂肪/g	碳水化合物/g	
谷物（初级农产品）		25	90	2.5	0.5	19.0	大米、面粉、玉米面、杂粮等（干、生、非加工类制品）
主食制品	面制品	35	90	2.5	0.4	18.0	馒头、花卷、大饼、烧饼、面条（湿）、面包等
	米饭	75	90	2.0	0.2	19.4	粳米饭、籼米饭等
全谷物		25	90	2.5	0.7	18.0	糙米、全麦、玉米粒（干）、高粱、小米、荞麦、黄米、燕麦、青稞等
杂豆类		25	90	5.5	0.5	15.0	绿豆、赤小豆、芸豆、蚕豆、豌豆、眉豆等
粉条、粉丝、淀粉类		25	90	0.3	0.0	21.2	粉条、粉丝、团粉、玉米淀粉等
糕点和油炸类		20	90	1.4	2.6	13.0	蛋糕、江米条、油条、油饼等
薯芋类*		100	90	1.9	0.2	20.0	马铃薯、甘薯、木薯、山药、芋头、大薯、豆薯等

注：*每份薯芋类食品的质量为可食部质量。

（2）蔬菜类，见表 3-6。

表 3-6　　　　　　　　　　　　　　　蔬菜类食物交换表[a]（每份）

食物种类		质量/g	提供能量和营养成分				食物举例
			能量/kcal	蛋白质/g	脂肪/g	碳水化合物/g	
蔬菜类（综合）[b]		250	90	4.5	0.7	16.0	所有常见蔬菜（不包含干、腌制、罐头类制品）
嫩茎叶花菜类	深色[c]	300	90	7.3	1.2	14.0	油菜、芹菜、乌菜、菠菜、鸡毛菜、香菜、萝卜缨、茴香、苋菜等
	浅色	330	90	7.2	0.5	14.2	大白菜、奶白菜、圆白菜、娃娃菜、菜花、白笋、竹笋等
茄果类		375	90	3.8	0.7	18.0	茄子、番茄、柿子椒、辣椒、西葫芦、黄瓜、丝瓜、南瓜等
根茎类		300	90	3.2	0.5	19.2	红萝卜、白萝卜、胡萝卜、水萝卜等（不包括马铃薯、芋头）
蘑菇类	鲜	275	90	7.6	0.6	14.0	香菇、草菇、平菇、白蘑、金针菇、牛肝菌等鲜蘑菇
	干	30	90	6.6	0.8	17.0	香菇、木耳、茶树菇、榛蘑等干制品
鲜豆类		250	90	6.3	0.7	15.4	豇豆、扁豆、四季豆、刀豆等

注：a 表中给出的每份食品质量均为可食部质量。
b 如果难以区分蔬菜种类（如混合蔬菜），可按照蔬菜类（综合）的质量进行搭配。
c 深色嫩茎叶花菜类特指胡萝卜素含量≥300μg/100g 的蔬菜。

（3）水果类，见表 3-7。

表 3-7　　　　　　　　　　　　　　　水果类食物交换表[a]（每份）

食物种类	质量/g	提供能量和营养成分				食物举例
		能量/kcal	蛋白质/g	脂肪/g	碳水化合物/g	
水果类（综合）[b]	150	90	1.0	0.6	20.0	常见新鲜水果（不包括干制、糖渍、罐头类制品）
柑橘类	200	90	1.7	0.6	20.0	橘子、橙子、柚子、柠檬
仁果、核果、瓜果类	175	90	0.8	0.4	21.0	苹果、梨、桃、李子、杏、樱桃、甜瓜、西瓜、黄金瓜、哈密瓜等
浆果类	150	90	1.4	0.5	20.0	葡萄、石榴、柿子、桑葚、草莓、无花果、猕猴桃等

续表

食物种类	质量/g	提供能量和营养成分				食物举例
		能量/kcal	蛋白质/g	脂肪/g	碳水化合物/g	
枣和热带水果类	75	90	1.1	1.1	18.0	各类鲜枣、芒果、荔枝、桂圆、菠萝、香蕉、榴莲、火龙果等
果干类	25	90	0.7	0.3	19.0	葡萄干、杏干、苹果干等

注：a 表中给出的每份食品质量均为可食部的质量。

b 如果难以区分水果种类（如混合水果），可按照水果类（综合）的质量进行搭配。

（4）肉蛋水产品类，见表3-8。

表3-8　　　　　　　　肉蛋水产品类食物交换表ᵃ（每份）

食物种类	质量/g	提供能量和营养成分				食物举例
		能量/kcal	蛋白质/g	脂肪/g	碳水化合物/g	
畜禽肉类（综合）ᵇ	50	90	8.0	6.7	0.7	常见畜禽肉类
畜肉类（脂肪含量≤5%）	80	90	16.0	2.1	1.3	纯瘦肉、牛里脊、羊里脊等
畜肉类（脂肪含量6%~15%）	60	90	11.5	5.3	0.3	猪里脊、羊肉（胸脯肉）等
畜肉类（脂肪含量16%~35%）	30	90	4.5	7.7	0.7	前臀尖、猪大排、猪肉（硬五花）等
畜肉类（脂肪含量≥85%）	10	90	0.2	8.9	0	肥肉、板油等
禽肉类	50	90	8.8	6.0	0.7	鸡、鸭、鹅、火鸡等
蛋类	60	90	7.6	6.6	1.6	鸡蛋、鸭蛋、鹅蛋、鹌鹑蛋等
水产类（综合）	90	90	14.8	2.9	1.7	常见淡水鱼，海水鱼，虾、蟹、贝类、海参等
鱼类	75	90	13.7	3.2	1.0	鲤鱼、草鱼、鲢鱼、鳙鱼、黄花鱼、带鱼、鲳鱼、鲈鱼等
虾蟹贝类	115	90	15.8	1.5	3.1	河虾、海虾、河蟹、海蟹、河蚌、蛤蜊、蛏子等

注：a 表中给出的每份食品质量均为可食部的质量，必要时需进行换算。

b 如果难以区分畜禽肉类食物种类（如混合肉），可按照畜禽肉类（综合）的质量进行搭配。

内脏类（肚、舌、肾、肝、心、胗等）胆固醇含量高，食物营养成分差异较大，如换算每份相当于70g，换算后需复核营养素的变化是否符合要求。

（5）坚果类，见表3-9。

表 3-9　　　　　　　　　　　　　　　　坚果类食物交换表 * （每份）

食物种类	质量/ g	提供能量和营养成分				食物举例
		能量/ kcal	蛋白质/ g	脂肪/ g	碳水化合物/ g	
坚果（综合）	20	90	3.2	5.8	6.5	常见的坚果、种子类
淀粉类坚果 （碳水化合物≥40%）	25	90	2.5	0.4	16.8	板栗、白果、芡实、莲子
高脂类坚果 （脂肪≥40%）	15	90	3.2	7.7	2.9	花生仁、西瓜籽、松子、核桃、葵花籽、南瓜籽、杏仁、榛子、开心果、芝麻等
中脂类坚果类 （脂肪为20%~40%）	20	90	3.2	6.5	5.3	腰果、胡麻子、核桃（鲜）、白芝麻等

注：* 表中给出的每份食品质量均为可食部的质量。

（6）大豆、乳及其制品，见表 3-10。

表 3-10　　　　　　　　　　　　大豆、乳及其制品食物交换表（每份）

食物种类		质量/ g	提供能量和营养成分				食物举例
			能量/ kcal	蛋白质/ g	脂肪/ g	碳水化合物/ g	
大豆类		20	90	6.9	3.3	7.0	黄豆、黑豆、青豆
豆粉		20	90	6.5	3.7	7.5	黄豆粉
豆腐	北豆腐	90	90	11.0	4.3	1.8	北豆腐
	南豆腐	150	90	9.3	3.8	3.9	南豆腐
豆皮、豆干		50	90	8.5	4.6	3.8	豆腐干、豆腐丝、素鸡、素什锦等
豆浆		330	90	8.0	3.1	8.0	豆浆
液态乳	全脂	150	90	5.0	5.4	7.4	全脂牛乳等
	脱脂	265	90	9.3	0.8	12.2	脱脂牛乳等
发酵乳（全脂）		100	90	2.8	2.6	12.9	发酵乳
乳酪		25	90	5.6	7.0	1.9	奶酪、干酪
乳粉		20	90	4.0	4.5	10.1	全脂乳粉

（7）油脂类，见表 3-11。

表 3-11　　　　　　　　　　　　　　　　油脂交换表（每份）

食物种类	质量/ g	提供能量和营养成分				食物举例
		能量/ kcal	蛋白质/ g	脂肪/ g	碳水化合物/ g	
油脂类	10	90	0	10.0	0	猪油、橄榄油、菜籽油、大豆油、玉米油、葵花籽油、稻米油、花生油等

（8）调味料类盐含量换算表，见表 3-12。

表 3-12 　　　　　　　　　调味料类盐含量换算表（每份）

食物种类		重量/g	盐含量/g	钠含量/mg	食物举例
	食用盐	1	1	400	精盐、海盐等
	鸡精	2	1	400	鸡精类
	味精	4.8	1	400	味精类
酱类	豆瓣酱等（高盐）	6	1	400	豆瓣酱、辣椒酱、蒜蓉辣酱等
	黄酱等（中盐）	16	1	400	黄酱、甜面酱、海鲜酱等
	酱油	6.5	1	400	酱油，生抽、老抽等
	蚝油	10	1	400	蚝油类
	咸菜类	13	1	400	榨菜、酱八宝菜、腌雪里蕻、腌萝卜干等
	腐乳	17	1	400	红腐乳、白腐乳、臭腐乳等

4. 注意事项

（1）在应用食物交换份法编制食谱时，应注意加工食品由于工艺不同，会导致水分含量、脂肪含量有所差异，必要时做出适当的质量调整。

（2）要注意表 3-5～表 3-12 中同类食物不同种类间可以直接互换，非同类食物间的食物不宜互换。

（3）应考虑能量平衡、食物多样、搭配合理。

如对于 50 多岁的男性司机（每日能量需求约 2400kcal），根据《中国居民膳食指南（2022）》建议的该能量各类食物的参考摄入量，需要摄入谷薯类 300g、蔬菜 500g、水果 350g、畜禽肉类 75g、蛋类 50g、水产类 75g、大豆和坚果 35g、奶类及奶制品 300g、油脂 30g，这相当于 12（300/25）份谷薯类食物交换份、1～2 份蔬菜交换份、1～2 份水果交换份、4 份畜禽肉类交换份、2 份奶类交换份、1～2 份豆类食物交换份、3 份油脂类食物交换份。按份选择各类食物的具体种类和质量，把这些食物分配到一日三餐中可以安排如下。

早餐：牛奶 300g、面包 130g、鸡蛋 1 个、炒胡萝卜 60g、核桃 1 个。

午餐：饺子 120g（面粉 118g、瘦猪肉末 25g、虾仁 75g、蘑菇 170g）、豆腐汤（北豆腐 135g）。

加餐：梨 350g。

晚餐：小米粥（小米 40g）、馒头 70g、莴笋炒肉片（莴笋 150g、里脊肉 50g）（全日烹调用油 30g）。

还可以根据食物交换表，改变其中的食物种类。

早餐：酸奶 200g、烧饼 120g、西红柿炒鸡蛋（西红柿 150g、鸡蛋 1 个）。

午餐：米饭（大米 120g）、宫保鸡丁（鸡肉 75g、胡萝卜 10g、黄瓜 25g、花生米 15g）、炒菠菜 150g、清蒸鱼 75g。

加餐：苹果 350g。

晚餐：酸奶 250g、五谷豆浆（大豆 20g、燕麦 10g、绿豆 10g、小米 10g、大米 10g）、烙饼 70g、炒油麦菜 150g（全日烹调用油 30g）。

食物交换份法是一个比较粗略的方法，实际应用中，可将计算法与食物交换份法结合使用，首先用计算法确定食物的需要量，然后用食物交换份法确定食物种类及数量。通过食物的同类互换，可以以一日食谱为模本，交换出一周、一月食谱。

（三）营养软件配餐法食谱编制

随着计算机技术的发展，营养食谱的确定和评价也可以通过计算机实现。目前出现了许多膳食营养管理系统软件，使用者只要掌握基本的电脑技能，就可以方便快捷地确定营养食谱，并且得出营养素的营养成分。膳食营养管理系统软件有很多种，一般都具有如下功能。

（1）提供自动挑选食物种类界面，挑选出的食物自动编制出代量食谱，计算出各类食物的用量并自动将其合理分配到一日三餐或三餐一点中。

（2）进行食谱营养成分的分析计算，并根据计算结果进行调整。

（3）分析膳食的食物结构和计算分析各种营养素的摄入量、能量和蛋白质的食物来源等。

许多软件采取开放的计算机管理方式，可随时扩充食物品种及营养成分。有的软件还可对个体和群体的膳食营养状况做出综合评价，针对儿童青少年还可实现生长发育状况的评价。另外，特殊营养配餐应用软件还有减肥配餐的设计功能及常见病病人膳食的设计功能。

三、团餐食谱编制

团餐食谱编制不同于个人，要考虑年龄、性别、身体活动等综合因素。此外，对于不均匀性群体食谱编制，由于食谱编制对象年龄、性别和劳动强度有很大的差别，所以无法用营养素的平均摄入量进行互相间的比较，所以要用到"标准人"折合系数。一般是将各个人群都折合成标准人进行比较。如拟定 30—49 岁轻体力劳动者的男性为标准人，以其能量供给 2050kcal 作为 1，其他各类人员按其能量需要量与 2050kcal 之比得出各类人的折合系数，用各类人群折合系数乘以各类人群总人数之和，得到折合标准人总人数。

标准人数=标准人折合系数×该类人员人数

折合标准人总人数=甲（类）标准人数+乙（类）标准人数+…+N（类）标准人数

在实际工作中，也可以将某个指定人群作为标准人，如下面例子中将低强度身体活动成年女性定为标准人。

营养配餐时按标准人进行食谱编制，得到标准人的个人营养食谱，然后乘以折合标准人总人数得到食物总用量。

例：用食物交换份法为某企业食堂编制食谱

1. 了解某企业就餐情况

某企业就餐基本情况见表 3-13。

表 3-13　　　　　　　　　　　　某企业就餐情况统计与分析表

年龄	职业	劳动强度	人数		能量需要量/（kcal/d）		折合系数		标准人日数	
			男	女	男	女	男	女	男	女
18~29	办公室人员	轻	37	22	2150	1700	1.02	0.81	37.88	17.81
	司机、生产操作工人	中	102	244	2550	2100	1.21	1	123.86	244.00
	勤杂工人	重	6	2	3000	2450	1.43	1.17	8.57	2.33
30~49	办公室人员	轻	37	26	2050	1700	0.98	0.81	36.12	21.05
	司机、生产操作工人	中	48	65	2500	2050	1.19	0.98	58.33	63.45
	勤杂工人	重	6	2	2950	2400	1.40	1.14	8.43	2.29
50~64	办公室人员	轻	62	52	1950	1600	0.93	0.76	57.57	39.62
	司机、生产操作工人	中	18	9	2400	1950	1.14	0.93	20.57	8.36
	勤杂工人	重	2	1	2800	2300	1.33	1.10	2.67	1.10
	标准人日数合计								354.00	400.00
	标准人日数合计								754	

注：将就餐人员最多的年龄段为 18—29 岁、中等强度身体活动的女性暂定为标准人（能量需要量 2100kcal/d）；折合系数＝各年龄组能量需要量/标准人能量需要量；折合标准人总人日数＝折合系数×各年龄组总人数。

2. 营养食谱设计

（1）确定能量需要量及产能营养素需要量　根据《中国居民膳食营养素参考摄入量（2023 版）》，标准人总能量需求为 2100kcal。

（2）确定每日所需的食物交换份数　确定能产生 90 kcal 能量的食物重量为一个交换份。标准人每天所需的食物总交换份数：2100÷90≈23.5 份。

（3）确定各类食物的交换份数　根据食品交换份的四大组（八大类）内容及营养价值和《中国居民膳食指南（2022）》确定各类食物份数，见表 3-14。

表 3-14　　　　　　　　　　标准人每日各类食物份数表

食品组	谷薯类	蔬菜类	水果类	瘦肉/鱼/蛋类	奶类	大豆和坚果类	油脂类	合计
交换份	13	1	1.5	2.5	2	1	2.5	23.5

（4）确定食物份数的餐次分配　早餐：午餐：晚餐＝30%：40%：30%。标准人每日三餐的能量分配，见表 3-15。

表 3-15　　　　　　　　　　标准人每日三餐的能量分配表

餐次	早餐	午餐	晚餐
份数	7	9.5	7

（5）将食物份数换算为具体食物重量　根据《中国居民膳食指南（2022）》和营养食谱设计原则，将食物分配到一日三餐中，具体见表 3-16。

表 3-16   某企业餐厅一日营养食谱

餐次	餐次份数	食物名称	原料类别	原料份数	原料名称	每份重量/g	原料重量/g	754 标准人所需原料重量/kg
早餐	7	面片汤	谷薯类	2	小麦面粉	25	50	37.7
				0.5	粉丝	25	12.5	9.4
			大豆和坚果类	0.3	豆腐丝	50	15	11.3
			瘦肉/鱼/蛋类	0.8	鹌鹑蛋	60	48	36.2
			油脂类	0.2	花生油	10	2	1.5
		奶香杂粮馒头	谷薯类	1	小麦面粉	25	25	18.9
				0.5	紫薯	100	50	37.7
			奶类	0.5	牛奶	150	75	56.6
		凉拌什锦	大豆和坚果类	0.2	腐竹	20	4	3.0
			蔬菜类	0.1	胡萝卜	300	30	22.6
				0.1	芹菜	300	30	22.6
			油脂类	0.3	橄榄油	10	3	2.3
		水果	水果类	0.5	苹果	175	87.5	66.0
午餐	9.5	米饭	谷薯类	5	大米	25	125	94.3
		莴笋肉片	蔬菜类	0.2	莴笋	330	66	49.8
			瘦肉/鱼/蛋类	0.5	瘦猪肉	80	40	30.2
			油脂类	0.4	花生油	10	4	3.0
		清炒西蓝花	蔬菜类	0.2	西蓝花	300	60	45.2
			油脂类	0.3	花生油	10	3	2.3
		冬菇丸子汤	蔬菜类	0.1	冬瓜	375	37.5	28.3
			瘦肉/鱼/蛋类	0.5	牛肉	80	40	30.2
			油脂类	0.3	花生油	10	3	2.3
		水果	水果类	0.5	猕猴桃	150	75	56.6
		牛奶	奶类	1.5	牛奶	150	225	169.7
晚餐	7	南瓜饼	谷薯类	3	小麦面粉	25	75	56.6
				1	玉米粉	25	25	18.9
			蔬菜类	0.1	南瓜	375	37.5	28.3
		鱼头豆腐汤	大豆和坚果类	0.5	北豆腐	90	45	33.9
			瘦肉/鱼/蛋类	0.5	鲤鱼	75	37.5	28.3
			油脂类	0.5	花生油	10	5	3.8
		猪肝拌菠菜	瘦肉/鱼/蛋类	0.2	猪肝	70	14	10.6
			蔬菜类	0.2	菠菜	300	60	45.2
			油脂类	0.5	橄榄油	10	5	3.8
		水果	水果类	0.5	香蕉	75	37.5	28.3

3. 食谱评价

（1）能量　根据配餐设计时确定的能量目标对团餐食谱能量进行评价。

（2）产能营养素目标　产能营养素目标根据能量分布来确定。通常确定数值较固定或窄的范围，如蛋白质在10%~20%；脂肪20%~30%；碳水化合物50%~65%为适宜。当评价其实际摄入量时，则可以略宽或制订可接受分布范围。

（3）其他营养素　一般以平均需要量评价摄入不足的个体，以可耐受最高摄入量评价过量的个体。若营养素仅有适宜摄入量（AI），则用此值评价（平均摄入量≥AI，摄入不足的比例很低）。

4. 集体配餐注意事项

在不均匀集体中，各类人群的能量和营养素需要不一致，因此进行集体配餐时，需要合理分析人群特点，科学选择标准人。可将最脆弱的亚人群（即营养素需要量相对能量需要量高的人群）作为标准人。如果该亚人群不适合作为目标时，可用营养素密度法进行计划，此时，对于最脆弱的亚人群可采用营养膳食宣传教育等方法，鼓励他们及时补充膳食补充剂或其他营养强化食品。此外，集体配餐要充分贯彻平衡膳食理论，原料选择、食谱设计、烹调制作等环节均要体现科学、合理、营养、卫生的健康饮食理念。

对于一般成年人以外的特定人群，除满足食谱编制一般要求外，还要根据特定人群的营养需要，满足特定人群膳食的要求；对于患慢性疾病的人群还要按照慢性疾病的膳食要求（见项目六、学习单元2　常见慢性疾病健康管理）进行食谱设计，编制出符合各类人群营养与健康需要的营养食谱。

营养食谱设计
（在线测试）

技能训练 1　健康成年人一日食谱设计

一日食谱设计的根本是平衡膳食，平衡膳食模式是保障人体营养和健康的基本原则，食物多样是平衡膳食的基础，合理搭配是平衡膳食的保障。不同类别食物中含有的营养素及其他有益成分的种类和数量不同。只有经过合理搭配的多种食物组成的膳食，才能满足人体对能量和各种营养素的需要。

一、工作准备

记录笔、记录本、表格、计算器、准备《中国食物成分表（标准版）》《中国居民膳食指南（2022）》和《中国居民膳食营养素参考摄入量（2023版）》。

二、工作程序

1. 了解配餐对象的年龄、性别、职业、身高、体重、个人饮食喜好等基本情况

根据配餐对象年龄、生理特点和营养需要来选择适宜的食物。如林同学，女，21岁，身高1.56m，体重48kg，大学生。大学生繁重的脑力劳动和较大量的体育锻炼需要合理的饮食和营养，以提高大学生的身体素质和学习效率。

2. 主食设计

根据《中国居民膳食指南（2022）》和《中国居民平衡膳食宝塔（2022）》确定相应年龄、性别和特定生理状况配餐的主食选择。

成年人每天建议摄入谷类200~300g，其中全谷物和杂豆类50~150g；每天摄入薯类50~100g。建议谷类、薯类、杂豆类的食物品种数平均每天3种以上，每周5种以上。

3. 副食选择与设计（肉、奶、蛋及蔬菜水果等）

近年来，我国居民蔬菜摄入量逐渐下降，水果、奶类、全谷物和大豆摄入量仍处于较低水平。基于其营养价值和健康意义，建议增加蔬菜水果、奶类、全谷物和大豆及其制品的摄入。推荐成人每天摄入蔬菜不少于300g，其中新鲜深色蔬菜应占1/2；水果200~350g；全谷物及杂豆50~150g；饮奶300mL以上或摄入相当量的奶制品；平均每天摄入大豆和坚果25~35g。坚持餐餐有蔬菜，天天有水果，把全谷物、牛奶、大豆作为膳食重要组成部分。

其建议指标为：蔬菜、菌藻和水果类的食物品种数平均每天有4种以上，每周10种以上；鱼、蛋、禽肉、畜肉类的食物品种数平均每天3种以上，每周5种以上；奶、大豆、坚果类的食物品种数平均每天有2种以上，每周5种以上。

4. 一日三餐设计

平衡膳食应做到食物多样，平均每天摄入12种以上食物，每周摄入25种以上，合理搭配一日三餐。只有一日三餐的食物多样，才有可能达到平衡膳食。按照一日三餐分配食物品种数，早餐摄入3~5种；午餐摄入4~6种；晚餐4~5种；加上零食1~2种。

合理的食谱还要注意食物的搭配，包括主副食搭配、粗细搭配、荤素搭配、色彩搭配、形状搭配等，还要考虑成本因素。

根据所有情况的综合分析制订的食谱如下。

早餐：八宝粥、鸡蛋、馒头、西芹拌豆腐干、牛奶（可加餐食用）。

午餐：米饭、竹笋鸡、肉片焖扁豆、清炒西蓝花、肉丝黄瓜汤。

晚餐：大米粥、蒸红薯、清蒸鲈鱼、番茄炒青椒、炒鲜豇豆。

5. 膳食评价

根据《中国居民膳食指南（2022）》查看该食谱是否符合食物多样、合理搭配等要求，如果存在问题，可适时调整，调整后再次评估。

三、工作任务

某大四男生，回族，最近在备考研究生，压力较大，食欲不好，请为其设计一日不带量食谱。

技能训练2 计算法编制健康成人一日食谱

一、工作准备

准备《中国食物成分表（标准版）》、计算器、《中国居民膳食营养素参考摄入量

（2023 版）》。

二、工作程序

1. 了解配餐对象基本情况

了解配餐对象的年龄、性别、职业、身高、体重等基本情况。

2. 确定能量和营养素需要量

（1）确定能量需要量 方法 1 查《中国居民膳食营养素参考摄入量（2023 版）》确定配餐对象的能量供给量。方法 2 根据配餐对象体型和身体活动情况，具体步骤如下。

①根据成人身高，计算其标准体重。公式为：

标准体重（kg）= 身高（cm）-105

②根据成人的体质指数（BMI），判断其属于低体重、肥胖或消瘦。

体质指数（kg/m²）= 实际体重（kg）÷身高的平方（m²）

体质指数在 18.5~23.9kg/m² 为正常，<18.5kg/m² 为低体重，24~27.9kg/m² 属超重，≥28kg/m² 属肥胖。

③了解配餐对象身体活动及其肥胖情况，根据成人每日能量供给量表（表 3-17）确定能量供给量。

每日能量供给量=标准体重（kg）×单位标准体重能量需要量（kcal/kg）

表 3-17 　　　　　　　　　　　　**成人每日能量供给量表** 　　　　　　　　　单位：kcal/kg

体型	身体活动			
	极低强度	低强度	中等强度	高强度
低体重	35	40	45	45~55
正常	25~30	35	40	45
超重	20~25	30	35	40
肥胖	15~20	20~25	30	35

如一名男性车间工人年龄 45 岁，身高 172.5cm，体重 68kg，其一日能量供给量计算如下。

该男子的标准体重=身高（cm）-105=172.5-105=67.5（kg）

根据成人的体质指数（BMI）判断其体型：

体质指数=实际体重（kg）÷身高的平方（m²）= 68÷1.725²=22.9（kg/m²）

可以判断该男子为正常。

该男子每日类别为车间工人，其劳动分级为中等强度身体活动，通过查成年人每日能量供给量表可知其标准体重能量需要量为 40kcal/kg。

该男子每日能量供给量=标准体重（kg）×单位标准体重能量需要量（kcal/kg）= 67.5×40=2700（kcal）

（2）确定碳水化合物、脂类、蛋白质的供给量 三大产能营养素占总能量的比例为：蛋白质 10%~20%、脂肪 20%~30%、碳水化合物 50%~65%。设进餐者每日所需的能量总量为 Q（kcal），则三大营养素所需的摄入量分别如下。

蛋白质摄入量（克数）= Q（kcal）×（10%~20%）÷4kcal/g

$$脂肪摄入量（克数）= Q（kcal）×（20\%～30\%）÷9kcal/g$$
$$碳水化合物摄入量（克数）= Q（kcal）×（50\%～65\%）÷4kcal/g$$

如上述男子的蛋白质、脂肪、碳水化合物若供能比分别为 15%、25%、60%，则：

$$蛋白质摄入量 = 2700kcal×15\%÷4kcal/g = 101（g）$$
$$脂肪摄入量 = 2700kcal×25\%÷9kcal/g = 75（g）$$
$$碳水化合物摄入量 = 2700kcal×60\%÷4kcal/g = 405（g）$$

（3）确定维生素和矿物质的供给量　维生素和矿物质的供给量可以通过查《中国居民膳食营养素参考摄入量（2023 版）》，根据其年龄、性别、身体活动水平等获得。如上述男子的维生素 A 推荐摄入量为 770μgRAE/d，钙的推荐摄入量为 800mg/d。

3. 确定每餐产能营养素目标

按照餐次比确定每餐能量的供给量。三餐能量分配比例为：早餐占 30%，午餐占 40%，晚餐占 30%。

如上述男子三种产能营养素的日需求量分别为：碳水化合物 405g、脂肪 75g、蛋白质 101g，则其每餐所需要产能营养素分别如下。

早餐：碳水化合物摄入量 = 405g×30% = 122g
　　　脂肪摄入量 = 75g×30% = 23g
　　　蛋白质摄入量 = 101g×30% = 30g

午餐：碳水化合物摄入量 = 405g×40% = 162g
　　　脂肪摄入量 = 75g×40% = 30g
　　　蛋白质摄入量 = 101g×40% = 43g

晚餐：碳水化合物摄入量 = 405g×30% = 122g
　　　脂肪摄入量 = 75g×30% = 23g
　　　蛋白质摄入量 = 101g×30% = 30g

4. 确定主食品种、数量

主食确定原则：主食品种依据膳食指南的相关要求选择，数量根据原料中碳水化合物的含量确定。

例如某员工午餐应含碳水化合物 156g，要求以米饭、馒头为主食，并分别提供 50%的碳水化合物，求所需大米（籼米）、富强粉的量。

查《中国食物成分表（标准版）》得知，大米含碳水化合物 77.9%，富强粉含碳水化合物 75.2%，则

$$所需大米量 = 156g×50\%/77.9\% = 100g$$
$$所需富强粉量 = 156g×50\%/75.2\% = 104g$$

5. 确定副食品种、数量

副食确定原则：
①副食在已确定的主食蛋白质含量基础上确定。
②副食应提供的蛋白质的重量 = 需摄入的蛋白质的量 - 主食中提供的蛋白质的量。
③副食中蛋白质 2/3 由动物性食物供给，1/3 由豆制品供给。
④查表并计算各类动物性食物及豆制品的供给量。
⑤配以适量蔬菜，即可形成食谱。

例如，已知胡先生午餐应摄取蛋白质 39g，他选择了牛肉和熏干为蛋白质来源。同时

以馒头、米饭为主食，所需重量分别为90g、100g。则需要牛肉、熏干各多少量。

查《中国食物成分表（标准版）》得知，富强粉含蛋白质10.3%，大米（籼米）含蛋白质7.7%，牛肉为20.0%，熏干为15.8%。

$$主食中蛋白质量 = 90g×10.3\% + 100g×7.7\% = 16.97g$$
$$副食中所需蛋白质量 = 39g - 16.97g = 22.03g$$

副食中蛋白质2/3由动物性食物提供，1/3由豆制品提供：

$$动物性食物应含蛋白质量 = 22.03×66.7\% = 14.7g$$
$$豆制品应含蛋白质量 = 22.03g×33.3\% = 7.3g$$

分别计算牛肉、熏干的需要量：

$$牛肉 = 14.7g/20.0\% = 74g$$
$$熏干 = 7.3g/15.8\% = 46g$$

油脂的摄入应以植物油为主，有一定量的动物脂肪摄入。由食物成分表可知每日摄入各类食物提供的脂肪含量，将需要的脂肪总量减去食物提供的脂肪量即为每日植物油供应量。

6. 确定蔬菜、水果用量

蔬菜和水果的品种可根据不同季节市场的供应情况来选择，蔬菜还要考虑与动物性食物和豆制品配菜的需要。蔬菜和水果的重量按照膳食指南的建议摄入量确定，蔬菜为300~500g，水果为200~350g。

7. 形成初步食谱

根据计算的每日每餐的饭菜用量为基础，可形成一人一日食谱，再根据核定的每日每餐饭菜用量以及人数，可计算出每日每餐食物用料的品种和数量。

如某中年男性轻体力劳动者一天的营养食谱如下。

早餐：小米粥（小米50g）

　　　烤红薯（红薯100g）

　　　咸鸭蛋（50g）

　　　炒油麦菜（油麦菜100g、植物油5g）。

午餐：大米饭（粳米120g）

　　　肉末豆腐（肥瘦猪肉15g、豆腐100g、植物油5g）

　　　水煮河虾（河虾50g）

　　　炒芹菜（芹菜120g、植物油5g）

　　　虾皮黄瓜汤（黄瓜20g、紫菜2g、虾皮8g）

晚餐：馒头（标准粉120g）

　　　葱爆羊肉（瘦羊肉50g、大葱25g、植物油6g）

　　　素拌菠菜（菠菜150g、麻酱10g）

　　　丝瓜汤（丝瓜25g、面筋20g、香菜适量）

晚点：牛奶250g、西瓜300g。

如一个23人的职工食堂，折合标准人为20人，一日营养食谱见表3-18。

表 3-18 23 人食堂一日营养食谱

餐次	食物名称	1 标准人食物可食部用量	1 标准人食物市品用量	20 标准人食物总量
早餐	小米粥	小米 25g	小米 25g	500g
	馒头	特一粉 100g	特一粉 100g	2000g
	煮鸡蛋	鸡蛋 50g	鸡蛋 56g	1120g
	拌黄瓜	黄瓜 50g	黄瓜 54g	1080g
		香油 3mL	香油 3mL	60mL
	酸奶 250mL	牛奶 250mL	牛奶 250mL	5000mL
午餐	米饭	粳米 165g	粳米 165g	3300g
	清炖小黄花鱼	小黄花鱼 50g	小黄花鱼 78g	1560g
		植物油 7mL	植物油 7mL	140mL
	番茄炒菜花	番茄 100g	番茄 103g	2060g
		菜花 150g	菜花 183g	3660g
		植物油 8mL	植物油 8mL	160mL
晚餐	花卷	特一粉 150g	特一粉 150g	3000g
	萝卜丝拌虾皮	虾皮 10g	虾皮 10g	200g
		青萝卜 150g	青萝卜 158g	3160g
		植物油 6mL	植物油 6mL	120mL
	肉片白菜炖豆腐	猪肉（肥瘦）25g	猪肉（肥瘦）25g	500g
		大白菜 100g	大白菜 109g	2180g
		豆腐 50g	豆腐 50g	1000g
		植物油 6mL	植物油 6mL	120mL

8. 评价与调整食谱

根据以上程序设计出食谱后，还应对食谱进行核对，确定编制的食谱是否科学合理。应参照食物成分表，初步核算食谱提供的能量和各种营养素的含量，与营养素参考摄入量进行比较，相差在 10%上下，可认为合乎要求，否则要增减或更换食品的种类或数量。

制订食谱时，不必严格要求每份食谱的能量和各类营养素与参考摄入量保持一致。一般情况下，每天的能量、蛋白质、脂肪和碳水化合物的量出入不应该很大，其他营养素以一周为单位进行计算、评价即可。

根据食谱的制定原则，食谱的评价应包括如下内容。

（1）食谱的评价内容

①食谱中所含五大类食物是否齐全，是否做到了食物种类多样化。

②各类食物的能量是否充足。

③能量摄入是否适宜。

④三餐能量摄入分配是否合理，早餐是否保证了能量和蛋白质的供应。

⑤优质蛋白质占总蛋白质的比例是否恰当。

⑥三大产能营养素（蛋白质、脂肪、碳水化合物）的供能比例是否适宜。

（2）食谱的评价步骤（具体计算方法与评价过程见《项目四　膳食调查与评价》）

①首先按类别将食物归类排序，并列出每种食物的数量，对照《中国居民平衡膳食宝塔（2022）》进行评价。

②从食物成分表中查出每100g食物所含营养素的量，算出每种食物所含营养素的量。

$$食物中某营养素含量＝食物量（g）×100g食物中营养素含量/100$$

③将所用食物中的各种营养素分别相加，计算出一日食谱中三种产能营养素及其他营养素的量。

④将计算结果与《中国居民膳食营养素参考摄入量（2023版）》中同年龄同性别人群的水平比较，进行评价。

⑤根据蛋白质、脂肪、碳水化合物的能量折算系数，分别计算出蛋白质、脂肪、碳水化合物三种营养素提供的能量及占总能量的比例并评价。

⑥计算出动物性及豆类蛋白质占总蛋白质的比例并评价。

⑦计算三餐提供能量的比例并评价。

⑧对食谱中食物的烹饪方法进行评价，判断其是否健康合理，适合就餐者摄食。

⑨评价结果如存在不合理之处，须对食谱进行调整，之后再进行评价，直到调整后的食谱符合就餐者的营养和健康需要。

三、工作任务

请选择本小组一名成员，根据其身高、体重、身体活动等情况确定其能量和营养素需要量，并为其编制一日带量食谱。

技能训练3　食物交换份法编制幼儿园一周食谱

幼儿园儿童年龄一般为3—5周岁，此时的儿童生长发育较快，智力发育处于加速阶段，消化能力已趋完善，因此需要合理供给营养，培养良好的饮食习惯和饮食情感。现阶段，儿童饮食问题日益突出，儿童肥胖、偏食、挑食的现象日趋严重。因此，合理设计儿童营养食谱，为儿童提供均衡营养，是保证儿童健康成长的重要基石。食物交换份法是营养食谱设计中比较灵活易掌握的方法，运用该方法设计的食谱易于达到平衡，便于了解总能量，而且同类食物可以任意选择，使食谱更丰富、多变。

一、工作准备

（1）食物成分表、计算器或营养配餐软件。

（2）了解幼儿园的人数构成、年龄、生理特点等。

二、工作程序

1. 确定某幼儿园儿童就餐基本情况

某幼儿园儿童就餐基本情况，见表3-19。

表 3-19 　　　　　　　　　　　　　某幼儿园儿童就餐情况登记表

人数	小班（3 岁）		中班（4 岁）		大班（5 岁）	
	男	女	男	女	男	女
用餐人数	56	33	39	23	36	24
折合系数	1	0.92	1.04	1	1.12	1.04
折合标准人总人日数	56	30.36	40.56	23	40.32	24.96
合计			215.2			

注：将该食堂就餐人员最多的 3 岁男生暂定为"标准人"；折合系数=各年龄组能量需要量/标准人能量需要量；折合标准人总人日数=折合系数×各年龄组总人数。

2. 确定能量需要量及产能营养素需要量

《中国居民膳食营养素参考摄入量（2023 版）》建议 3 岁男孩能量需求为 1250kcal/d。营养素需要量见表 3-20。

表 3-20 　　　　　　　　　　　　　幼儿园儿童营养素需要量

年龄	能量/（kcal/d）		蛋白质/（g/d）	脂肪/%E	碳水化合物/%E
	男	女			
3	1250	1150	30	35（AI）	50~65
4	1300	1250	30	20~30	50~65
5	1400	1300	30	20~30	50~65

3. 确定每日所需的食物总交换份数

确定能产生 90kcal 能量的食物重量为一个交换份。标准人每天所需的食物总交换份数：1250÷90≈14 份。

4. 确定各类食物的交换份数

根据食品交换份活动使用原则和《中国居民膳食指南（2022）》确定各类食物份数，见表 3-21。

表 3-21 　　　　　　　　　　　　　标准人每日各类食物份数表

食品组	谷薯类	蔬菜类	水果类	瘦肉/鱼/蛋类	奶类	大豆和坚果类	油脂类	合计
交换份	4.5	1	1	1.3	3.2	0.8	2.2	14

5. 确定食物份数的餐次分配

按早餐+早点提供的能量占全天总能量的 25%~30%，午餐+午点占 30%~40%，晚餐占 30%~35%分配各餐的食物份数。标准人每日三餐的食物份数分配，见表 3-22。

表 3-22 　　　　　　　　　　　　　标准人每日三餐的食物份数分配表

餐次	早餐	早点	午餐	午点	晚餐
份数	3.5	0.5	4.5	1	4.5

6. 将食物份数换算为具体食物重量设计出一日食谱

根据膳食指南和儿童食谱设计原则，将食物分配到一日三餐中，具体见表3-23。

表3-23　　　　　　　　　　　　　某幼儿园周一食谱

餐次	餐次份数	食物名称	原料类别	原料份数	原料名称	每份重量/g	原料重量/g	215.2标准人所需原料重量/kg
早餐	3.5	菠菜鸡丝面	谷薯类	1.3	小麦面粉	25	32.5	6.99
			瘦肉/鱼/蛋类	0.2	鸡肉	50	10	2.15
			蔬菜类	0.4	菠菜	300	120	25.82
			大豆和坚果类	0.2	豆腐丝	50	10	2.15
			油脂类	0.4	香油	10	4	0.86
		煮鹌鹑蛋	瘦肉/鱼/蛋类	0.3	鹌鹑蛋	60	18	3.87
		奶酪棒	奶类	0.7	奶酪	25	17.5	3.77
早点	0.5	西瓜	水果类	0.25	西瓜	175	43.75	9.42
		猕猴桃		0.25	猕猴桃	150	37.5	8.07
午餐	4.5	金银软米饭	谷薯类	1	大米	25	25	5.38
				0.7	小米	25	17.5	3.77
				0.3	豌豆	25	7.5	1.61
		蒜蓉小油菜	蔬菜类	0.3	油菜	300	90	19.37
			油脂类	0.7	花生油	10	7	1.51
		番茄牛肉丸子汤	蔬菜类	0.1	番茄	375	37.5	8.07
			瘦肉/鱼/蛋类	0.3	牛肉	80	24	5.16
			油脂类	0.3	花生油	10	3	0.65
		核桃	大豆和坚果类	0.3	核桃	15	4.5	0.97
		苹果	水果类	0.5	苹果	175	87.5	18.83
午点	1	牛奶	奶类	1	牛奶	150	150	32.28
晚餐	4.5	杂粮馒头	谷薯类	0.8	小麦面粉	25	20	4.30
				0.4	玉米面粉	25	10	2.15
		青椒炒鸡蛋	蔬菜类	0.2	青椒	375	75	16.14
			瘦肉/鱼/蛋类	0.2	鸡蛋	60	12	2.58
			油脂类	0.5	花生油	10	5	1.08
		鳕鱼豆腐汤	瘦肉/鱼/蛋类	0.3	鳕鱼	75	22.5	4.84
			大豆和坚果类	0.3	北豆腐	90	27	6.46
			油脂类	0.3	花生油	10	3	0.65
		酸奶	奶类	1.5	酸奶	100	150	32.28

7. 营养核算和调整

对该食谱进行营养核算和评价，如果能量和营养素在可允许范围之外，则要进行调整，形成最终食谱。

8. 根据食物交换份法编制一周食谱

如果需要编制一周食谱，可在一日食谱的基础上应用食物交换份法对食物品种和数量进行同类互换，可以设计出一周或更长时间的食谱。如程序6例子中，可根据幼儿园一日食谱为基础，编制出一周食谱（见表3-23~表3-27）。

表 3-24　　　　　　　　　　　　　　某幼儿园周二食谱

餐次	餐次份数	食物名称	原料类别	原料份数	原料名称	每份重量/g	原料重量/g	215.2 标准人所需原料重量/kg
早餐	3.5	金银卷	谷薯类	0.8	小麦面粉	25	20	4.30
			谷薯类	0.5	小米面粉	25	12.5	2.69
		豆皮胡萝卜炒肉丝	瘦肉/鱼/蛋类	0.1	猪里脊肉	60	6	1.29
			蔬菜类	0.4	胡萝卜	300	120	25.82
			大豆和坚果类	0.2	豆皮	50	10	2.15
			油脂类	0.4	小麦胚芽油	10	4	0.86
		茶蛋	瘦肉/鱼/蛋类	0.4	鸡蛋	60	24	5.16
		牛奶	奶类	0.7	牛奶	150	105	22.60
早点	0.5	苹果	水果类	0.25	苹果	175	43.75	9.42
		香蕉		0.25	香蕉	75	18.75	4.04
午餐	4.5	卤面	谷薯类	2	生面条	35	70	15.06
			蔬菜类	0.1	蒜薹	300	30	6.46
			瘦肉/鱼/蛋类	0.4	瘦猪肉	80	32	6.89
			油脂类	1	小麦胚芽油	10	10	2.15
		丝瓜鸡蛋豆腐汤	蔬菜类	0.1	丝瓜	375	37.5	8.07
			瘦肉/鱼/蛋类	0.1	鸡蛋	60	6	1.29
			大豆和坚果类	0.3	南豆腐	150	45	9.68
		橘子	水果类	0.5	橘子	200	100	21.52
午点	1	酸奶	奶类	1	酸奶	100	100	21.52
晚餐	4.5	杂粮粥	谷薯类	0.2	小米	25	5	1.08
				0.2	玉米渣	25	5	1.08
		馒头		0.8	小麦面粉	25	20	4.30
		芹菜炒虾仁	蔬菜类	0.4	芹菜	300	120	25.82
			瘦肉/鱼/蛋类	0.3	虾	115	34.5	7.42
			油脂类	0.5	小麦胚芽油	10	5	1.08
		烧腐竹	大豆和坚果类	0.3	腐竹	20	6	1.29
			油脂类	0.3	小麦胚芽油	10	3	0.65
		奶酪棒	奶类	1.5	奶酪	25	37.5	8.07

表 3-25   某幼儿园周三食谱

餐次	餐次份数	食物名称	原料类别	原料份数	原料名称	每份重量/g	原料重量/g	215.2 标准人所需原料重量/kg
早餐	3.5	豌豆糕	谷薯类	1.3	干豌豆	25	32.5	6.99
		凉拌黄瓜	蔬菜类	0.4	黄瓜	375	150	32.28
			油脂类	0.2	香油	10	2	0.43
		豆浆	大豆和坚果类	0.4	大豆	20	8	1.72
		牛奶鸡蛋羹	瘦肉/鱼/蛋类	0.5	鹌鹑蛋	60	30	6.46
			奶类	0.5	奶粉	20	10	2.15
			油脂类	0.2	香油	10	2	0.43
早点	0.5	桃子	水果类	0.25	桃子	175	43.75	9.42
		草莓		0.25	草莓	150	37.5	8.07
午餐	4.5	杂粮米饭	谷薯类	1	大米	25	25	5.38
				0.4	高粱米	25	10	2.15
				0.1	菜豆	25	2.5	0.54
		炒土豆丝		0.5	马铃薯	100	50	10.76
			油脂类	0.4	大豆油	10	4	0.86
		水煮鱼片	蔬菜类	0.4	蘑菇	275	110	23.67
			瘦肉/鱼/蛋类	0.3	黑鲢鱼	75	22.5	4.84
			油脂类	0.6	大豆油	10	6	1.29
		柚子	水果类	0.5	柚子	200	100	21.52
		巴旦木	大豆和坚果类	0.3	杏仁	15	4.5	0.97
午点	1	奶酪棒	奶类	1	奶酪	25	25	5.38
晚餐	4.5	牛奶燕麦粥	谷薯类	0.5	燕麦片	25	12.5	2.69
			奶类	1.7	牛奶	150	255	54.88
		油饼	谷薯类	0.7	面粉	25	17.5	3.77
			油脂类	0.2	大豆油	10	2	0.43
		宫保鸡丁	蔬菜类	0.2	黄瓜	375	75	16.14
			瘦肉/鱼/蛋类	0.5	鸡肉	50	25	5.38
			油脂类	0.6	大豆油	10	6	1.29
			大豆和坚果类	0.1	花生米	15	1.5	0.32

表 3-26   **某幼儿园周四食谱**

餐次	餐次份数	食物名称	原料类别	原料份数	原料名称	每份重量/g	原料重量/g	215.2 标准人所需原料重量/kg
早餐	3.5	玉米棒	谷薯类	0.5	鲜玉米	80	40	8.61
		小米饼	谷薯类	0.8	小米	25	20	4.30
		番茄炒蛋	瘦肉/鱼/蛋类	0.3	鸡蛋	60	18	3.87
			蔬果类	0.4	番茄	375	150	32.28
			油脂类	0.2	葵花籽油	10	2	0.43
		肉末豆腐	大豆和坚果类	0.2	南豆腐	150	30	6.46
			瘦肉/鱼/蛋类	0.2	瘦肉	80	16	3.44
			油脂类	0.2	葵花籽油	10	2	0.43
		牛奶	奶类	0.7	牛奶	150	105	22.60
早点	0.5	橙子	水果类	0.25	橙子	200	50	10.76
		葡萄		0.25	葡萄	150	37.5	8.07
午餐	4.5	水饺	谷薯类	2	小麦面粉	25	50	10.76
			瘦肉/鱼/蛋类	0.5	鲢鱼	75	37.5	10.76
			蔬菜类	0.1	胡萝卜	300	30	6.46
				0.1	山药	100	10	2.15
			油脂类	1	葵花籽油	10	10	2.15
		花生乳	大豆和坚果类	0.3	花生米	15	4.5	0.97
		草莓	水果类	0.5	草莓	150	75	16.14
午点	1	酸奶	奶类	1	酸奶	100	100	21.52
晚餐	4.5	奶香杂粮馒头	谷薯类	0.6	小麦面粉	25	15	3.23
				0.6	玉米面粉	25	15	3.23
			奶类	1.5	奶粉	20	30	6.46
		冬瓜肉片	蔬菜类	0.4	冬瓜	375	150	32.28
			瘦肉/鱼/蛋类	0.2	瘦猪肉	80	16	3.44
			油脂类	0.5	葵花籽油	10	5	1.08
		鸡蛋豆腐汤	瘦肉/鱼/蛋类	0.2	鸡蛋	60	12	2.58
			大豆和坚果类	0.2	南豆腐	150	30	6.46
			油脂类	0.3	葵花籽油	10	3	0.65

表 3-27　　　　　　　　　　　　　　某幼儿园周五食谱

餐次	餐次份数	食物名称	原料类别	原料份数	原料名称	每份重量/g	原料重量/g	215.2 标准人所需原料重量/kg
早餐	3.5	鸡蛋饼	谷薯类	1.3	小麦面粉	25	32.5	6.99
			瘦肉/鱼/蛋类	0.5	鸡蛋	60	30	6.46
			油脂类	0.2	橄榄油	10	2	0.43
		青菜炒豆腐	蔬菜类	0.4	大白菜	330	132	28.41
			大豆和坚果类	0.2	北豆腐	90	18	3.87
			油脂类	0.2	橄榄油	10	2	0.43
		羊奶	奶类	0.7	羊奶	150	105	22.60
早点	0.5	火龙果	水果类	0.25	火龙果	75	18.75	4.04
		柚子		0.25	柚子	200	50	10.76
午餐	4.5	紫米饭	谷薯类	1	大米	25	25	5.38
				0.5	黑米	25	12.5	2.69
		炒茄丝	蔬菜类	0.4	茄子	375	150	32.28
			油脂类	1	橄榄油	10	10	2.15
		玉米黄豆炖排骨	谷薯类	0.5	鲜玉米	80	40	8.61
			瘦肉/鱼/蛋类	0.3	排骨	30	9	1.94
			大豆和坚果类	0.3	大豆	20	6	1.29
		梨	水果类	0.5	梨	175	87.5	18.83
午点	1	酸奶	奶类	1	酸奶	100	100	21.52
晚餐	4.5	奶香馒头	谷薯类	0.8	小麦面粉	25	20	4.30
			奶类	0.7	奶粉	20	14	3.01
		玉米甜羹	谷薯类	0.4	玉米渣	25	10	2.15
		大烩菜	瘦肉/鱼/蛋类	0.5	鱿鱼	75	37.5	8.07
			蔬菜类	0.2	大白菜	330	66	14.20
			大豆和坚果类	0.3	北豆腐	90	27	5.81
			油脂类	0.8	橄榄油	10	8	1.72
		奶酪棒	奶类	1.3	奶酪	25	32.5	6.99

食物交换份法编制食谱完成后，应核查主要营养素的含量是否在预期变化范围之内。集体供餐时，应计算食物总量。

9. 幼儿园食谱使用注意事项和建议

食谱烹饪时避免油炸、烟熏、腌制等，建议采用炒、炖、蒸等烹饪方式。纯能量以及油脂量高的食物不宜多吃，以避免儿童肥胖和预防龋齿。经常变换食物的种类和烹调方式，提倡多样化、艺术化的烹饪方式。进餐规律，普及饮食营养知识，培养良好的饮食习惯和饮食情感。

三、工作任务

请选择当地一家幼儿园，了解该幼儿园的人员构成情况，利用食物交换份法为该幼儿园编制一周营养食谱。

学习单元 3

膳食制作与指导

■ 内容引入

"枣泥山药糕"这个甜点知名度很高，因为是《红楼梦》里的秦可卿病中念念不忘的美食。枣泥山药糕的味道清香甜美，易于消化吸收，红枣可以补血行气、滋颐润颜，山药可以健脾益气、补而不腻，对于体弱多病的秦可卿而言，是不错的滋补佳品。根据中医理论，春天要少吃点酸味的食品，多吃点甘味的食品，以补益人体的脾胃之气。食物经过烹调，既改善了适口性，除掉了有毒物质，又便于营养的吸收。早在两千年以前，中国商朝的"烹调之圣"伊尹就曾指出，烹调"灭腥去臊除膻，必以其胜，无失其理"，意思即食物经过烹调，去掉腥膻臊气，保持其鲜美的特色，又不破坏其营养价值，增加了色香味，增加了食物的美感，更加诱人食欲。

科学烹饪是保证食物色、香、味和营养质量的重要环节。采用不同的烹饪方法，会使植物性原料的细胞壁破坏，动物性原料中的蛋白质变性凝固，分解成氨基酸和多肽类，增进食品的色、香、味，使之容易消化吸收，提高食物所含营养素在人体内的利用率。但是，由于烹饪方法和加热时间的不同，菜肴中的营养素数量和种类发生一系列的变化，对烹饪的营养价值也造成一定的影响。所以，在加工过程中要尽量控制不利因素，减少营养素的损失，最大限度保存食物中营养素。

一、营养素损失的途径

食品中的营养素，可因加工生产方法不当而受到一定的损失使其原有的营养价值降低，如维生素 C、维生素 B_1，可因高温（碱性环境）而破坏；水溶性维生素和无机盐也可因在加工生产过程中溶于水而损失。就一般的加工生产方法来说，食物中维生素最易损失，各种无机盐次之，蛋白质、脂肪和碳水化合物在通常情况下损失较少。

（一）流失

流失是指食品失去某些成分，从而破坏其完整性的过程。在某些物理因素，如日光、盐渍、淘洗等作用下，营养物质通过蒸发、渗出或溶解于水中而被抛弃，致使营养素发生丢失。

1. 蒸发

蒸发主要是通过日晒或热空气的作用，使食品中的水分蒸发、脂肪外溢而干枯。在此过程中，维生素 C 损失较大，食物的鲜味也受到一定的影响。

2. 渗出

渗出是指食物的完整性受到损伤，或人工加入食盐，改变了食物内部的渗透性，使其水分渗出，某些营养物质也随之外溢，从而使营养素如脂肪、维生素等发生不同程度的损失。

3. 溶解

溶解是指食物在初加工、调配烹制过程中不恰当的切洗、搓洗，或因长时间炖煮等，使水溶性的蛋白质、无机盐和维生素溶解于水中，这些物质可随淘洗水或汤汁抛弃，因而造成营养素的丢失。

（二）破坏

食物中营养素的破坏，是指因受物理、化学或生物因素的作用，使营养物质分解、氧化腐败、霉变等，失去了食物原有的特性。其破坏的原因主要是食物的保管不善或加工方法不当等，致使霉变、腐烂、生芽等。蛋品的胚胎发育、烹调时的高温、加碱、煮沸时间过长以及菜肴烹制好后搁置时间过长等，都可使营养素受到破坏。

1. 高温作用

食物在高温环境加工生产时，如油炸、油煎、熏烤或长时间炖煮等，食物受热面积大、时间较长，可以使某些营养素破坏。例如油炸食物，维生素 B_1 损失 60%，维生素 B_2 损失 40%，烟酸损失 50%，维生素 C 几乎损失 100%。

2. 化学因素

食品生产加工过程中，不恰当地使用食碱，可使食物中的 B 族维生素和维生素 C 受到破坏。动物类脂肪在光、热的作用下氧化、酸败，失去其脂肪的食用价值，同时还能使脂溶性维生素受到破坏。

二、烹调对食物营养成分的影响

合理烹调是合理营养的主要体现。在烹调食物时，应坚持平衡膳食和营养配餐的原则。通常任何一种食物所含的营养成分是不全面的，合理的营养配餐可以使其中营养素达到互补，提高菜肴的营养价值，满足均衡膳食的需求。在选择烹饪原料、调配膳食、烹调加工时，首先需要考虑烹调原料的营养特点，其次考虑烹调方法的不同，食物中各种营养素的流失程度也不同。

（一）常用烹调方法对营养素的影响

1. 煮

煮是一种将原料放入多量的汤汁或清水中，先用旺火煮开，再用温火煮烂的加工生产方法。此时的汤汁或水具有传热的作用，同时还具有良好的溶解作用，所以汤液中存在相当多的水溶性物质，如维生素 B_1、维生素 C 及无机盐如钙、磷等，糖类及蛋白质在加热过程中起部分水解作用，而脂肪则无显著变化。

蔬菜采用这种方法时，尽管很少或根本不损失胡萝卜素，但相当数量的维生素 B_1（约30%）和维生素 C（约60%）受损失。此外，煮沸时间的长短、煮沸前食物的处理方法对营养素的损失也有影响。对于大多数蔬菜来说，维生素 C 的损失随烹调时间的延长而增加。又如，食物的表面积越大，它们溶解在水或汤汁中的水溶性营养素就越多。

2. 蒸

蒸是一种将原料经过加工后，加调料上屉蒸熟的加工生产方法。用蒸的方法加工生产，食物与水的接触比沸煮要少，所以可溶性物质的损失也就比较少。但是，由于需要较长的时间，故因加热而引起的维生素C的分解就会增加。

3. 炖

炖是将原料在开水内烫去血污后，放入容器内，加上调味品和水，盖上盖，先用旺火烧开，再移到温火上炖到酥烂的加工生产方法。炖煮时所发生的变化与沸煮时产生的变化相似，不过速度较慢，它是一种慢速的加热生产方法，会有大量可溶性物质溶解于汤中。然而，如果把炖熟的食物的汁液用作调味剂或汤，那么就会避免迁移到烹调水中的营养素的损失，而且这种汁液保留有从炖熟的食物中所失去的香味。

炖时使用的温度较低，食物中的蛋白质的变性温和，处于最好消化的状态。同时由于不溶的、坚韧的胶原蛋白在与热水的长时间接触中转变成了可溶的胶质，使汤具有黏性，食物因此变得柔嫩，所以炖煮法特别适合于含结缔组织较多的肉类的烹调。

4. 焖

焖是将原料经煎或炸后，放入辅料、调料、添汤，用小火焖到一定时间勾芡的加工生产方法。用该法时，先要将主料经煎或炸，故蛋白质、脂肪、维生素都有不同程度的损失，而焖的时间长短，又可影响维生素，如维生素B_1、维生素C的含量，但食物经焖煮后消化率有所增加。

5. 烤

烤是将原材料经过腌渍或加工成半熟制品后，放入以柴、炭、煤或煤气为燃料的烤炉或红外线烤炉，利用辐射热将原料烤熟的加工生产方法。烤分明火烤和暗火烤两种。明火烤即在火上直接烤原料，因火力分散，故烤制时间较长，从而使维生素A、B族维生素、维生素C受到很大的损失，也可使脂肪受损失，另外，还会产生苯并芘等致癌物质。暗火烤又叫烘，炉内保持高温，使原料的四周均匀受热，容易烤透，与明火烤相比对营养素破坏影响小些。

6. 卤

卤菜的原料大多采用肉类、禽类及其内脏和豆制品等。把原料经过煮制后，放入卤汁内卤泡适当时间，使味道渗入原料内的加工生产方法。原料经煮或焯后，各种营养素，如B族维生素、维生素C和矿物质等会溶到汤里。原料再放入卤汁内，又使维生素、矿物质部分溶于卤汁中，水溶性的蛋白质和部分脂肪也会进入卤汁中。所以卤后的食品，营养素损失比较多，反过来讲，卤制时若很好地利用煮汤和卤汁，则会提高食物的营养价值。

7. 炸

炸是旺火、多油、无汁的烹调方法。炸有清炸、干炸、软炸、酥炸、面包渣炸、纸包炸、脆炸、油淋炸等。

清炸是原料本身不挂糊、不拍粉，只用调料腌渍一下，再用旺火热油炸制。干炸的原料也是先经调料拌腌，再拍粘适量干淀粉（或玉米粉），放入油锅炸之。软炸就是原料经过调料拌腌后，挂一层薄鸡蛋糊，再下油锅炸制。酥炸有两种，一是主料挂专用的酥炸糊，炸后糊酥松，主料细嫩；二是主料先经蒸、卤至熟烂，再挂少量鸡蛋糊用热油炸制，炸后糊酥主料烂。面包渣炸的主料一般是加工成较厚（6~7mm）的片状，先用调料拌腌，再粘匀面粉及鸡蛋液，最后再滚粘一层面包渣炸制。纸包炸是用江米纸或玻璃纸包裹经调料拌腌过的主料，再用油炸制。

油炸时油温较高，所以对一切营养素都有不同程度的损失，蛋白质可因高温炸焦而严重变性。脂肪也因炸受破坏，使营养价值降低。对于蔬菜来说，油炸要比沸煮损失的维生素多一些，炸熟的肉会损失一些 B 族维生素。

8. 炒

炒是最广泛使用的一种烹调方法。将勺内放少量油，用葱、姜炸锅，放入主料炒至半熟，再放入辅料和调料炒熟的加工生产方法。炒菜时要急火快炒，即用高温短时间炒，这样可以大大减少维生素的损失。注意不要过早放盐，否则，不仅影响菜的成熟时间，还会出现较多的菜汁，一些维生素、矿物质也会同时溶出。炒菜时可用淀粉勾芡，使汤汁浓稠，淀粉具有保护维生素 C 的作用。

9. 煎

煎是将主料挂糊或不挂糊，放在油勺内小火煎，两面呈金黄色后，再加上辅料和调料煎熟的加工生产方法。煎用油少，可是油的热含量大，温度比煮、炖高，所以对维生素不利。若在原料外裹上一层糊，则能减少维生素的损失，其他营养素均无严重损失。

10. 汆、涮

汆、涮以水作为传热媒介，把以植物原料为主，其次是羊肉、丸子等原料放入烧沸的汤水锅中，短时间加热的方法。由于原料在沸水中停留的时间较短，营养素破坏较少。但水溶性成分易流失，所以应减少水溶性的钙、铁、锌、硒、维生素 B_1、维生素 B_2 及蛋白质的流失，最大限度保证原料的鲜嫩。此外，应严格控制加热时间并防止外熟里生。

（二）其他烹调方法对营养素的影响

其他烹调方法对营养素的影响见表 3-28。

表 3-28   其他烹调方法对营养素的影响

烹调方法	时间	选料特点	优点	缺点	措施
烧	中、长	大块原料	油脂乳化，部分蛋白质水解，有利于消化吸收	B 族维生素、维生素 C 损失较大	控制添加水量及加热时间
熬、煨	中、长	大块动物原料为主	油脂乳化，部分蛋白质水解，有利于消化吸收	维生素损失较大	宜用胶原蛋白质和粗纤维含量丰富的原料，适当搭配植物原料
贴、塌	短、中	宜选用蛋白质含量丰富原料	营养素流失较少	受热不均匀	防止外焦里生
爆、熘	短	原料切配后较细小，易熟	营养素流失少，B 族维生素损失也少	维生素 C 损失较大	有些原料需经过上浆、挂糊等方式处理，成熟后内部温度不低于 70℃

三、减少烹调中营养素损失的措施

1. 上浆挂糊

挂糊油炸是保护营养素、增加呈味的一种好方法。挂糊就是炸前在原料表面裹上一层淀粉或用粉调制的糊，使原料不与热油直接接触，从而减小原料的蛋白质和维生素损失。它可使油不浸入原料内部，而原料所含的汁液、鲜味成分也不容易外溢。

原料用淀粉和鸡蛋上浆，使原料中的水分和营养不致大量溢出，不会因高温使蛋白质破坏、维生素大量分解，减少损失。

2. 加醋

食物中的维生素怕碱不怕酸，烹调动物性食物时，醋还能使原料中的钙溶解得多些，促进吸收。

3. 先洗后切

蔬菜应先洗后切，可减少水溶性营养素的损失，而且应该现切现烹，能减少营养素的氧化损失。

4. 急炒

烹调的过程中最好采用旺火急炒的方法，可以缩短菜肴成熟时间，从而降低营养素损失。

5. 其他

勾芡能使汤料混为一体，使浸出的一些成分连同菜肴一同摄入；慎用碱，碱会破坏蛋白质、维生素等多种营养素，因此食物在烹调过程中最好避免用碱。

米饭中营养素的保护（视频）　　面制品营养素的保护（视频）　　蔬菜营养素的保护（视频）

四、减盐、减油和减糖的烹调措施和技巧

我国居民的饮食习惯中食盐摄入量较高，而过多的盐摄入与高血压、脑卒中、胃癌和全因死亡有关，因此要降低食盐摄入，培养清淡口味，逐渐做到量化用盐。目前我国居民烹调油摄入量较多。过多烹调油的使用会增加脂肪的摄入，导致膳食中脂肪供能比超过适宜范围。过多摄入反式脂肪酸还会增加心血管疾病的发生风险。过多摄入添加糖，可增加龋齿、超重和肥胖等的发生风险。因此烹调时要少油少盐，用糖要尽量控制到最小量。

膳食制作与指导
（在线测试）

技能训练 1　烹饪营养指导

一、工作准备

叶菜类（小白菜、生菜、菠菜、韭菜、油菜、包菜等）、根茎类（胡萝卜、马铃薯）、鲜豆类（四季豆）、瓜茄类（南瓜、黄瓜、冬瓜、番茄、辣椒）等蔬菜。

二、工作程序

地点：咨询服务中心，有几个家庭主妇向营养师咨询如何最大限度保留营养，怎样做到合理烹饪。

1. 讲解营养特点

讲解叶菜类、根茎类、鲜豆类和瓜茄类等蔬菜的自然性状和营养特点。

2. 摘去不可食部分

选择新鲜、无腐烂变质的蔬菜，去掉烂叶、黄叶和不可食的部分，备用。

3. 讲解不同烹饪方法的营养素损失率

根据不同蔬菜的性状和营养特点，选择最适宜的烹饪方法，如急火快炒、炖、煮、凉拌等，尽量减少蔬菜中营养素的损失。

4. 介绍相关技巧

选择一种叶菜，采用流水冲洗后，用手撕或刀切碎，示范急火快炒的方法，也可以勾芡，以最大限度保留蔬菜中的维生素和矿物质。告诉咨询者切忌先切后洗或长时间在水中浸泡，更忌烫后切挤的加工方法；烹调时最好减少用水量，缩短加热时间等；烹调过程中可加入醋，可有效保护维生素 C；不可以为了菜肴好看在烹饪过程中加入碱，以免破坏其中维生素。

5. 示范和建议

讲解示范可以生吃的生菜、黄瓜、番茄、辣椒等蔬菜的做法。

讲解淀粉含量高的南瓜和马铃薯的烹饪方法。南瓜的皮含有丰富的胡萝卜素和维生素，所以最好连皮一起食用，如果皮较硬，就用刀将硬的部分削去再食用。在烹调的时候，南瓜心含有相当于果肉 5 倍的胡萝卜素，所以尽量要全部加以利用，适用于蒸、煮等烹调方式。凡腐烂、霉烂或生芽较多的马铃薯，因含过量龙葵素，极易引起中毒，一律不能食用。马铃薯宜去皮吃，有芽眼的部分应挖去，以免中毒。马铃薯适用于炒、炖、烧、炸等烹调方法。马铃薯切开后容易氧化变黑，属正常现象，不会造成危害。可以把切好的马铃薯片、丝放入水中，去掉太多的淀粉以便烹调，但注意不要泡得太久而致水溶性维生素等营养流失。

讲解四季豆的烹饪方法，用炖或小火长时间烹调，要把全部四季豆煮熟焖透，煮熟后颜色由鲜绿变为暗绿，吃起来没有豆腥味，也可以先用水煮熟后再回锅油炒，以确保安全，以防止其中的皂苷和植物血凝素引起食物中毒。此外，要注意不买和不吃老四季豆，烹调前要把四季豆两头和豆荚摘掉，因为毒素在豆荚的头尾部含量很高。

6. 询问理解程度

结合相关的知识内容，询问咨询者的理解程度，了解他们日常使用的其他烹饪措施，并给出评价。

三、注意事项

四季豆、发芽的马铃薯等含有对人体有毒、有害的物质，应特别注意去毒措施。

四、工作任务

刘阿姨从菜市场买了一捆芹菜，她这样烹调：切好菜后，将菜用热水烫了一下，然后泡在一大盆凉水中，半个小时后开始炒。刘阿姨将锅烧得冒烟，放进 2 大勺猪油，在炒菜过程中还加入了食用碱，又向锅中加入一碗水，最后加入调味品。请指出刘阿姨存在的烹调加工误区并指导正确的烹调加工方法。

技能训练 2　减盐、减油和减糖烹调方法指导

一、工作准备

准备《中国食物成分表（标准版）》《中国居民膳食指南（2022）》《中国居民膳食营养素参考摄入量（2023 版）》。

二、工作程序

地点：社区营养服务站，开展健康烹调方法指导科普宣传，普及在日常烹调中减盐、减油和减糖的知识和技巧。

1. 讲解《中国居民膳食指南（2022）》
了解《中国居民膳食指南（2022）》中一般人群膳食指南的八项准则。

2. 减盐烹调方法指导

（1）选用新鲜食材，巧用替代方法　烹调时应尽可能保留食材的天然味道，这样就不需要加入过多的食盐等调味品来增加食物的滋味。另外，可通过不同味道的调节来减少对咸味的依赖。如在烹制菜肴时放少许醋，使用花椒、八角、辣椒、葱、姜、蒜等天然调味料来调味。

（2）合理运用烹调方法　烹制菜肴可以等到快出锅时或关火后再加盐，能够在保持同样咸度的情况下，减少食盐用量。

（3）做好总量控制　使用定量盐勺，在家烹饪时的用盐量不应完全按每人每天 5g 计算，也应考虑成人、孩子的差别，还有日常食用的零食、即食食品、黄酱、酱油等的食盐含量，以及在外就餐，也应该计算在内。

（4）注意隐性盐（钠）问题，少吃高盐（钠）食品　鸡精、味精、蚝油等调味料含钠量较高，某些预包装食品往往属于高盐（钠）食品，要少买高盐（钠）食品，少吃腌制食品。

（5）要选用碘盐　除高碘地区外，所有地区都应推荐食用碘盐，尤其有儿童少年、孕妇、乳母的家庭，更应食用碘盐，预防碘缺乏。

另外，盐可能隐藏在你感觉不到咸的食品中，比如方便面、挂面、坚果、面包、饼干、冰淇淋等，要警惕这些"藏起来"的盐。

3. 减油烹调方法指导

（1）学会选择用油　不同食用油的脂肪酸组成差异很大，家里采购食用油时注意常换品种。

（2）定量巧烹饪　烹饪时多用蒸、煮、炖、焖、凉拌等方式，使用不粘锅、烤箱、电饼铛等烹调器，均可减少用油量。使用带刻度的控油壶，可以帮助定量用油、总量控制。

（3）少吃油炸食品　油炸食品为高脂肪高能量食品，容易造成能量过剩，如饼干、糕点、薯条、薯片等。

（4）减少反式脂肪酸摄入量　高温烹调油、植物奶油、奶精、起酥油、代可可脂等都可能含有反式脂肪酸。要减少反式脂肪酸摄入量，每日不超过2g。

（5）控制动物油脂和饱和脂肪酸　动物油脂富含饱和脂肪酸，应特别注意限制加工零食和油炸香脆食品摄入。日常饱和脂肪酸的摄入量应控制在总脂肪摄入量的10%以下。

（6）看清标签，会识营养成分表　购买包装食品时阅读营养成分表，坚持选择少油食品。

（7）在外就餐多加注意　减少在外就餐频次，油汤饭会将饭菜内多余的油脂吸附，造成油量的过多摄入，虽然好吃，但是最好少吃或别吃。可以从小培养清淡不油腻的饮食习惯。

4. 减糖烹调方法指导

（1）减少食用高糖类零食，如饼干、冰淇淋、巧克力、糖果、糕点、蜜饯、果酱等。对于其他零食，想判断是否为高糖零食，可以看它的配料表，糖的排位比较靠前，就说明含量较高。

（2）不喝或少喝含糖饮料，多选择茶、白开水、纯牛奶来代替糖饮料。人体补充水分的最好方式是饮用白开水。

（3）糖醋排骨、咕咾肉、锅包肉、鱼香肉丝都是含糖量较高的菜，尽量少制作或少点不点。

（4）《中国居民膳食指南（2022）》推荐成年人每人每天添加糖摄入量不超过50g，最好控制在25g以下，糖摄入量控制在总能量的10%以下。为保证不超标，又口感好，可以选用有甜味的食材来代替添加糖，比如大枣、山药、蜂蜜、胡萝卜、南瓜、马铃薯等。

5. 考核掌握程度

结合相关的知识内容，询问咨询者的掌握情况，了解他们日常使用的其他烹饪措施，并给出评价。

三、工作任务

周末，在某社区安排营养咨询活动，该社区有较多独居老人，大多老人有"三高"慢性病，随着年龄的增加，味觉迟钝，平时喜欢口味重的食物，整体多油偏咸，个别老人甚至有做菜放糖的习惯。针对这种现象，请对老人的饮食和烹饪情况进行评价，并给予合理的建议和指导。

项目四

膳食调查与评价

知识目标

1. 了解食物成分表的主要内容。
2. 了解常见食物的重量，熟悉与营养成分有关的折算方法。
3. 了解食物可食部分占比和废弃率的概念，以及影响其变化的因素。
4. 掌握烹调重量变化率，了解常见食物的生熟换算比例。
5. 掌握称重法、24h 回顾法和记账法的概念、使用范围和优缺点，掌握各种调查表的设计原则，熟悉称重、24h 回顾法和记账法的操作步骤。

技能目标

1. 会使用《中国食物成分表（标准版）》。
2. 能够准确地目测常见餐具的容量和常规份量食物的重量。
3. 会计算食物可食部分占比和废弃率。
4. 能对食物的生熟重量比值和原料重量进行换算。
5. 会灵活运用称重法、24h 回顾法、记账法等调查方法进行膳食调查。

素质目标

1. 培养认真负责、无私奉献、爱岗敬业的职业道德观念。
2. 提升个人沟通和团队协作能力。
3. 强调合理膳食、均衡营养的健康生活理念。
4. 培养正确、健康的生活方式，树立正确的人生观和价值观。
5. 增强社会责任感、激发知识报国的家国情怀和使命担当。

膳食调查方法

▌内容引入

为探讨经济发展对我国居民健康状况、食物摄入、收入情况及身体活动等多方面的影响。从 1989 年开始在我国辽宁、山东、江苏、河南、湖北、湖南、广西、贵州八省（自治区）采用多阶段分层随机整群抽样共调查 190 个社区，3800 户约 16000 人。并且对同一人群分别于 1991 年、1993 年、1997 年（另有黑龙江省）、2000 年和 2004 年进行了随访。随访期间，采用了包括称重法和连续 3 日 24h 回顾法在内的多种膳食调查方法，为中国居民膳食结构和营养状况变迁的追踪研究提供了详细丰富的膳食资料，而且对被调查者的收入状况、身体活动水平及体质状况、女性健康状况和居住地医疗服务等均进行了深入调查，是研究经济发展对国民体质影响和国民膳食与营养变化趋势的宝贵资料。

《国民营养计划（2017—2030 年）》明确提出，要进一步普及营养健康生活方式，并在 2030 年，使居民营养健康状况显著改善。而膳食调查是进行营养状况评估的第一步，是公共营养师和营养配餐员常用的工作技能，只有先了解膳食状况，才能对被评估者给出合适的营养状况判断。膳食调查是通过不同方法了解一定时间内不同地区、不同生活条件下某人群或某个人的饮食习惯以及膳食存在的主要问题；调查群体或个体每人每日各种主副食摄入量，在此基础上（利用食物成分表）计算每人每日从膳食中所摄入的能量和各种营养素的数量与质量，借此来评定正常营养素需要得到满足的程度。其结果可以作为对被调查人群或个人进行营养改善、营养咨询、营养指导的工作依据。

膳食调查的目的具体如下。

（1）了解不同地区、不同生活条件下某人群或某个人的饮食习惯、膳食构成的优缺点。

（2）了解饮食习惯中存在的主要问题，研究其对于人民健康的影响。

（3）根据调查群体或个体经常吃的食物种类和数量，利用食物成分表计算出每人每日各种营养素的平均摄入量。结合目前营养学知识和体格测量、临床体征检查和营养状况的实验室检验等结果，评定正常营养需要能够得到满足的程度，从而改善饮食的调配，并为国家食物的计划生产和改进人民营养状况提供科学依据。

膳食调查通常采用的方法有称重法、记账法、24h 回顾法、食物频率法（又称食物频数法）、电话调查、化学分析法等。这些方法可单独进行，也可联合进行。可根据调查研究的目的、研究人群、对结果精确性要求、经费以及研究时间的长短来确定适当的调查方法。为了解不同个体和人群的膳食习惯，包括摄入的食物品种及每日从食物中所能摄取各种营养素的量，营养工作者应该选择适当的膳食调查方法对有关人群进行膳食调查。表 4-1 列举了我国在进行全国膳食调查时采用的调查方法。

表 4-1	我国使用的全国膳食调查方法		
年份	调查名称	调查时间	膳食调查方法
1959 年	第一次全国营养调查	1 年 4 次，每季度 1 次	称重记账法（5~7 天）

续表

年份	调查名称	调查时间	膳食调查方法
1982 年	第二次全国营养调查	秋季	称重记账法（5 天）
1989—2006 年	中国居民健康与营养调查	秋季	全家称重记账法（3 天） 3 天连续个体 24h 回顾法
1992 年	第三次全国营养调查	秋季	全家称重记账法（3 天） 3 天连续个体 24h 回顾法
2002 年	第四次全国营养调查	秋季	全家称重记账法（3 天） （城市只称调味品） 3 天连续个体 24h 回顾法 食物频率法

一、称重法

称重法是对某一个伙食单位或个人一日各餐食物食用量进行称重，计算每人每日的营养素摄入量。它是一种常用的膳食调查方法，可以了解调查对象每人每日对各种主副食的摄入量，进而通过食物成分表计算摄取的能量和各种营养素的种类和数量。因此称重法准确性高，可作为膳食调查的"金标准"，用以衡量其他方法的准确性，是个体和家庭或团体膳食摄入调查的较理想方法，时间一般 3~7 天。但是称重法花费人力和时间较多，不适合大规模的营养调查。

（一）食物重量的估计

1. 常用的食物量具和容量

容量指的是容器内所装的最大液体量。在膳食调查中最常用的称量器具有碗、盘、勺和杯具等。使用前应使用标准称量器具称量一些常见的食物重量，做到心中有数，以方便较为准确地估计食物的量。常用的食物模型的容量见图 4-1。

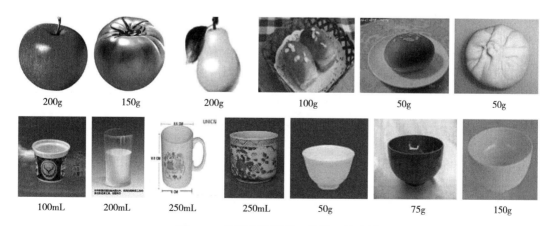

200g	150g	200g	100g	50g	50g
100mL	200mL	250mL	250mL	50g	75g	150g

图 4-1　常用食物模型（量具）的容量

2. 常见食物的份

食物的份是指单位食物或常用单位量具中食物的数量和份额。这个份额常根据大多数个体的食物量或自然份量而确定，包装食品则是根据出售的自然独立包装确定。例如，通常食用的吐司面包一片是20~30g；而一袋牛奶约为250mL。这里的"一片吐司面包""一袋牛奶"指的就是单位食物份的重量。

3. 常见量具和食物份的量

日常生活常见的量具中，汤勺的容量一般为10mL；中等常见盘的直径一般为21cm；中等常见碗的直径一般为13cm。常见食物重量折算见表4-2。

表4-2　　　　　　　　　　　　常见食物重量折算参照表

食物名称	单位	重量（生重）		备注
		g	两	
大米饭	1 小标准碗	75	1.5	碗直径12cm
	1 大标准碗	150	3	碗直径16cm
大米粥	1 小标准碗	30	0.6	—
	1 大标准碗	50	1	—
馒头	1 个	100	2	自制品需看大小折算
面条（湿切面）	1 小标准碗	30	0.6	每斤湿面折合面粉0.8斤，3斤湿面折合面粉2.4斤（1斤=500g）
	1 大标准碗	50	1	
面条（干切面）	1 小标准碗	75	1.5	干面条按面粉重量计算
	1 大标准碗	100	2	
包子	1 个	50	1	小笼包：3~4个/两（1两=50g）
饺子	平均6个	50	1	面粉重量，不包括馅
馄饨	9~10个	50	1	面粉重量，不包括馅
油条	1 根	50	1	—
油饼	1 个	70~80	1.4~1.6	—
炸糕	1 个	50	1	糯米粉35g，赤小豆15g
豆包	1 个	50	1	面粉35g，赤小豆15g
元宵	3 个	50	1	每个含糖3g
烧饼	1 个	50	1	—

（二）食物成分表的应用

1. 认识食物成分表

食物成分表就是记录食物成分数据的表格。食物成分表是营养配餐工作必不可少的工具。要开展好营养配餐工作，必须会使用食物成分表，进而通过食物成分表了解和掌握食物的营养成分。

我国第一版食物成分表是于 1952 年出版的，是由中国疾病预防控制中心营养与健康所的前身中央卫生实验研究院营养学系的营养科学家在两年多时间内完成的（1949—1951 年），目前已经修订至第 6 版，是在前面研究的基础上总结和发展而成的。

《中国食物成分表（标准版）》（第 6 版），共三册，分别为植物性食物、动物性食物和加工食品。基本内容包括：第六版使用说明、食物样品描述、食物成分表和附录。

（1）使用说明　食物名称由中文学名和别名组成，均在食物名称中列出。为便于使用者对食物的辨识，本书将食物名称描述清晰化，对于部分易混淆的食物，在名称中对食物的颜色、形状、质地、生产加工方式、地区来源、分析部位等进行说明。

（2）食物成分表　食物成分表分为能量和食物一般营养成分表、食物氨基酸含量表、食物脂肪酸含量表、常见食物碘含量表、食物维生素含量表等。

（3）附录　附录收集了食物名称中英文对照表、食物名称中拉文对照表、食物血糖生成指数、酒精相对密度与质量分数、体积分数关系表（15℃）、《中国居民膳食营养素参考摄入量》《国民营养计划（2017—2030 年）》以及食物图片等。

2. 食物分类和食物营养素查询

食物分类采用"食物类和亚类"的双级分类方法：参照 INFOODS 的分类原则，结合我国食品行业和营养学界以往的食物分类原则，将所有食物分为若干个食物类，对于一个食物类中的食物，根据其某一属性的不同，又分成不同的亚类，对那些难以归类到某一具体亚类的食物，一律归入相应食物类名称为"其他"的亚类中。

食物营养素查询的方法：首先确定食物，然后按照食品分类查找各种食物在食物成分表中的位置。如小麦，属于谷类，在食物成分表中找到"01-谷类及制品"，在这里可以找到亚类"小麦"，亚亚类第一个就是小麦这种食物的一般营养成分。

3. 食物营养成分的表达

（1）度量单位的表达

①食物成分表中营养素含量，最常用的标准是以每 100g 可食部食物计算的。

②食部是指按照当地的烹调和饮食习惯，把从市场上购买的样品（即市品）去掉不可食的部分之后，所剩余的可食部分所占的比例。

食部就是指可以吃的部分，不包括应该丢掉的和不可以吃的部分。例如带骨头的肉，只能吃肉而要将骨头丢掉；橘子不能吃皮和核等。在表中标明食部为 80 的，就说明这种食物只有 80% 可食用，其余部分不可吃。本表中所列的食部只是按大多数人的食用习惯计算，例如有的人连皮吃苹果，只是不吃核，那么食部就可能是 90；如果不吃皮也不吃核，那么食部就可能只有 80。因此，食部的多少，也可以按每个人的食用习惯去改变它的比例。

（2）营养成分的表达

①能量。能量不是直接测定的，而是由蛋白质、碳水化合物和脂肪的含量计算出来的。过去习惯以 kcal 表示能量的计量单位，而现在国际通用的计量单位为 kJ，故表中能量一栏列出两种计量单位，即 kcal 和 kJ。

②蛋白质。表中蛋白质一栏是指粗蛋白，它除了蛋白质以外，还含有其他的含氮物质，故不是纯蛋白质。但各国食物成分表中均以蛋白质表示，而不用粗蛋白表示。人们在计算食物中蛋白质时可按表中所列数据进行计算。

③脂肪和脂肪酸。食物脂肪的测定数值实际代表粗脂肪，因其中除脂肪外，尚有游离脂肪酸、蜡、磷脂、固醇、松脂及色素等脂溶性物质。基于分析方法，脂肪酸数值是指单体脂肪酸占总脂肪酸的百分比。

④碳水化合物。使用减差法计算食物中总碳水化合物含量，即包括了可利用碳水化合物和膳食纤维两部分，按下式计算：

$$总碳水化合物=100-（水分+蛋白质+脂肪+灰分）$$

也就是说，《中国食物成分表（标准版）》中碳水化合物实际是总碳水化合物。总碳水化合物或可利用碳水化合物能量转换系数都是4，膳食纤维的能量转换系数是2。

⑤胆固醇。胆固醇存在于动物性食物的脂肪中。动物食品中脂肪含量较高，胆固醇含量也相对较多。如蛋黄和动物的肝、肾、脑以及鱼子中含胆固醇较多。

⑥膳食纤维。膳食纤维包括很多组分，如纤维素、半纤维素、木质素、角质等不可溶性纤维，另外还有果胶、树脂等可溶性纤维。书中食物的膳食纤维包括了不溶性膳食纤维和可溶性膳食纤维两种，主要是基于检测方法不同：中性洗涤剂法和美国分析化学家协会（AOAC）的酶重量法。1981—1991年数据多采用粗纤维法。

⑦维生素A、胡萝卜素和视黄醇活性当量。在《中国居民膳食营养素参考摄入量（2023版）》中明确规定维生素A的生物活性以视黄醇活性当量来表示。计算总的维生素A生物活性使用下述公式：

$$膳食RAE=膳食或补充剂来源全反式视黄醇（\mu g）+1/2补充剂纯品全反式\beta-胡萝卜素（\mu g）+$$
$$1/12膳食全反式\beta-胡萝卜素（\mu g）+1/24其他膳食维生素A原类胡萝卜素（\mu g）$$

⑧维生素D。维生素D有两种具有生物活性的形式：维生素D_2（麦角钙化醇）和维生素D_3（胆钙化醇）。现在国际单位（IU）逐步被替代，《中国食物成分表（标准版）》中食物中维生素D的数据以常用的单位重量单位微克（μg）表示。

$$1IU维生素D=0.025\mu g维生素D$$

⑨维生素C。成分表中只列出食物中总抗坏血酸的含量，它包括氧化型的和还原型的维生素C。

（3）数值的表达　《中国食物成分表（标准版）》中所涉及的部分符号说明如下。

X：代表值，几条相同食物数据计算的中位数或均数。

Tr：未检出或微量，低于目前应用的检测方法的检出限或未检出。

（0）：估计0值，理论上为0值或不存在，或测定后为0。

*：参考相似食物或原料数据计算而得或参考值。

—：未检测，理论上食物中应该存在一定量的该种成分，但未实际检测。

un：不能计算，或未测定。

（三）食物可食部和废弃率的计算

1. 食物可食部的计算

食部栏中的系数表示某一食物中可食用部分占食物样品的百分比，用于计算食物可食部分的重量。

$$可食部（EP）=［食品重量（W）-废弃部分的重量（W_1）］÷食品重量（W）×100\%$$

例1：一条带鱼500g，去除内脏125g，食部=（500-125）÷500=75%。

例2：称量一捆芹菜重量2000g，食用其茎，把芹菜的其余部分去掉，称量其废弃部分为 650g。

$$则芹菜（茎）的可食部重量： W_2 = W - W_1 = 2000 - 650 = 1350g$$
$$EP = （W_2 \div W）\times 100\% = （1350 \div 2000）\times 100\% = 67.5\%$$

2. 废弃率的计算

$$废弃率 = 废弃部分重量 \div 食物总重量 \times 100\%$$

芹菜（茎）的废弃率 $= 650 \div 2000 \times 100\% = 32.5\%$，或废弃率 $= 100\% - 67.5\% = 32.5\%$。

3. 市品中营养成分含量计算

市品中营养成分的含量可用下面的公式：

$$市品中某营养素的含量 = 市品的质量 \times 可食部 \times \frac{每100g可食部该营养素含量}{100}$$

例 1：计算 500g 芹菜中蛋白质含量。

先计算出食部为 65% 的芹菜，其可食部的重量为 325g，再算出食部为 325g 芹菜中的蛋白质含量。查表每 100g 芹菜中蛋白质含量为 1.2g，那么 325g 的芹菜中应含蛋白质为 3.9g，即 $325 \times 1.2\% = 3.9$（g）。食物中其他营养素和能量均以此算法计算。

例 2：请利用食物成分表计算 250g 花蛤市品所提供的能量和视黄醇活性当量。

（1）查食物成分表（表 4-3），得出花蛤的食部为 46%，每 100g 食部提供能量为 45kcal，每 100g 食部的花蛤所含的视黄醇活性当量为 23μg RAE。

表 4-3　　　　　　　　　　　　　　　花蛤食物成分表

食物名称	食部/%	能量/kcal	水分/g	蛋白质/g	脂肪/g	膳食纤维/g	碳水化合物/g	灰分/g	胡萝卜素/μg	视黄醇活性当量/μg RAE
花蛤	46	45	87.2	7.7	0.6	—	2.2	2.3	—	23

（2）计算花蛤提供的能量

$$250g 花蛤提供的能量 = 250 \times 0.46 \times 45 / 100 = 51.75（kcal）$$

（3）计算提供的视黄醇活性当量

$$250g 花蛤提供的视黄醇当量 = 250 \times 0.46 \times 23 / 100 = 26.45（μg RAE）$$

例 3：请利用食物成分表计算 250g 菠菜市品提供的视黄醇活性当量。

（1）查食物成分表（表 4-4），每 100g 食部的菠菜所含总视黄醇活性当量为 487μg RAE。

（2）计算 250g 菠菜提供的视黄醇活性当量。

$$250g 菠菜提供的视黄醇活性当量 = 250 \times 0.89 \times 243 / 100 = 540.68（μg RAE）$$

表 4-4　　　　　　　　　　　　　　　菠菜食物成分表

食物名称	食部/%	能量/kcal	水分/g	蛋白质/g	脂肪/g	膳食纤维/g	碳水化合物/g	灰分/g	胡萝卜素/μg	视黄醇活性当量/μg RAE
菠菜	89	27	91.2	2.6	0.3	1.7	4.5	1.4	2920	487

（四）食物生熟重量比值的换算

食物在烹调前后由于采用各种蒸、煮、炒等烹饪方法，发生脱水或吸水，食物的重量、食物中各种营养成分会发生变化和损失。

由于我国的食物成分表主要以食物原料为基础，但在实际调查中，有的食物只能得到熟重量，因此需要通过食物的生熟重量比值将熟重量换算成生重量，再做进一步分析。

1. 烹调重量变化率

烹调重量变化率（WCF）也称重量变化因子，反映了烹调过程中食物重量的变化，按下式计算：

烹调重量变化率（WCF）＝（烹调后食物的重量－烹调前食物的重量）÷烹调前食物的重量×100%

例：生猪肉重 100g，煮熟后为 125g，其烹调重量变化率＝（125－100）÷100×100%＝25%

2. 食物的生熟重量比值与原料重量的换算方法

食物的生熟重量比值＝生食物重量÷熟食物重量

例 1：大米生重 100g，煮好后的重量为 230g，则大米饭的生熟重量比值为 100÷230＝0.43，即 43g 生大米煮熟后为 100g。

根据生熟重量比值可以算出生食进食量，即原料重量。常见食物生熟重量比值可在《食物营养成分速查》中得到。计算公式如下：

原料重量＝食物的熟重量×生熟重量比值

例 2：假设马铃薯熟重 120g，生熟重量比值 0.8，请计算此马铃薯营养素的含量。

马铃薯的重量＝120×0.8＝96g

马铃薯中蛋白质的量＝96×94%×2÷100＝1.81g

3. 注意事项

（1）研究人员应了解被调查地区的食物供应情况，了解市场主副食品种类、供应情况及单位重量。

（2）食物的生重、熟重、体积的概念，三者之间的关系要明确。如一斤大米煮成多少米饭、生熟之间的比值等，要根据当地煮饭习惯做好调查。

（3）调查中使用的食物编码与记录食物量的食物名称要保持一致。如使用米饭的编码，记录的食物量应是熟米饭的量。换算比例搞清楚，才能对一定量的熟食（如一碗米饭、一个馒头）估计出其原料的生重。

（4）对于当地市售食品的单位重量（如一块饼干、一块蛋糕、一个面包的重量和街头食品、油饼、包子、面条等熟食）及所用原料重量均需了解清楚。

（五）称重记录表的设计

称重法是运用日常的各种测量工具对食物量进行称重或估计，从而了解被调查家庭当前食物消耗的情况，通常由调查对象或看护者（如母亲为孩子做记录）在一定时间内完成。在进行称重食物记录时，研究者要指导被调查对象在每餐食用前及时对各种食物进行记录并称量，吃完后也要将剩余或废弃部分称重加以扣除，从而得出准确的个人每种食物摄入量。调查时还要注意三餐之外所摄入的水果、糖果和点心、花生、瓜子等零食的称重记录。

称重法得到的数据都记录在称重记录表中，通过称重记录表计算食物和营养素的摄入量。因此设计记录表是做好膳食调查的基础。

1. 称重记录表的设计原则

（1）餐次分开　称重记录表描述每种食物，包括调味品和三餐外的零食的摄入量。记录时餐次需要分开。

（2）项目完整、清晰　记录的食物需要及时编码，与食物成分表营养素成分互相对应，从而可以计算食物和营养素的摄入量，这是开展称重法膳食调查的重要部分。

（3）足够的记录空间　设计的表格应便于调查时使用，便于计算机的录入和计算。

2. 称重记录表的设计方法

（1）确定调查对象　确定要记录的是"谁"的信息，是针对个体还是群组，以及调查对象的基本情况。如果是收集群组的信息，通常还要计算人均食物消费量。所以除了要记录食物量外，还要记录实际消耗这些食物的人数，以及涉及人员的年龄、性别、身体活动水平等可能影响食物摄入量的基本情况。

（2）确定调查目的和内容　确定要得到的是"什么"信息，是关于食物还是营养素的。对于食物，一方面靠考虑容易忽略的信息，如调味品；另一方面要根据研究目的，考虑记录的详细程度，如是否需要记录食物的商品名称、制作方法和食谱等。如果要计算营养素，还要记录各种食物所对应的食物编码。

（3）确定膳食记录的天数，即调查时间段　实际调查时记录膳食的天数，要根据研究目的与研究者关注的营养素摄入在个体与个体间的变异来决定。实际上调查很少能超过连续4天，因为调查时间过长，会使被调查对象厌倦而放弃参加调查。特别是在那些食物品种少，季节变化不明显的地区，甚至仅调查1天就可以说明问题。但当每日膳食不同，要获得可靠的食物消耗量，就要考虑增加调查天数，但通常每次调查不超过一周。不同地区、不同季节的人群膳食营养状况往往有明显差异，为了使调查结果具有良好的代表性和真实性，最好在不同季节分次调查，这样准确性较高。一般每年应进行4次（每季一次）调查，客观条件不允许的话，至少应在春冬和夏秋各进行一次。调查对象的选择和样本量的大小应有足够的代表性。

（4）确定调查的地点　确定食物的消耗地，要称重的是在哪里消耗的食物，是在家里还是在食堂。

（5）确定调查记录表的选用　膳食摄入记录的表格常用记录册的形式，可以是非开放式和开放式的。非开放式膳食记录表将所有通常食用的食物按照特定份额大小、单位与营养素成分，形成一系列事先进行编码的食物表。这种食物表考虑到快速编码，但是可能并不充分，因为它要求被调查对象按照已定义的单位来描述吃过的食物，而被调查对象对这种单位并不熟悉。开放式膳食记录表更为常用，可以提供一些食用频率不是很高的食物信息。膳食记录表应该在小范围研究中进行预调查试验，见表4-5。

表4-5　　　　　　　　　　　　　家庭3日食物消耗量　　　　　　　　　单位：g

住户编码：　□□省/区（T1）　□调查点（T2）　□市县（T3）□□居委会村（T4）　□□□户（T5）

1 食物编码	2 食物名称	3 结存量	4 第一日 购进量或自产量	5 第一日 废弃量	6 第二日 购进量或自产量	7 第二日 废弃量	8 第三日 购进量或自产量	9 第三日 废弃量	10 3日总购进量或自产量	11 3日总废弃量	12 剩余总量	13 实际消耗量
	馒头	80	250	0	250	0	300	0			0	

续表

| 1 食物编码 | 2 食物名称 | 3 结存量 | 第一日 | | 第二日 | | 第三日 | | 3 日合计 | | 12 剩余总量 | 13 实际消耗量 |
			4 购进量或自产量	5 废弃量	6 购进量或自产量	7 废弃量	8 购进量或自产量	9 废弃量	10 3 日总购进量或自产量	11 3 日总废弃量		
	酱油	615	0	0	0	0	0	0			605	
	醋	355	0	0	0	0	0	0			255	
	盐	485	0	0	0	0	0	0			430	
	花生油	1800	0	0	0	0	0	0			1725	
	香油	440	0	0	0	0	0	0			420	
	面条	0	0	0	500	0	500	00			0	
	油菜	0	500	0	0	00	300	0			50	
	大米	5800	0	0	0	0	5000	0			7300	
	小米	145	0	0	0	0	0	0			70	
	鸡蛋	580	0	0	0	0	1500	0			1700	

注：此表中应该包括油和调味品（盐、糖、酱油等）的消费量，并且请先记录油和调味品的消耗量；

10，3 日总购进量或自产量=第一日购进量或自产量+第二日购进量或自产量+第三日购进量或自产量；

11，3 日总废弃量=第一日废弃量+第二日废弃量+第三日废弃量；

13，实际消耗量=结存量+总购进量或自产量−总废弃量−剩余总量。

3. 称重记录表的使用方法

（1）每次称重时要准确记录在称重记录表上，如家庭称重记录表，将每种食物的结存量、购进量、废弃量和剩余量清楚、准确地填在表格相应的位置。

（2）根据记录量，按式计算实际消耗量。

$$实际消耗量=结存量+购进量−废弃量−剩余量$$

结存量：调查开始时家里现存的某种食物的量。

购进量：每日购进某种食物的量。

剩余量：该家庭中剩余某种食物的量。

例：某家庭大米结存量 0.5kg，又购进 2kg，调查结束时剩余 0.7kg。

$$大米实际消耗量=0.5+2−0.7=1.8kg$$

（3）根据记录数据计算食物营养素含量和营养素摄入量。称重结束后，对照食物成分表完成各种食物的食物编码，根据食物成分表中各种食物的营养素含量计算营养素摄入量。

4. 注意事项

（1）该部分主要介绍的是以家庭或集体用购进量和剩余量记录消耗的一种形式，称重记录表还有多种形式，根据调查目的不同而不同。

（2）目前由于我国的食物成分表以食物原料为基础，因而在称重记录时调查多数食物要利用生熟重量比值换算成原料量，以便计算各种营养素摄入量。但我国食物成分表也分析了一些熟食成品的食物成分含量，如馒头、面条、米饭、糕点及包装食品等，这类食物可直接利用熟食的重量进行调查和分析。

二、24h 回顾法

24h 回顾法是通过访谈的形式收集膳食信息的一种回顾性膳食调查方法，即通过询问被调查对象过去 24h 中实际的膳食情况，对其食物摄入量进行计算和评价。它是目前获得个人膳食摄入量资料最常用的一种调查方法，可以用来分析被调查对象的膳食摄入量及其与营养状况的关系。

（一）24h 回顾法概况

1. 24h 回顾法的原理

通过询问的方法，使被调查对象回顾和描述在调查时刻以前 24h 内摄入的所有食物的数量和种类，可以借助食物模型、家用量具或食物图谱等对其食物的摄入量进行计算和评价。

2. 24h 回顾法的特点

24h 回顾法的主要优点是所用时间短、应答者不需要较高的文化，可以得到个体的膳食营养素摄入状况，便于与其他相关因素进行比较，这种调查结果对于人群营养状况的原因分析是非常有价值的。

它的缺点是应答者的回顾依赖于短期记忆，不适合对老人和 7 岁以下的儿童进行调查。如果回顾膳食不全面，可能对结果有很大的影响，当样本较大，膳食相对单调时，误差将被分散；需要对调查者进行严格培训，不然调查者之间差别很难标准化。

3. 24h 回顾法的技术要点

（1）24h 回顾法可用于家庭个体的食物消耗状况调查，也适合于描述不同人群个体的食物摄入情况，包括一些散居的特殊人群调查。

（2）在实际中一般选用 3 天 24h 连续调查方法。每次 15~40min，以面对面进行调查的应答率较高。

（3）询问方式较多，包括面对面询问、使用开放式调查表或事先编码好调查表通过电话、录音机等进行询问。其中最典型的是使用开放式调查表进行面对面询问。询问时，调查员不但要专业技巧熟练，还要态度诚恳。

（4）对所摄取的食物可进行量化估计。一年中可以进行多次回顾，以提供个体日常食物消耗情况。

（5）在调查时，对于回忆不清楚的老人和儿童，可以询问其看护人；家庭主妇和其他家庭成员可以帮助提供每个人摄入的食物种类和实际消耗的数据。回顾后可用一个食物清单进行核对，因为一些食物或零食很容易被遗忘。

（6）24h 回顾法既可用以评价全体人群，也适合描述不同组个体的膳食平均摄入量。

（7）调查表的设计是关系到调查质量的关键因素。

4. 24h 膳食回顾调查的使用

在实际工作中一般与膳食史法结合使用，或者采用 3 天 24h 连续调查方法。

24h 膳食回顾调查要求每个调查对象回顾和描述 24h 内摄入的所有食物的种类和数量。

24h 一般是从最后一餐吃东西开始向前推 24h。食物量通常参照家用量具、食物模型或食物图谱进行估计。

（二） 24h 回顾法调查表的设计

调查表的设计首先要明确调查对象、时间、地区等基本信息（表 4-6）。24h 回顾法调查表主要包括以下六方面内容。

1. 食物名称

食物名称是指调查对象在过去 24h 内进食的所有食物的名称，可以是主食，如米饭、馒头、面条、小米、玉米粥等；可以是菜名，如清蒸桂鱼、香菇青菜等；也可以是水果、小吃等名称。

2. 原料名称

原料名称是指前述"食物名称"中所列食物的各种原料名称。例如：馒头的原料是面粉，香菇青菜的原料是香菇和青菜。应当注意原料名称是计算各种营养素摄入量的依据，各种食物中所含的营养素可以通过查食物成分表获得。

3. 原料编码

原料编码是指食品成分表中各种原料的编码。每种食物原料应和唯一的编码一一对应。

4. 原料重量

原料重量指各种原料的实际摄入量（克）。由被调查对象回忆过去 24h 内进食各种食物的原料重量。

5. 进餐时间

进餐时间通常分为早、中、晚餐以及上午加餐、下午加餐和晚上加餐。

6. 进餐地点

进餐地点指进食每餐以及各种加餐及零食的地点。如在家、单位/学校、饭馆/摊点等。

表 4-6   **24h 回顾法调查表**

序号：   调查日期：

姓名：		性别：		住址：		电话：	
餐次	食品名称	原料名称	原料编码	原料重量	进餐时间	进餐地点	
早							
中							
晚							

注：进餐地点选择 1. 在家；2. 单位/学校；3. 饭馆/摊点；4. 亲戚/朋友家；5. 幼儿园；6. 节日庆典。

（三）人日数的计算

1. 人日数的概念

人日数是被调查者用餐的天数。一个人吃早、中、晚 3 餐为 1 个人日。在调查中，不一定能够收集到整个调查期间被调查者的全部进餐次数，应按照餐次比（早、中、晚三餐所摄入的食物量和能量占全天摄入量的百分比）来折算。常规餐次比为 0.2、0.4、0.4 或者 0.3、0.4、0.3，或按实际询问的记录（一般餐次比以主食计算），既可以计算家庭中某一个个体在调查期间的就餐人日数，也可以计算一个集体中成员的总人日数。

2. 个人人日数和总人日数的计算

在实际工作中，使用不同的膳食调查方法，个人人日数的计算有所不同，家庭食物称重法中在外就餐不计算在餐次总数中，则个人的人日数和全家总人日数计算公式：

个人人日数＝早餐餐次总数×早餐餐次比+中餐餐次总数×中餐餐次比+晚餐餐次总数×晚餐餐次比

全家总人日数＝所有在家用餐个人的人日数之和

例 1：在做集体膳食调查时，在某托儿所调查，早餐有 20 名儿童进餐、午餐有 30 名、晚餐有 25 名。人日数计算如下。

（1）确定餐次比　餐次比的确定一般为 30%、40%、30% 左右为宜，也可按照儿童的三餐能量比各占 1/3 计算，儿童餐次比例不是一成不变的数值。

（2）计算群体总人日数　若该托儿所三餐能量分配比例为早餐 20%、午餐 40%、晚餐 40%，则总人日数计算为（20×0.2+30×0.4+25×0.4）＝26 人日。

例 2：某机关食堂，早餐有 30 人进餐，午餐有 50 人进餐，晚餐有 20 人进餐，三餐供能比为 30%、40%、30%，则总人日数计算为 30×0.3+50×0.4+20×0.3＝35 人日。

注意：如果没有直接告诉三餐的餐次比，要先通过计算得出餐次比，从而计算群体总人日数。

例 3：某食堂早餐用餐人数 100 人，午餐 120 人，晚餐 80 人，每餐能量分别为 600kcal、1000kcal、800kcal，先计算三餐热能比：

早餐＝600÷（600+1000+800）＝25%

午餐＝1000÷（600+1000+800）＝42%

晚餐＝800÷（600+1000+800）＝33%

则总人日数计算为：100×0.25+120×0.42+80×0.33＝101.8 人日

调查期间总人日数等于调查期间各天人日数总和。

（四）24h 回顾法和膳食史回顾法的结合应用

询问法是目前比较常用的膳食调查方法，是根据询问调查对象所提供的膳食情况，对其食物摄入量进行计算和评价的一种方法，此方法适合于个体调查及特种人群的调查，询问法包括 24h 回顾法和膳食史回顾法，两种方法也可以结合使用。

膳食史回顾法为 Bruke 创立，是通过询问过去一段时间膳食摄入情况，从而得到被调查者通常的膳食模式和食物摄入情况的一种方法。这种方法以问卷形式进行膳食调查，以调查个体经常性的食物摄入种类，根据每日、每周、每月甚至每年所食各种食物的次数或食物的种类来评价膳食营养状况。它的优点是可以进行具有代表性膳食模式的调查，而且样本量大，使用人力少，费用低，一般不影响被调查者的膳食习惯和进餐方式。缺点是膳食史回顾法是一种抽象的方法，因此对于非营养人员进行这样的调查是十分困难的。另外对被调查者也提出了更高的要求。

膳食史回顾法与24h回顾法的不同之处在于不只是询问昨天或者前几天的食物消耗情况，而是询问过去一段时间一般的膳食模式，即长时期的膳食习惯。近年来膳食史回顾法广泛用于营养流行病学调查研究，对于许多慢性疾病（如心血管疾病、糖尿病、癌症及慢性营养不良等）来说，研究过去的膳食比研究现在的更有意义。

两种调查方法都是开放式的调查，结合使用能较全面地反映出人群膳食调查的结果，发挥询问调查法的优势。

三、记账法

记账法是根据账目的记录得到被调查对象的膳食情况来进行营养评价的一种膳食调查方法，它是最早、最常用的膳食调查方法，是其他膳食调查方法的发展基础，常和称重法一起使用。

记账法是由调查对象或研究者称量一定时期的食物消耗总量，研究者通过这些记录并根据同一时期进餐人数，就能计算出每人每天各种食物的平均摄入量。

在集体就餐的伙食单位（如幼儿园、学校和部队），如果不需要个人食物摄入量的数据，只要平均值，则可以不称量每人每天摄入的熟重，只称量总的熟食量，然后减去剩余量，再用进餐人数平均，即可以得出平均每人每天的食物摄入量。

（一）记账法的原理和优缺点

1. 记账法的原理

记账法多用于建有伙食账目的集体食堂等单位，根据该单位每日购买食物的发票和账目、就餐人数的记录，得到在一定期限内的各种食物消耗总量和就餐者的人日数，从而计算出平均每人每天的食物消耗量，再按照食物成分表计算这些食物所供给的能量和营养素数量。

2. 记账法的优点

记账法的操作较简单，费用低，所需人力少，适用于大样本膳食调查。在记录精确和每餐用餐人数统计确实的情况下，能够得到较准确的结果；此法较少依赖记账人员的记忆，食物遗漏少；伙食单位的工作人员经过短期培训可以掌握这种方法，能定期自行调查，可作为改进膳食质量的参考。该法适合于家庭调查，也适合于托幼机关、中小学校或部队的调查。

记账法可以调查较长时期的膳食，如1个月或更长。有些研究为了了解慢性病与饮食的关系，可采用长达一年的膳食记录方法，时间长短根据研究项目的需求而定。与其他方法相比较，不但可以调查长时期的膳食，而且适合于进行全年不同季节的调查。

3. 记账法的缺点

调查结果只能得到全家或集体中人均的膳食摄入量，难以分析个体膳食摄入情况，不适宜进行个人的膳食调查。

（二）记账法调查的基本方法和要点

记账法的基础是膳食账目，所以要求被调查单位的伙食账目完善，数据可靠。

对于家庭一般没有食物消耗账目可查，如用记账法进行调查时，可在调查开始前登记其储存的所有食物，然后详细记录每日购入的各种食物和每日各种食物的废弃量，比如有多少食物喂给动物，多少因变质或其他原因被丢弃等。在调查周期结束后称量剩余的食物（包括库存、厨房及冰箱内食物），然后计算出调查期间消耗的食品总量。

为了记录的准确性，调查中应对食物的品牌及主要配料详细记录；记录液体、半固体及碎块状食物的容积，可用标准量杯和匙、盘、碗定量；糖或包装饮料可用食品标签上的重量或容积；对各种糕点可记录食物的重量。将每种食物的最初结存或库存量，加上每日购入量，减去每种食物的废弃量和最后剩余量，即为调查阶段该种食物的摄入量。

家庭调查要记录每日每餐进食人数，然后计算总人日数。由于家庭成员年龄、性别等相差较大，为了对调查对象所摄入的食物及营养素进行评价，还要了解进餐人的性别、年龄、劳动强度及生理状态，如孕妇、乳母等，因此人数也需要按混合系数计算其营养素摄入量。

（三）调查结果的处理

1. 每日总人日数的计算

个人人日数＝早餐餐次总数×早餐餐次比＋中餐餐次总数×中餐餐次比＋晚餐餐次总数×晚餐餐次比

每日总人日数＝每日个人人日数之和

调查期间总人日数＝调查期间每天总人日数之和

早、中、晚餐次比一般为 20%、40%、40%，也可以是 30%、40%、30%。

2. 每种食物实际消耗量的计算

每种食物实际消耗量＝结存量＋购进量－剩余量－废弃量

3. 每人每日各种食物的摄入量

每人每日各种食物的摄入量＝每种食物实际消耗量÷调查期间总人日数

4. 每人每日各种营养素的摄入量

（1）计算某种食物中某营养素的含量＝食物量÷100×可食部分比例×每 100g 食物中营养素含量。

（2）家庭某种营养素的摄入量＝家庭摄入所有食物中该种营养素的量的总和。

（3）平均每人每日某种营养素的摄入量＝家庭某种营养素摄入量÷调查期间总人日数。

5. 标准人的每日每种食物的摄入量的计算

（1）标准人及标准人系数的定义　　一般情况下以体重 60kg 从事轻体力劳动的 18—29 岁的成年男子为标准人，以其能量供给量 9.0MJ（2150kcal）为 1，其他各类人员按其能量推荐量与 9.0MJ 之比得出各类人的折合系数，即标准人系数。也可以根据具体情况指定某类人群作为标准人。

（2）标准人日数的计算

标准人日数＝标准人系数×人日数

每日总标准人日数＝每日每个人标准人日数之和

调查期间总标准人日数＝调查期间每天总标准人日数之和

（3）混合系数的计算

$$混合系数 = 总标准人日数 \div 总人日数$$

（4）标准人的每日每种食物的摄入量

$$标准人的每日每种食物的摄入量 = 每种食物实际消耗量 \div 调查期间总标准人日数$$
$$= 平均每人每日各种食物摄入量 \div 混合系数$$

例：某家庭 3 天摄入 1200g 大米，该家庭成员为 10 岁女生（1900kcal）、母亲为轻体力劳动者（1700kcal）、父亲为中等强度劳动者（2500kcal）。孩子、母亲全天在家就餐，父亲早、晚就餐。三餐热量比 3：4：3。求出该家庭大米的标准人摄入量。

①计算该家庭的标准人系数

孩子的标准人系数 = 1900/2150 = 0.88

母亲的标准人系数 = 1700/2150 = 0.79

父亲的标准人系数 = 2500/2150 = 1.16

家庭标准人 = 0.88+0.79+1.16 = 2.83

②计算混合系数

总人日数 = 3+3+（3×0.3+3×0.3）= 7.8

该家庭总标准人日数 = 0.88×3+0.79×3+1.16×1.8 = 7.12

混合系数 = 7.12÷7.8 = 0.91

③计算该家庭大米的标准人摄入量

每人每日大米的摄入量 = 1200÷7.8 = 154g

标准人的每日大米的摄入量 = 154÷0.91 = 169g

四、称重记账法

称重记账法是称重法和记账法相结合的一种膳食调查方法。这种膳食调查方法兼具了称重法的准确和记账法的简便，是目前应用非常广泛的一种膳食调查方法。在我国开展的多次全国营养调查中，均采用了该种方法。它是由调查对象或研究者称量记录一定时期内的食物消耗总量，通常用于调查集体伙食单位或家庭中食物消费。通过现场称重和询问可以搜集到一定时期的食物消耗量和进餐人数登记情况，利用一些计算和分析方法，可以获得平均食物摄入量和营养素摄入量等信息。

（一）称重记账法调查表的设计

1. 食物消耗量的记录

开始调查前称量家庭结存的食物（包括库存、厨房、冰箱内所有的食物），然后详细记录每日购入的各种食物量和每日废弃的各种食物量，在调查周期结束后称量剩余的食物量（包括库存、冰箱和厨房内的食物）。

然后将每种食物的最初结存或库存量，加上每日购入量，减去每种食物的废弃量和最后剩余量，即为调查阶段所摄入的该种食物重量。为了保证记录的准确性，调查中应对食物的名称及主要原料进行详细记录。表格举例见表 4-7。

表 4-7　　　　　　　　　　　　　　　　家庭食物量登记表

家庭编号＿＿＿＿＿＿＿＿　省区＿＿＿＿＿＿＿＿＿＿＿＿　市/县＿＿＿＿＿＿

区/乡＿＿＿＿＿＿＿＿　居委会/村＿＿＿＿＿＿＿＿＿　调查户＿＿＿＿＿＿

食物编码								
食物名称	米		标准粉		鸡蛋		萝卜	
结存数量	购进量或自产量/g	废弃量/g	购进量或自产量/g	废弃量/g	购进量或自产量/g	废弃量/g	购进量或自产量/g	废弃量/g
日期								
××日								
××日								
××日								
××日								
××日								
总量/g								
剩余总量/g								
实际消耗量/g								

2. 进餐人数的登记

家庭调查时要记录每日每餐的进餐人数和进餐人的性别、年龄、劳动强度及生理状态，如孕妇、乳母等。

（二）相关计算方法

1. 计算食物实际消耗量

食物实际消耗量根据记账法中统计的 3 天内家庭的食物结存量、购进总量、废弃总量和剩余总量来计算，见下式：

家庭每种食物实际消耗量=食物结存量+购进食物总量-废弃食物总量-剩余食物总量

2. 计算每人每日各种食物的摄入量

家庭平均每人每日每种食物摄入量=实际消耗量÷家庭总人日数

五、其他膳食调查方法

1. 化学分析法

该方法是将被调查者每日所食食物进行实验室化学分析，测定其中能量及各种营养素含量。该法的测定结果精确，但操作复杂，需配备必要的仪器、设备及有一定技术水平的专业人员，因此化学分析法适于需要进行精确测定的小样本。

2. 食物频率（数）法

食物频率（数）法是通过估计被调查者在规定的一段时间内进食某些食物的次数或食物的种类来评价膳食营养状况的，分为定性、定量及半定量食物频率法，该法评价周期可分为几天、1 周、1 个月、3 个月到 1 年以上，常用于研究膳食与疾病的关系。和 24h 回顾法相比，此法调查者、被调查者的负担小，工作量也少；易实现自动化，且费用较低；可快速获得日常食物摄入的种类和摄入量，可反映长期营养素摄入模式。该法也存在可能会因回忆不精确，错误估计食物份额大小，从而影响食物量化的缺点。

膳食调查方法
（在线测试）

技能训练　采用24h回顾法进行膳食调查

一、工作准备

（1）设计调查表，在调查前根据调查目的和调查对象设计好调查用的记录表，常用的调查表为开放式的表格。

（2）准备食物模型、图谱、各种标准容器，调查中引入食物模型、图谱和各种标准容器（如标准的碗、盘、杯子和瓶子等）以及各种食品大小的参考重量，从而对摄入食物进行数量估计。

（3）熟悉被调查者（或地区常用的）家中常用的容器和食物份量，如碗、盘、杯子和瓶子，或者馒头、苹果、梨等，熟悉其容量或重量大小，做到能估计常用食物的重量。

（4）准备食物成分表或营养计算器软件。

（5）培训和调查。调查员要掌握一定的调查技巧，如要了解市场上主副食供应的品种和价格，食物生熟重量比值和体积之间的关系，即按食物的体积能够准确估计其生重；在家庭就餐时，要耐心询问每人摄入的比例，这样在掌握每盘菜所用原料的基础上，就能计算出每人的实际摄入量。

二、工作程序

1. 入户说明来意

调查员入户调查时，应该先自我介绍并说明来意，与被调查对象做简短沟通，以取得他们积极的配合。

2. 说明调查内容

调查人员简要介绍调查内容，明确告诉被调查者回顾调查的时间周期。调查内容应该包括调查者的基本信息、就餐时间、食物名称、原料名称、原料重量及就餐地点等。

3. 调查和记录

调查员按照24h内进餐顺序分别询问吃的食物和数量，包括摄入的所有食物（包括饮料，但不包括调味品）的种类和数量，及在外（餐馆、单位或学校食堂等）用餐的种类和数量以及零食，结果登记在24h回顾调查样表中。对于每一餐次，调查人员可按照食物的几大类来帮助每个家庭成员完善回忆内容，避免遗漏。

4. 引导回顾记录要点

调查者应根据被调查者的回顾如实填写24h回顾调查样表，可以利用食物图谱或常用的容器等帮助其回顾。特别应该注意三餐之外的各种小杂粮和零食的回顾并记录摄入量。

5. 弥补调查不足

调查结束时，再称量各种调味品的消耗量，以求核实用。如果同时进行称重法调查，此步骤可省略。

6. 资料核查

调查后要及时对调查表的内容进行检查与复核。调查资料可用营养计算器软件统一录入，每份数据录入 2 次，对数据库进行核实、查错及清理。

7. 个人人日数计算

家庭成员每人每日用餐登记表（以下列张甲一家为例），见表 4-8。如果是针对个人进行 24h 回顾膳食调查，表格可以简化。

表 4-8　家庭成员每人每日用餐登记表

家庭编号：　　　户主姓名：　　　住址：　　　联系方式：

姓名	张甲			张乙			张丙		
序号	01			02			03		
性别	男			女			女		
年龄/岁	67			29			22		
职业	退休			司机			办公室职员		
劳动强度	低			中等			低		
生理状况	0			孕 5 个月			0		
时间	早	中	晚	早	中	晚	早	中	晚
10 日	1	1	1	0	1	0	0	0	1
11 日	1	1	1	1	1	1	1	0	1
12 日	1	1	1	1	1	0	1	1	1
13 日	1	1	1	0	0	1	1	0	1
用餐人次总数	4	4	4	2	3	2	2	2	4
餐次比/%	20	40	40	20	40	40	20	40	40
折合人日数	4			2.4			2.8		
总人日数	9.2								

三、注意事项

（1）调查员一般从询问调查对象前一天所吃的或喝的第一种食物开始，按时间向后推进。这种按时间顺序调查某一天食物摄入量的方法是人们通常采用的方法。但是，如果被调查对象很难回忆起前一天吃的是什么时，也可以从现在开始回忆，再往前回忆过去的 24h。

（2）用于估计食物量的工具要能够代表调查对象居住社区中通常使用的测量用具。

（3）由于调查主要依靠应答者的记忆能力来回忆、描述他们的膳食，因此不适合于年龄在 7 岁以下的儿童和年龄在 75 岁及以上的老人。

（4）传统的 24h 回顾法中包括调味品的摄入量统计。但由于对调味品的回顾误差较大，我国于 1992 年第三次全国营养调查对调味品的资料采用了称重法获得，即称重法修正的 24h 回顾法。

（5）3 天 24h 回顾法调查时间的选择　原则上 3 天调查从周一到周日，随机抽选 3 天。但是在实际生活中，工作日和休息日的膳食常常有很大差异。因此，为了使调查结果能更好地反映被调查对象的一般膳食情况，3 天 24h 回顾法调查通常选择 2 个工作日和 1 个休息日进行。

（6）24h 回顾法多用于家庭中个体的食物消耗状况调查，对调查员的要求比较高，需要掌握一定的调查技巧，并具有诚恳的态度，才能获得准确的食物消耗资料。

（7）连续进行 3 天 24h 回顾调查是简便易行的，且可获得被调查者的饮食变化。1 天的 24 小时回顾结果，作为评价被调查者膳食营养状况的时候常变化较大。

四、工作任务

两人组成调查小组，采用 24h 回顾法，选择一名在校学生对其进行连续 3 天的膳食调查，将调查结果记入膳食调查表中。

学习单元 2

膳食调查结果的计算与评价

▍内容引入

居民营养与慢性病状况是反映国家经济社会发展、卫生保健水平和人口健康素质的重要指标。2015—2019 年，国家卫生健康委员会组织中国疾病预防控制中心、国家癌症中心、国家心血管病中心开展了新一轮的中国居民慢性病与营养监测，覆盖全国 31 个省（区、市）近 6 亿人口，现场调查人数超过 60 万，具有国家和省级代表性，根据监测结果编写形成《中国居民营养与慢性病状况报告（2020 年）》。报告结果显示，近年来，随着健康中国建设和健康扶贫等民生工程的深入推进，我国营养改善和慢性病防控工作取得积极进展和明显成效。一是居民体格发育与营养不足问题持续改善，城乡差异逐步缩小。二是居民健康意识逐步增强，部分慢性病行为危险因素流行水平呈现下降趋势。三是重大慢性病过早死亡率逐年下降，因慢性病导致的劳动力损失明显减少。

膳食调查的目的是通过各种不同的调查方法对居民的膳食摄入量进行评估，从而了解在一定时期内人群膳食摄入状况以及人们的膳食结构、饮食习惯，以此来评定正常营养需要得到满足的程度。营养工作者在选择适当的膳食调查方法，以确保获得准确的食物数据。同时，更应重视膳食调查之后的原始资料与数据整合、计算、分析与评价工作。

一、膳食调查结果的计算

（一）一份菜肴营养素摄入量的计算

一份菜肴是一餐中较为复杂的部分，也是一日膳食调查的基本功。能够计算一份菜肴的能量和营养素，也就可以计算出一餐、一日膳食中的营养素和能量。

营养素可以分为六大类，即碳水化合物、脂肪、蛋白质、矿物质、维生素和水，如果加上膳食纤维，则为七大类。其中碳水化合物、脂肪、蛋白质经体内代谢后可释放能量，故把三者统称为产能营养素。

一份菜肴营养素摄入量的计算步骤如下。

1. 记录菜肴的原料和用量

询问或者记录菜肴的原料和用量，记录得到表4-9。

表4-9　　　　　　　　　　一份菜肴的原料和用量记录表

菜名	原料	可食部质量/g
番茄炒鸡蛋	番茄	200
	鸡蛋	250
	花生油	15
	食盐	6

2. 在食物成分表中查询相关数据

结合《中国食物成分表（标准版）》，从食物成分表中查询出来各种食物原料每100g可食部的能量及营养素的含量，见表4-10。

表4-10　　　　　　　　　　食物成分查询表

食物名称	可食部/%	蛋白质/g	脂肪/g	维生素C/mg	铁/mg
番茄	97	0.9	0.2	14	0.2
鸡蛋	87	13.1	8.6	—	1.6
花生油	100	—	99.9	—	2.9
食盐	100	—	—	—	1.0

3. 计算原料的营养素含量

分别计算出这一份菜肴中食用的不同食物所含的能量和营养素的量，填入表4-11中。

蛋白质含量的计算=食物量×可食部%×蛋白质%（食物成分表）

脂肪含量的计算=食物量×可食部%×脂肪%（食物成分表）

碳水化合物含量的计算=食物量×可食部%×碳水化合物%（食物成分表）

表4-11　　　　　　　　　　原料的营养素含量

食物名称	可食部/g	蛋白质/g	脂肪/g	维生素C/mg	铁/mg
番茄	194	1.75	0.39	27.16	0.39
鸡蛋	218	28.56	18.75	—	3.49
花生油	15	—	14.99	—	0.44
食盐	6	—	—	—	0.06
合计	435	29.91	39.80	36.86	6.34

4. 计算各营养素的总量

把所有食物提供的能量和营养素的含量相加，就可以得到一份菜肴摄入的总能量和营养素的总量，见表4-13中的"合计"栏。

一份菜肴中某营养素含量的计算公式如下：

一份菜肴中某营养素的含量（g）= $\sum$（每种原料的量×EP×该原料中某营养素的含量÷100）

（二）一日膳食中能量和主要营养素摄入量的计算

将一日膳食各种食物中的能量和主要营养素的量进行求和，可以分别得到一日膳食中总能量及营养素总量的摄入量。

二、调查结果的分析

膳食调查结果的分析包括膳食结构的分析、能量及营养素摄入量和来源的分析。

（一）膳食结构的分析

1. 概述

（1）膳食结构的定义　膳食结构是指膳食中各类食物的数量及其在膳食中所占的比重。根据各类食物所能提供能量及各种营养素的数量和比例来衡量膳食结构的组成是否合理。

（2）膳食结构的类型　依据膳食中动物性、植物性食物所占不同比重，以及能量、蛋白质、脂肪和碳水化合物的摄入量作为划分膳食结构的标准，可以将世界不同地区的膳食结构分为：动植物食物平衡的膳食结构、以植物性食物为主的膳食结构、以动物性食物为主的膳食结构和地中海膳食结构。

①以动物性食物为主的膳食结构：动物性食品为主，高蛋白、高脂肪、高能量，低膳食纤维。肥胖、冠心病、糖尿病等慢性病发病率比较高。以西方国家为代表。

②以植物性食物为主的膳食结构：植物性食品为主，高碳水化合物、高膳食纤维，低动物脂肪，蛋白质质量差，多见营养缺乏病。以东方发展中国家为代表。

③动植物食物平衡的膳食结构：综合以上二型，动物性、植物性食物消费较均衡，脂类摄取不高，蛋白质质量较好并有丰富的蔬菜、水果，也有较多的海产品，食物结构较合理。以日本为代表。

④地中海膳食结构（地中海国家有希腊、法国、西班牙等），特点如下：膳食富含植物性食品，包括水果、蔬菜、薯类、谷物、豆类、果仁；食物加工程度低，新鲜程度高，以当季、当地产的食物为主；橄榄油为主要食用油；每天食用少量、适量的奶酪和酸奶；每周食用少量、适量的鱼、禽、蛋；餐后吃新鲜水果，甜食每周食用几次；每月食用几次红肉；大部分成年人有饮用葡萄酒的习惯。

（3）我国的膳食结构　我国居民的传统膳食以植物性食物为主，谷类、薯类和蔬菜的摄入量较高，肉类的摄入量较低，豆类及其制品总量不高且随地区而不同，奶类消费在大多数地区不多。随着生活水平的提高，肉类、奶类的摄入量也在逐步提高。

国内专家们结合我国近期营养调查和疾病监测，发现东南沿海一带（浙江、上海、江苏、福建、广东）膳食模式，具有蔬菜水果丰富，常吃鱼虾等水产品、大豆制品和奶类，烹调清淡少盐等优点，且该地区居民高血压及心血管疾病发生和死亡率较低、预期寿命较高，被《中国居民膳食指南（2022）》首次给予定义和推荐为东方健康膳食模式，被认为是健康中国膳食模式的代表。

2. 膳食中各类食物摄入量的计算

膳食调查的目的就是为了了解膳食中各种食物摄入量和各种营养素的量。通过采用称重法或者24h回顾法对个体进行1日的膳食调查之后，把这个人1日内所消费的食物进行归类，就可以通过合计计算得到各类食物的摄入量。通常根据膳食宝塔把食物分为谷薯类、蔬菜、水果类，动物性食物，大豆及坚果类，奶及奶制品五大类。也可以将食物分成：谷类、薯类、动物性食物、大豆及坚果类、奶及奶制品、蔬菜类、水果类、油、盐、糖10类。各类食物摄入量的计算步骤如下。

（1）对某个体1日内所消耗的食物名称和重量做好记录。

（2）根据记录，对1日内消费的食物进行归类排序，并列出每种食物的消耗量。

（3）把每一类中不同种食物的重量作求和计算，作为这一类食物的摄入量。

需要注意的是，在进行食物归类时，有些食物不能直接相加，需要进行折算后才能相加。例如，计算奶类摄入量时，不能将奶粉和鲜奶直接相加，应按照蛋白质的含量将奶粉量折算成鲜奶的量再相加。各种豆制品也应该按照蛋白质的含量折算成黄豆的量，然后才可以相加。谷类制品可以按照碳水化合物含量折算成谷类原料的量。折算公式如下：

$$豆制品折算成大豆的量 = 豆制品的摄入量 \times 豆制品中的蛋白质含量 \div 35.0$$
$$奶制品折算成鲜奶的量 = 奶制品的摄入量 \times 奶制品中的蛋白质含量 \div 3.3$$
$$谷类制品折算成谷类原料的量 = 谷类制品的摄入量 \times 谷类制品中的碳水化合物含量 \div 谷类原料的碳水化合物含量$$

式中：35.0表示每100g黄豆中蛋白质的量；3.3表示每100g鲜奶中蛋白质的量。

例1：某人早餐摄入奶酪20g，喝250g鲜奶，则摄入的奶制品的量 = $20 \times 25.7 \div 3.3 + 250 = 405.8g$

例2：某人中餐摄入豆腐干80g（蛋白质含量16.2%），豆腐100g（蛋白质含量8.1%），则摄入的豆制品的量 = $80 \times 16.2 \div 35.0 + 100 \times 8.1 \div 35.0 = 60g$

3. 分析与评价

根据被调查者24h膳食调查结果，计算各类食物的摄入量。然后和膳食宝塔提出的理想膳食模式进行比较，对被调查者的膳食模式进行分析评价。

（1）膳食结构评价依据 膳食模式的评价依据是《中国居民平衡膳食宝塔（2022）》。

（2）膳食结构的评价方法 根据24h膳食调查结果把食物分为九类，统计各类食物的摄入总量，包括谷薯类、大豆类、蔬菜、水果、畜禽肉、蛋类、奶类、水产品、烹调油。将被调查者的劳动强度按低、中、高的不同水平对照《中国居民膳食营养素参考摄入量（2023版）》建议的不同能量膳食的各类食物参考摄入量进行比较，分析判断各类食物摄入量是否满足人体需要。

例：分析评价表4-12中10岁男生的食物构成，并提出合理的膳食指导意见。查《中国居民营养素参考摄入量（2023版）》可知10岁男生（中等强度身体活动）能量需要量为2050kcal/d。

表 4-12   10 岁男生一日食物消耗登记表

餐次	食物名称	用量
早餐	面包	面粉 100g、火腿 25g
	牛奶	牛奶 300g
	煮鸡蛋	鸡蛋 80g
	凉拌黄瓜	黄瓜 100g
午餐	青椒肉片	青椒 50g、植物油 5g、瘦牛肉 35g
	熏干芹菜	熏干 30g、植物油 5g、芹菜 100g
	红烧黄花鱼	黄花鱼 50g、植物油 3g
	青菜豆腐汤	青菜 125g、植物油 6g、南豆腐 30g
	二米饭	小米 50g、大米 75g
	香蕉	香蕉 100g
晚餐	窝头	玉米面 50g、荞麦面 100g
	西蓝花炒鸡丝	西蓝花 55g、植物油 5g、鸡丝 40g
	酸辣土豆丝	土豆丝 80g、植物油 3g
	苹果	苹果 100g

①对 1 日内消费的食物进行归类排序，并列出每种食物的消耗重量。
谷类：面粉 100g，小米 50g，大米 75g，玉米面 50g，荞麦面 100g；
薯类：土豆丝 80g；
禽畜肉：火腿 25g，瘦牛肉 35g，鸡丝 40g；
鱼类：黄花鱼 50g；
豆类及其制品：熏干 30g，南豆腐 30g；
奶类：牛奶 300g；
蛋类：鸡蛋 80g；
蔬菜：黄瓜 100g，青椒 50g，芹菜 100g，青菜 125g，西蓝花 55g；
水果：苹果 100g，香蕉 100g；
油脂：植物油 27g。

②把每一类中不同种食物的重量作求和计算，特别注意豆制品和奶制品的计算，要分别折算成大豆的量和牛奶的量。将计算好的结果记录在表 4-13 中。本例中豆制品为熏干和南豆腐，需折算成大豆的量，为 18.5g。

表 4-13   各类食物的摄入量   单位：g

食物种类	谷类	薯类	蔬菜	水果	动物性食物	奶类	大豆及坚果类	油脂
摄入量	375	80	430	200	230	300	18.5	21
宝塔推荐量（按 2000kcal 能量水平）	250	50~100	450	300	150	300	25	25

③分析和评价。此食谱包括谷类有 375g，选择既有大米也有小麦类的面粉还包括杂粮

类的小米、玉米、荞麦；动物性食物有 230g，牛奶 300g；豆类有熏干 30g 和南豆腐 30g，折合大豆为 18.5g；蔬菜有 430g，包括叶菜、茎菜、茄果、瓜菜、花菜；水果有 200g，两个品种；纯热能食物选择植物油 21g；包含了九大类食物，与《中国居民平衡膳食宝塔（2022）》建议的食物量相比较，谷物食品达到 375g，摄入量偏高，但是缺少全谷类或杂豆类；动物性食品总量达到 230g，摄入量偏高，水果和大豆坚果类的摄入量偏低。

烹饪方法选择多样，有炒、烧、熘、凉拌等，基本符合营养需要，口味多样不单一，酸、辣、甜、咸、鲜等。

④注意事项。在进行食物归类时应注意有些食物，如奶制品和豆制品需要进行折算才能相加。

膳食宝塔建议的各类食物摄入量是一个平均值和比例，日常生活无须每天都样样照着宝塔推荐量吃，但是要经常遵循宝塔各层各类食物的大体比例。

（二）膳食能量的分析

1. 能量摄入量计算

能量摄入量的计算可采用两种方法：

①每人每天能量摄入总量 $= \sum$（每人每日各种食物平均摄入量×可食部%×能量含量%）

②每人每天能量摄入总量＝蛋白质总量×4+脂肪总量×9+碳水化合物总量×4

2. 分析能量的食物来源

①将食物分为谷类、豆类、薯类、动物性食物、纯热能食物和其他六大类，纯热能食物包括植物油、动物油、食用糖、淀粉和酒类。

②按照六类食物分别计算各类食物提供的能量摄入量及能量总和。

③计算各类食物提供的能量占总能量的百分比，即各类食物的能量分别除以总能量可以得到各类食物提供的能量占总能量的百分比。

3. 分析能量的三大产能营养素来源

①根据蛋白质、脂肪、碳水化合物的能量折算系数，分别计算出它们所提供的能量及总能量。

②分别用蛋白质、脂肪、碳水化合物的能量除以总能量即得到三大产能营养素占总能量的比例。

蛋白质供能比＝蛋白质摄入量×4÷总能量摄入量×100%

碳水化合物供能比＝碳水化合物摄入量×4÷总能量摄入量×100%

脂肪供能比＝脂肪摄入量×9÷总能量摄入量×100%

4. 分析三餐能量分配

分别把早、中、晚餐摄入的食物所提供的能量除以一天总摄入的能量再乘以 100%，就可以得到三餐各提供能量的比例。

5. 分析每天能量摄入总量占供给标准的百分比（用于评价个体）

将能量摄入总量除以该个体的能量参考摄入量，再乘以 100%。

（三）膳食营养素的分析

根据被调查者膳食调查结果，计算各类食物的摄入量。再根据各类食物的摄入量计算出每类食物中各种营养素的含量。再将不同种类食物中各种营养素的含量相加，就得到了摄入的各类食物中各种营养素总的含量。

1. 营养素摄入量计算

每人每天某营养素摄入总量 = $\sum$（每人每日各种食物平均摄入量×可食部%×该营养素含量%）

2. 分析蛋白质的食物来源和完全蛋白质占总蛋白质摄入量的百分比

①先将食物分为谷类、豆类、薯类、动物性食物和其他五大类。

②再按照五类食物分别计算各类食物提供的蛋白质量及蛋白质总量。

③计算各类食物提供的蛋白质占总蛋白质的百分比。

④计算优质蛋白占总蛋白质的比例。优质蛋白包括动物性蛋白及豆类蛋白质，它所占的百分比等于动物性蛋白和豆类蛋白质占总蛋白质的比例。

3. 分析脂肪的食物来源

①先将食物分为动物性食物和植物性食物两大类。

②再分别计算动物性食物和植物性食物提供的脂肪摄入量和脂肪总量。

③计算各类食物提供的脂肪占总脂肪的百分比。

4. 分析各种营养素摄入量占供给标准的百分比（用于评价个体）

将该营养素摄入总量除以该个体的膳食营养素量参考摄入量，再乘以100%。

三、膳食调查结果的评价

（一）膳食调查结果的评价过程

膳食调查结果的评价过程见图4-2。

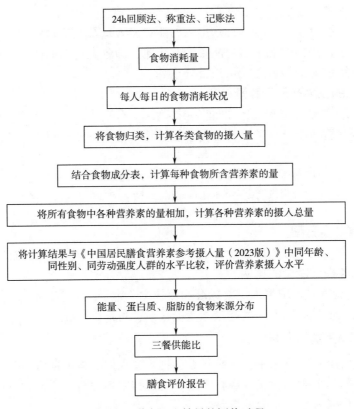

图4-2　膳食调查结果的评价过程

（二）膳食调查结果的评价内容

1. 膳食结构的评价

膳食结构评价包括两个方面。

（1）食物的种类　即食谱中所含九大类食物是否齐全，是否做到了食物种类的多样化。

（2）各类食物的摄入量　根据被调查者的能量水平对照《中国居民平衡膳食宝塔（2022）》建议的不同能量膳食的各类食物参考摄入量进行比较，分析判断各类食物摄入量是否满足人体需要。

2. 能量摄入量的评价

能量摄入量评价包括以下三个方面。

（1）全天能量摄入量的评价　个体的劳动强度、年龄和体型都能影响到能量的需要量。

一般认为，能量可有±5%出入，即摄入量占需要量的百分比在95%~105%内均正常；其他营养素最好不低于推荐摄入量或适宜摄入量的90%；若低于80%，说明体内储存量降低，可能出现缺乏症状；若低于60%，说明严重不足，易引起缺乏症。

（2）三餐能量摄入量的评价　包括三餐能量摄入量是否适宜，早餐是否保证了能量和蛋白质的供应。一般能量的适宜分配比例为：早餐提供的能量应占全天总能量的25%~30%，午餐占30%~40%，晚餐占30%~35%。

（3）三种产能营养素供能比例的评价　人体能量来源于蛋白质、脂肪和碳水化合物，三大营养素占总能量的比例应当适宜，一般来讲蛋白质占10%~20%，脂肪占20%~30%，碳水化合物占50%~65%。

3. 营养素摄入量的评价

（1）全天营养素摄入量的评价　先将一天营养素摄入量填入每日膳食营养素摄入量评价表（表4-14）中。

表4-14　　　　　　　　　　　每日膳食营养素摄入量评价表

营养素	蛋白质/g	脂肪/g	碳水化合物/g	钙/mg	铁/mg	锌/mg	视黄醇活性当量/μg RAE	维生素 C/mg	维生素 E/mg
平均每日摄入量									
每日推荐供给量									
摄入量/供给量（×100%）									

参照《中国居民膳食营养素参考摄入量（2023版）》进行评价。根据中等劳动强度成年男子 EAR、RNI 或 AI、UL 值，分析能量、各种营养素摄入是否存在摄入不足或过剩的现象；与 RNI 或 AI 相差10%上下，可以认为合乎要求。

①若低于 EAR，认为该个体该种营养素处于缺乏状态，应该补充。

②若达到或超过 RNI，认为该个体该种营养素摄入量充足。

③若介于 EAR 或 RNI 之间，为安全起见，建议进行补充。

另外，要注意超过 UL 的营养素。

（2）优质蛋白质占总蛋白质的比例的评价　优质蛋白质包括动物性蛋白质和豆类蛋白质，所含有的必需氨基酸种类齐全、比例适当，人体利用率高，因此应该在膳食中保证一定量的动物性蛋白质和豆类蛋白质，一般优质蛋白质占总蛋白质 1/3 以上。

（3）优质铁占总铁的比例的评价　优质铁指的是来源于动物性食品的铁，它的人体利用率高，因此应该在膳食中保证一定量的动物性铁，一般优质铁占总铁的 1/3 以上。

4. 进行综合评价，提出改善食谱的意见

从以上三个方面综合评价调查期间食物摄取是否科学合理，存在哪些方面的问题，应该如何改进。如能量不足，可建议增加食物总能量；如餐次比不合理，可建议调整早中晚的食物结构与能量分配。

需要强调的是膳食调查结果的评价和建议主要是根据调查期间得到的一日食谱进行评价的，调查数据的代表性和正确性对调查结果影响很大。另外，调查结果的分析和评价主要根据产能营养素的状况来进行讨论。在实际工作中还必须对各种微量营养素的适宜性进行评价，而且需要检测被调查人群的体重变化及其他营养状况指标，从而对膳食进行调整。

膳食调查结果的
计算与评价
（在线测试）

技能训练 1　一日膳食能量和营养素摄入量的计算

一、工作准备

（1）《中国食物成分表（标准版）》、计算器或计算软件、笔、纸等。

（2）一份个人 24h 膳食回顾调查表（表 4-15）、计算表格。

表 4-15　　　　　　　　　　周某 24h 膳食回顾调查表

早餐		午餐		晚餐	
食物名称	食物重量	食物名称	食物重量	食物名称	食物重量
米粥	大米 20g	米饭	大米 100g	米饭	籼米 100g
馒头	面粉 50g	馒头	面粉 50g		
萝卜	萝卜 25g	红烧肉	猪肉 100g	红烧鱼	鲫鱼 150g
牛奶	牛奶 200g	鸡蛋	鸡蛋 50g	炒芹菜	芹菜 250g
		小白菜	小白菜 200g	豆腐干	豆腐干 20g
			油 10g，盐 5g		油 10g，盐 5g
			酱油 10g		酱油 10g

二、工作程序

1. 记录食物

将一日摄取食物的餐次、种类、数量（注意是市品还是可食部的数量）记录在表4-16中。

表 4-16　　　　　　　　　　食物重量记录表

餐次	原料	重量/g	备注
早餐	大米	20	
	面粉	50	
	萝卜	25	
	牛奶	200	
中餐	大米	100	
	面粉	50	
	猪肉	100	
	鸡蛋	50	
	小白菜	200	
	油	10	
	盐	5	
	酱油	10	
晚餐	大米	100	
	鲫鱼	150	
	芹菜	250	
	豆腐干	20	
	油	10	
	盐	5	
	酱油	10	

2. 合并同类食物，根据食物成分表进行相关计算

（1）将相同食物或者同原料的食物进行合并。比如早餐的馒头和午餐的馒头是一种原料，中餐的大米和晚餐的大米可以合并。

（2）查食物的营养成分含量，计算摄入各类食物的能量和营养素的摄入量，将计算结果直接填入表4-17中。

表 4-17　　　　　　　　　　食物营养成分计算表

编码	食物名称	可食部/g	能量/kcal	蛋白质/g	脂肪/g	维生素 C/mg
10-1-101	牛奶	200	108	6.0	6.4	0

续表

编码	食物名称	可食部/g	能量/kcal	蛋白质/g	脂肪/g	维生素 C/mg
01-2-001	大米	220	761.2	16.3	1.8	0
	面粉	100				
	萝卜	25				
	猪肉	100				
	鸡蛋	50				
	小白菜	200				
	鲫鱼	150				
	芹菜	250				
	豆腐干	20				
	油	20				
	盐	10				
	酱油	20				

3. 计算能量和主要营养素总量

将表 4-17 中各种食物中的能量和主要营养素的量进行求和，可以分别得到一日膳食中总能量及营养素总量的摄入量，将计算结果填入表 4-18 食物营养素表中。

表 4-18　　　　　　　　　　　　食物营养素表

餐次	食物名称	重量/g	能量/kcal	蛋白质/g	脂肪/g	碳水化合物/g	维生素 A/μg	维生素 D/μg	钙/mg	铁/mg
早餐										
小计										
午餐										
小计										
晚餐										
小计										
合计										

三、注意事项

（1）食物成分表中的能量和营养素的含量最常用的标准是以每 100g 可食部食物计算的，所以根据摄入量和可食部进行换算后，才可以查表进行能量和营养素摄入量的计算。

（2）能量的计算有两种方法：一种是按照产能营养素的能量折算系数进行计算；另一种也可以直接查食物成分表中能量的含量进行计算。

四、工作任务

两人组成工作小组，根据 24h 回顾法膳食调查的结果，计算其能量和营养素的摄入量。

　评价 10 岁男生膳食调查结果

一、工作准备

（1）《中国食物成分表（标准版）》、计算器或计算软件、笔、纸等。

（2）常用的食物分类表。

（3）能量及营养素参考摄入量相关表格。

（4）《中国居民平衡膳食宝塔（2022）》。

（5）一份 24h 膳食回顾调查表。

下面是 10 岁男生 9 月 8 日进餐情况，见表 4–19。

表 4–19　　　　　　　　　　　　　24h 膳食回顾调查情况

餐次	食物名称	原料名称	原料质量/g
早餐	面包	面粉	100
	火腿	火腿	50
	牛奶	牛奶	300
	苹果	苹果	200
午餐	青椒肉片	青椒	100
		植物油	8
		瘦猪肉	70
	熏干芹菜	熏干	30
		植物油	7
		芹菜	50
	馒头	面粉	150
晚餐	番茄炒鸡蛋	番茄	125
		鸡蛋	60
		植物油	7
	韭菜豆腐汤	韭菜	25
		南豆腐	30
		植物油	4
	米饭	大米	100

二、工作程序

1. 核对膳食摄入记录表

检查食物的餐次、名称及数量的正确性及合理性，看是否存在不合理、不正确的记录。

2. 计算食物摄入量

将食物归类合并，计算各类食物的实际摄入量，填入表4-20。与《中国居民平衡膳食宝塔（2022）》相应能量水平建议量进行比较。查《中国居民营养素参考摄入量（2023版）》可知10岁男生（中等强度身体活动）能量需要量为2050kcal/d。

表4-20　　　　　　　　　　　食物摄入量表　　　　　　　　　　单位：g

食物	实际摄入量	膳食宝塔参考摄入量
谷类（其中全谷物和杂豆）	350（0）	250（50~150）
薯类	0	75
蔬菜	300	450
水果	200	300
动物性食品	180	150
豆类及豆制品	18.5	25
奶类及奶制品	300	300
油脂	26	25

3. 计算各种营养素摄入量

按照食物实际名称查找食物成分表中的对应数值，计算能量和各营养素的摄入量，与推荐摄入量进行比较，填入下表4-21。

表4-21　　　　　　　　　　　能量和营养素的摄入量

营养素	摄入量	推荐摄入量	占推荐摄入量百分比/%	UL
能量/kcal	1658.38	2050	80.90	
蛋白质/g	69.32	50	138.64	
脂肪/g	61.35	20%~30%（供能比）	33.3（供能比）	
钙/mg	592.45	1000	59.2	2000
铁/mg	20.89	16	130.56	35
维生素 A/μg RAE	443.09	633	70	1500
维生素 C/mg	96.24	81.67	117.84	1000

4. 计算能量食物来源

将食物分为谷类、豆类、薯类、动物性食物、纯热能食物和其他六大类，纯热能食物包括植物油、动物油、食用糖、淀粉和酒类；按照六类食物分别计算各类食物提供的能量摄入量及能量总和；计算各类食物提供的能量占总能量的百分比，并将计算结果填入表4-22中。

表 4-22　　　　　　　　　　　　　　　　能量食物来源

食物种类	摄入量/kcal	占总摄入量百分比/%
谷类	778.5	46.94
豆类	63	3.80
薯类	0	0
动物性食物	450.47	27.16
纯热能食物	233.74	14.09
其他	132.67	8.00

5. 计算三大营养素供能比

根据蛋白质、脂肪、碳水化合物的能量折算系数，分别计算出它们所提供的能量及总能量；再用蛋白质、脂肪、碳水化合物的能量除以总能量即得到三大产能营养素占总能量的比例，并将结果填入表 4-23 中。

表 4-23　　　　　　　　　　　　　　　　三大营养素供能比

营养素	实际值	参考值
蛋白质	16.7%	10%~20%
脂肪	33.3%	20%~30%
碳水化合物	50.0%	50%~65%

6. 计算蛋白质的食物来源

将动物性食物及豆类食物的蛋白质累计相加，本例结果为 43.57g，食谱中总蛋白质含量为 69.32g，可以算得：

$$动物性及豆类蛋白质占总蛋白质比例 = 43.57 \div 69.32 = 62.85\%$$

7. 计算脂肪食物来源

计算动物性脂肪和植物性脂肪的比例。本例中动物性脂肪 40.75%；植物性脂肪 59.24%。

8. 初步结果分析与记录

（1）谷类和动物性食物摄入量偏高，但缺乏全谷和杂豆类；没有薯类食物；没有鱼虾类食物；蔬菜、豆类摄入量偏低；奶及奶制品、油脂摄入量与推荐量相适应。

（2）蛋白质、铁、维生素 C 摄入量充足，能量、钙、维生素 A 摄入不足，脂肪摄入量基本适宜。

（3）三餐供能比例为早餐∶午餐∶晚餐 = 20.93%∶57.21%∶20.95%，午餐供能比偏高而早餐和晚餐供能比偏低。

（4）三大产能营养素供能比例为蛋白质∶脂肪∶碳水化合物 = 16.7%∶33.3%∶50.0%，基本适宜。

（5）优质蛋白质摄入比例为 62.85%。

（6）总的看来，该食谱设计欠妥，总能量摄入偏低，食物种类不齐全，粮谷类食物与禽畜肉占比较高，缺少杂豆类、薯类及坚果的摄入；三餐能量分配不够合理，但三种产能营养素比例适宜，优质蛋白质的供应合理，因此需要丰富食物品种，调整餐次比，使食谱进一步科学合理。

9. 保存计算结果

创建一个文件名，一般以调查地点、调查时间等进行命名，然后进行保存和备份，防止丢失。

三、注意事项

（1）在进行食物归类时应注意有些食物，如奶制品和豆制品需要进行折算才能相加。

（2）膳食宝塔建议的各类食物摄入量是一个平均值和比例，日常生活无需每天照着宝塔推荐量吃，但是要经常遵循宝塔各层各类食物的大体比例。

（3）膳食宝塔给出了一天中各类食物摄入量的建议，还要注意合理分配三餐食物量。三餐食物量的分配及间隔时间应与作息时间和劳动状况相匹配。一般早、晚餐各占 30%，午餐占 40% 为宜，特殊情况可以适当调整。

四、工作任务

两人组成工作小组，根据对 24h 回顾法膳食调查结果已计算出的能量和营养素摄入量，对其进行分析与评价。

项目五

人体营养状况
测定与评价

知识目标

1. 了解成人体格测量的指标和意义。
2. 了解儿童体格测量的指标和意义。
3. 掌握营养素缺乏的种类和症状。

技能目标

1. 会对成人的各项体格测量指标进行测量，并进行合理评价。
2. 会对儿童的各项体格测量指标进行测量，并进行合理评价。
3. 能够根据身体状况判断营养素是否缺乏。
4. 能够对各种慢性病的营养问题进行合理膳食指导。

素质目标

1. 通过小组完成课堂任务，培养团队合作意识。
2. 在技能训练完成过程中，采用自评、互评、师评等多种评价方式，培养查找问题、分析问题、解决问题的能力，以及树立严谨的科学素养和精益求精的工匠精神。
3. 通过对营养不良相关知识的学习，培养深入社会实践、关注现实问题和经世济民的职业素养，激发科技报国的家国情怀和使命担当。
4. 深刻认识到国民体质提升的重要性，培养关注人民健康意识，培养正确的生活方式，树立正确的人生观和价值观。

学习单元 1

成人体格测量

▍内容引入

《中国居民营养与慢性病状况报告（2020 年）》结果显示，居民的平均身高持续增长，我国 18—44 岁的男性和女性平均身高分别为 169.7cm 和 158cm，与 2015 年相比分别增加 1.2cm 和 0.8cm。过去 20 年间，中国在肥胖防控方面做出了巨大努力，发布了与肥胖预防和控制相关的一系列政策、建议和指南，包括《中国成人肥胖症防治专家共识》《超重或肥胖人群体重管理规范》《中国肥胖预防和控制蓝皮书》《中国超重/肥胖医学营养治疗指南（2021）》《中国成人超重和肥胖症预防控制指南（2021）》《中国居民肥胖防治专家共识——肥胖防治行动专家建议 15 条》《成人肥胖食养指南（2024 年版）》。国家卫生部门先后启动了全民健康生活方式行动、"三减三健"（减盐、减油、减糖，健康口腔、健康体重、健康骨骼）行动等。

常用的评定个体营养状况的方法是人体测量，它包括体重、身高、皮褶厚度及人体各围度的测量。由于它们简单易行，且可以较好地反映机体营养状况，所以是人体营养状况测定不可缺少的内容，是评价人体营养状况的一个重要方法。不同年龄组所选用的指标侧重点不同，而且指标的测定方法也存在较大差异。在测量这些指标的时候应注意年龄、性别的差异以及测量方法的准确性、记录的规范性等。

一、成人营养状况评价常用的体格测量指标和意义

体格大小和生长速度是反映机体营养状况的敏感指标。体格测量是评价群体或个体营养状况的重要项目之一。成人体格测量的主要指标有身高、体重、腰围、臀围、胸围等。其中以身高和体重最为重要，因为它综合反映了蛋白质、能量以及其他一些营养素的摄入、利用和储备情况，反映了机体、肌肉、内脏的发育和潜在能力。对于成人而言，由于身高已基本无变化，当蛋白质和能量供应不足时体重的变化更为灵敏，因此常将体重作为了解蛋白质和能量的重要观察指标。孕妇测量体重可以监测孕期的增重是否适宜，腹围可以反映胎儿的发育情况。

二、体格测量的方法和工具

（一）身高

1. 测量工具

成年人常用的身高测量工具为身高计（仪）使用前应校对零点，用钢尺测量基准板平面红色刻线的高是否为 10.0cm（误差不得大于 0.1cm）进行校准。同时应检查立柱是否垂直，连接处是否紧密，有无晃动，零件有无松脱等情况，并及时加以纠正。

2. 测量方法

上肢自然下垂，足跟并拢，足尖分开呈 60°，足跟、骶骨部及肩

成人体格测量
（视频）

胛间与立柱相接触，躯干自然挺直，头部正直，耳屏上缘与眼眶下缘呈水平位；测试人员站在受试者右侧，将水平面压板轻轻沿立柱下滑，轻压于受试者头顶；测试人员读数时双眼应与压板平面等高进行读数，以厘米（cm）为单位，精确到小数点后一位（0.1cm），如图 5-1 所示。

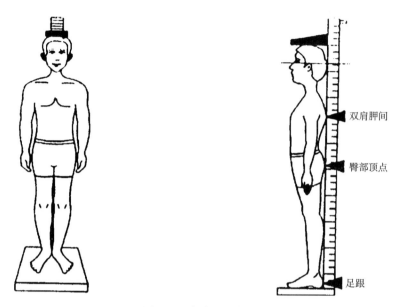

图 5-1　身高测量方法

3. 注意事项

身高在一日中的变化为 1~2cm，测量一般在上午 10 时左右。每次测量身高均应赤脚，用同一身高计，身体姿势前后应一致。身高计应放在地面平坦并靠墙根处。每次测量身高最好连续测两次，间隔 30s。两次测量的结果应大致相同。身高计的误差不得超过 0.5cm。

（二）体重

1. 测量工具

体重的测量工具为杠杆秤、体重秤或体重计等。杠杆式体重秤使用前检验其准确度和灵敏度，准确度要求误差不超过 0.1%。

2. 测量方法

将杠杆秤放在平坦地面上，调整零点至刻度尺呈水平位；受试者身着短裤、短袖衫，站立秤台中央；测试人员放置适当砝码并移动游码至刻度尺平衡；读数以千克（kg）为单位，精确到小数点后一位。

3. 注意事项

空腹测量；穿轻便衣服、脱鞋；一般测量两次，精确到 10g。

（三）腰围

1. 测量工具

用无伸缩性材料制成的卷尺，刻度需读至 0.1cm。

2. 测量方法

被测者自然站立，平视前方；测试员甲选肋下缘最底部和髂前上棘最高点，连线中点，以此中点将卷尺水平围绕腰一周，在被测者呼气末，吸气未开始时读数；测试员乙充分协助，观察卷尺围绕腰的水平面是否与身体垂直，并记录读数，如图5-2所示。

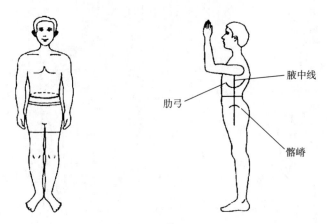

腋中线

肋弓

髂嵴

图 5-2　腰围的测量

（四）臀围

臀围指臀部向后最突出部位的水平围度。

1. 测量工具

用无伸缩性材料制成的卷尺，刻度需读至 0.1cm。

2. 测量方法

被测者自然站立，臀部放松，平视前方；测试员甲将卷尺置于臀部向后最突出部位，以水平围绕臀一周测量；测试员乙充分协助，观察卷尺围绕臀部的水平面是否与身体垂直，并记录读数。

（五）胸围

1. 测量工具

用无伸缩性材料制成的卷尺测量。

2. 测量方法

受试者自然站立，两脚分开与肩同宽，双肩放松，两上肢自然下垂，平静呼吸；两名测试人员分别立于受试者面前与背后，共同进行胸围测量。

测量者甲用左手拇指将卷尺零点固定于被测者（男性及乳腺尚未凸起的女孩）胸前右侧乳头下缘，乳腺已凸起的女性可以胸骨中线第四肋间高度为固定点；测量者乙拉软尺使其绕经被测者的右侧后背以两肩胛下角下缘为准，经左侧面回至零点，交与测量者甲。卷尺围绕胸部的松紧度应适宜，以皮肤不产生明显压迫为度；应在受试者吸气尚未开始时读取数值，卷尺上与零点相交的数值即为胸围，以厘米（cm）为单位，精确到小数点后一位。

（六）孕妇腹围测量

怀孕 16 周开始，每周一次用卷尺围绕脐部水平一圈进行测量。怀孕 20 ~ 24 周时，腹围增长最快；怀孕 34 周后，腹围增长速度减慢。腹围增长过快时应警惕羊水过多、双胎等。腹围的大小也受孕妇怀孕前腹围的大小和体型的影响，应综合分析。

1. 测量工具

用无伸缩性材料制成的卷尺测量，刻度需读至0.1cm。

2. 测量方法

被测者取平躺位，测量人员将卷尺置于被测者脐部中心，水平围绕腰部一周，在被测者呼气末，吸气未开始时测量。以cm为单位，并记录到小数点后1位（0.1cm）。

成人体格测量
（在线测试）

技能训练　成人体格测量与评价

一、工作准备

开展体格测量工作之前选择好工作场地，准备测量工具并进行全面检查、校正。

（1）场地选择　场地应保持安静，照明良好，远离噪声，通风良好，温度以20～25℃为宜，相对湿度在50%～55%。

（2）使用器材

①身高计　以机械式身高计为例，测试前应检查身高计是否完好，使用前应校对零点，误差不得大于0.1cm。

②卷尺　仔细检查卷尺有无裂隙、变形等，并用2m长的刻度尺检查其刻度是否准确，相差0.5cm则不能使用。

③体重秤　常选择电子人体体重秤。使用前需检验准确度，要求误差不超过0.1%，即100kg误差小于0.1kg。

（3）记录表　可采用纸质记录表或采用电脑录入电子式记录表，以便长期保存。

（4）记录笔　应用钢笔或圆珠笔进行填写，不能用铅笔。要能长期保存，一般2年以上不褪色。

二、工作程序

1. 测量身高

身高计应选择平坦靠墙的地方放置，立柱的刻度尺应面向光源；严格掌握"三点靠立柱""两点呈水平"的测量姿势要求；水平压板与头部接触时，松紧要适度，头发蓬松者要压实，头顶的发辫、发结要放开，饰物要取下；读数完毕，立即将水平压板轻轻推向安全高度，以防破坏。测试人员读数时双眼应与压板平面等高进行读数，以厘米为单位，精确到小数点后一位（0.1cm）。

2. 测量体重

受试者站在秤台中央，上下杠杆秤动作要轻；测量体重前受试者不得进行体育活动和体力劳动。

可以用所测得的身高和体重计算体质指数（BMI）从而评价成年人的体格状况。体质指数是评价18岁以上成人群体营养状况的常用指标。它不仅对反映体型胖瘦程度较为敏感，而且与上臂围等营养状况指标的相关性也较高。

$$BMI = 体重（kg）/ [身高（m）]^2$$

3. 测量腰围

被测者测量腰围时勿用力挺胸或收腹，保持自然呼吸状态；测量误差不超过1cm。中国目前建议采用的腰围标准为亚洲标准为男性≥90cm，女性≥85cm作为中心型肥胖的标准。

腰围是定义代谢综合征的关键标准之一，被广泛使用，并被认为是比BMI更便捷、更有效、与健康风险更紧密相关的测量指标。

4. 测量臀围

被测者要放松两臀，保持自然呼吸状态；测量误差不超过1cm。

用所测得的腰围和臀围的数值计算腰臀比（WHR），男性≥0.9，女性≥0.85可诊断为中心型肥胖，但其分界值随年龄、性别、人种不同而不同。

腰臀比的解释较复杂，而臀围的生物学意义不太明确，近年来在肥胖诊断方面已不推荐使用。

三、工作任务

请在本小组内任选一名成员，对其进行体格测量，测量结果填在体格测量记录表（表5-1）中，根据测量结果对其体格状况进行评价。

表5-1　　　　　　　　　　　　体格测量记录表

姓名_____　　年龄_____　　性别_____

	身高/cm	体重/kg	BMI	腰围/cm	臀围/cm	WHR	备注
实测值							
正常值							
体格状况							

记录者：_____　　日期：_____

学习单元2

儿童体格测量

▌内容引入

《中国居民营养与慢性病状况报告（2020年）》显示，我国居民超重肥胖问题不断凸显，慢性病患病/发病仍呈上升趋势。城乡各年龄组居民超重肥胖率继续上升，6—17岁、6岁以下儿童青少年超重肥胖率分别达到19%和10.4%。报告提出，要把儿童、青少年肥胖干预这项工作作为重点，发挥方方面面的作用，共同解决当前的突出问题。2020年10月，为了应对我国儿童青少年超重肥胖问题，国家卫生健康委办公厅、教育部办公厅、市场监管总局办公厅、体育总局办公厅、共青团中央办公厅、全国妇联办公厅6个部门联合发布了《儿童青少年肥胖防控实施方案》，这个方案以强化家庭、学校、医疗卫生机构、政府四个层面的责任为核心，对未来10年我国儿童青少年肥胖防控工作提出了目标要求和具体落实措施。2024 年 2 月，国家卫生健康委办公厅发布《儿童青少年肥胖食养指南（2024 年版）》，通过这些措施的落实，我国儿童超重肥胖的问题能够得到有效遏制，全面促进儿童青少年的健康。

一、儿童体格测量指标分类

儿童体格发育有很多测量指标，大体归为三类，包括纵向测量指标、横向测量指标和重量测量指标。

1. 纵向测量指标

纵向测量指标有身高（3 岁以后）、身长（3 岁以前）、坐高（3 岁以后）、顶臀长（3 岁以前）、上肢长、下肢长、手长、足长等。

纵向测量指标主要与骨骼系统的生长发育有关。在全身各个系统中，骨骼是最稳定的系统之一，受遗传因素控制作用较强，外界生活条件的影响需要有一个长期的过程才能够得到体现。所以纵向测量指标主要用来反映长期营养、疾病和其他不良环境因素的影响过程。

儿童体格
测量（视频）

2. 横向测量指标

横向测量指标包括围度测量指标和径长测量指标。常用的围度测量指标有头围、胸围、腹围、上臂围、大腿围和小腿围等；常用的径长测量指标有胸廓前后径和左右径、头前后径和左右径等。

3. 重量测量指标

目前在儿童保健工作中可应用的重量测量指标为体重。

对体格测量指标的选择还需依据年龄和研究目的进行。婴幼儿时期为了筛查小头畸形和脑积水等常需测量小儿的头围；观察婴幼儿的头围和胸围的交叉年龄，需测量胸围；监测儿童生长发育情况需测量身高和体重。

二、儿童体格发育指标

1. 身长

3 岁以下的婴幼儿，由于不能站立或站立时不能保持足跟、骶骨和胸椎与身高计保持接触（以使婴幼儿维持身体直立位），需卧位测量头顶点至足底的距离，称为身长。

2. 身高

身高表示站立时头、颈、躯干和下肢的总高度，即从头颅顶点到足底的垂直高度。外界生活条件的改善或恶化，必须经过长年累月才可能影响身高。所以身高指标不适合用于对新近营养状况的评价，只能反映儿童较长时间的营养状况。

3. 坐高与顶臀长

坐高指儿童处于坐位时的头颅顶点至坐骨结节的高度。3 岁以下儿童测量头顶点至臀部高度，称为顶臀长。身长或身高减去顶臀长或坐高即为下肢长度。坐高可反映躯干的生长情况；与身高比较，可以说明下肢与躯干的比例关系。

儿童身高（身长）、坐高（顶臀长）等纵向指标的生长称为线性生长。

4. 体重

体重反映了身体各部分、各种组织重量的总和，其中骨骼、肌肉、内脏、体脂和水分占主要成分。在构成体重的各成分中，骨骼发育受遗传因素影响大，发育趋于稳定，儿童肌肉、内脏变化居中，而水分和体脂变化最为活跃。因此，体重可呈双向变化。体重的下降，可由远期或近期营养不足造成。新生儿和婴儿体重的测量误差比身高小，此阶段体重可有效地反映营养状况。

低出生体重（LBW）是指出生体重低于2500g。LBW不仅反映了胎儿在宫内营养不良，也与早产有关。而早产与孕期感染、妊娠并发症、宫颈、胎膜、胎盘、生活方式（如吸烟、吸服可卡因等）和心理压力等因素有关。因而，LBW发生率也是妇幼保健服务指标之一。

5. 头围

头围表示头颅的围长，即经眉弓上方突出部，绕经枕骨结节一周的长度。头围间接反映颅内容量的大小。头围稳定，变异系数最小。新生儿头围大于胸围，随着月龄增长，胸围超过头围。头围与颅内容物和颅骨发育有关。

6. 胸围

胸围是胸廓的围长，即从两乳头线到后面两肩胛骨下角下缘绕胸一周的长度。胸围反映的是胸腔容积、胸肌、背肌的发育和皮下脂肪的蓄积状况，还可以借此了解儿童呼吸器官的发育程度。头围与胸围交叉所在的月龄大小成为评价婴儿营养状况的方法之一。出生时胸围比头围小1~2 cm。随着年龄的增长，胸廓的横径增长迅速，1岁左右胸围与头围大致相等，形成交叉，12~21个月时胸围超过头围。在正常情况下，一个营养状况良好的婴幼儿，胸围赶上头围的时间往往提前。而营养不良的婴幼儿，由于胸部肌肉和脂肪发育较差，胸围超过头围的时间较迟。若到2岁半时胸围还比头围小，则要考虑营养不良或胸廓、肺发育不良。

7. 上臂围

上臂围是指上臂正中位的肌肉、脂肪和骨骼的围度，即沿上臂中点水平绕一周的长度。在儿童期，肌肉和骨骼围度上的差异相对稳定，脂肪多少可以影响上臂围变化。因此，可以通过用上臂围间接反映脂肪变化来估计营养状况。上臂围测量方法简便，但它不像体重那样较为敏感地反映营养的变化。一般认为，1—5岁儿童上臂围变化不大，如我国1—5岁组男童上臂围为（15.5±1.0）cm，可初步以13cm作为界值，低于13cm作为营养不良的判断标准。

儿童青少年体格发育状况依据 WS/T 423—2022《7岁以下儿童生长标准》、WS/T 456—2014《学龄儿童青少年营养不良筛查》和WS/T 586—2018《学龄儿童青少年超重与肥胖筛查》进行评价。

WS/T 456—2014
《学龄儿童青少年营养
不良筛查》（文件）

WS/T 586—2018
《学龄儿童青少年超重与
肥胖筛查》（文件）

儿童体格测量
（在线测试）

技能训练　儿童体格测量

一、工作准备

开展体格测量工作之前选择好工作场地，准备测量工具并进行全面检查、校正。

（1）场地选择　场地应保持安静，照明良好，远离噪声，通风良好，温度以 20~25℃ 为宜，相对湿度在 50%~55%。

（2）使用器材

①标准量床。标准量床应选择平坦的地方放置，围板刻度应面向光源（便于读数）。仔细检查两端头板有无松动现象，围板刻度零点是否与头板的头顶面重合，并以钢尺检查围板上的刻度是否准确，一般为 10.0cm，误差不得大于 0.1cm，如图 5-3 所示。

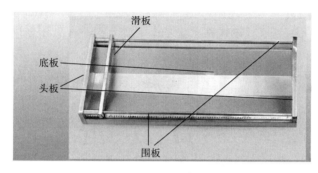

图 5-3　量床

②卷尺。仔细检查卷尺有无裂隙、变形等，并用 2m 长的刻度尺检查其刻度是否准确，相差 0.5cm 则不能使用。

③婴儿体重秤或成人体重计。常选择婴幼儿体重秤。使用前需检验准确度，要求误差不超过 0.1%，即 100kg 误差小于 0.1kg。

④身高坐高计。以机械式身高坐高计为例，测试前应检查身高计是否完好，使用前应校对零点，误差不得大于 0.1cm。

（3）记录表　可采用纸质记录表或采用电脑录入电子式记录表，以便长期保存。

（4）记录笔　应用钢笔或圆珠笔进行填写，不能用铅笔。要能长期保存，一般 2 年以上不褪色。

二、工作程序

1. 测量体重

新生儿测量体重需要运用婴儿磅秤或特制的杠杆秤，最大载重量 10kg；适用于 1 个月—7 岁儿童的磅秤最大载重 50kg，误差不超过 50g；适于 7 岁以上儿童用磅秤，最大载重 100kg，误差不过 100g。误差测量可用标准大砝码。结果记录用 kg 为单位，精确到小数点后两位。体重测量前应校正零点（不在零点应调节校正螺钉），校正灵敏度（用 100g 砝码）和测量误差。

根据不同年龄段的儿童选择合适的秤。被测量的儿童在测量前 1h 内应禁食，排空尿液、粪便，测量时应脱去外衣、鞋帽，去除内衣重量。尽量使被测者安静地站（坐或卧）在秤盘中央。也可由大人抱着婴儿称量，然后减去大人体重和婴儿所穿衣服重量。读数以 kg 为单位，记录读数至小数点后两位。需要测量两次，取平均值。

注意：

（1）观察杠杆秤是否有螺钉松动。

（2）使用前需校正杠杆秤，测量者每次读数之前都应校对砝码重量，避免差错。

（3）被测者站在秤台中央，上、下杠杆秤动作要轻。

（4）测量体重前，被测者不得进行体育活动和体力劳动。

2. 测量身长（3 岁以前）或身高（3 岁以后）

测量婴幼儿身长用量床，两边可嵌钢尺以示刻度。测量时需要两人共同完成。儿童仰卧，助手将儿童扶正，头顶抵量床头板；测量者位于儿童右侧，左手握住儿童双膝，双腿伸直，右手移动底板使其接触儿童两足跟（图 5-4）。以 cm 为单位，记录精确到小数点后 1 位。注意量床两侧读数一致。钢尺刻度误差不超过 0.1cm（可用标准直钢尺校正）。

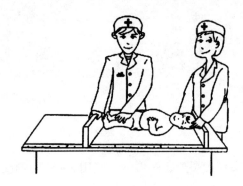

图 5-4　儿童身长测量

身高常用身高坐高计测量。儿童取立位姿势，两眼平视前方，耳屏上缘与眼眶下缘的连接线应与立柱垂直，胸廓稍挺起，腹部微收，两臂自然下垂，手指并拢，足跟靠拢，足尖分开约 60°。足跟、臀部和两肩胛间三个部位同时靠身高坐高计立柱。移动水平压板，使之轻抵颅顶点，测量者平视，记录身高，以 cm 为单位，精确到小数点后 1 位，测量两次。如某 4 岁 3 个月的男童身高为 104.5cm。两次测量误差不超过 0.5cm，立柱的刻度误差每 1cm 不超过 0.1cm（可用标准直钢尺校正）。

注意：

（1）身高坐高计应放置在平坦靠墙的地面上。

（2）测量时，要特别注意足跟、骶骨和两肩胛间是否紧靠立柱。

（3）水平压板与头顶皮肤接触要松紧适度，读数完毕应立即将压板推到安全高度，并检查记录是否正确。

3. 测量坐高或顶臀长

顶臀长用量床测量，需有 1 人协助，协助者固定儿童头部于正中位，测量者左手提儿童下肢，膝关节屈曲，大腿垂直；右手将底板紧贴儿童骶骨，读取读数，以 cm 为单位记录，精确到小数点后 1 位。刻度误差每 1cm 不超过 0.1cm，两次测量误差小于 0.5cm。

注意：

（1）同身高测量的注意事项。

（2）如无身高坐高计，可用普通身高计，另备不同高度的小椅子，身高计要靠墙放置，小椅子的靠背要紧靠身高计立柱。

4. 测量头围

去掉儿童帽子、围巾或发辫等；被测儿童取坐位、立位或仰卧位。测量者位于儿童右侧或前方，用左手拇指将卷尺零点固定于头部右侧眉弓上缘处，卷尺经枕骨结节（后脑勺最突出的一点）及左侧眉弓上缘回至零点；读取卷尺与零点重合处的读数，保留小数点后 1 位（图 5-5）。结果用 cm 表示，记录到小数点后 1 位。测量时，卷尺紧贴头皮，左右对称。

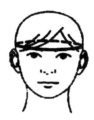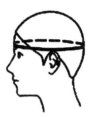

图 5-5　头围测量

注意：

（1）测量时卷尺应紧贴皮肤，不能打折。

（2）长发或梳辫者，应先将头发在卷尺经过处向上、下分开，使卷尺紧贴头皮。

（3）测量时儿童可能会产生惧怕心理，所以要尽量分散其注意力使其保持安静，以保证测量的顺利进行。

5. 测量胸围

胸围测量时，让被测儿童处于平静状态，3 岁以下婴幼儿取仰卧位，3 岁以上取立位。卧位时要求自然躺平；若取立位，两手自然平放或下垂，两眼平视，需要两人进行测量。测量者立于儿童的前方或后方，用左手拇指将卷尺零点固定在儿童胸前左乳头下缘，右手拉卷尺使其绕经右侧后背以两肩胛骨下角下缘为准，经左侧回至零点；读取卷尺与零点重合处的读数。协助者双手将卷尺固定在两肩胛下角下缘，可保证测量的准确性。记录儿童平静呼吸时中间读数，用 cm 为单位，记录到小数点后 1 位。

注意：

（1）测试时应及时提醒并纠正被测儿童耸肩、低头、挺胸、驼背等不正确姿势。

（2）各处卷尺要轻轻接触皮肤。

（3）应取平静呼吸时的中间读数。

（4）卷尺要平整、无折叠，前经左右乳头，后经两肩胛骨下角左右对称。

6. 测量上臂围

上臂围测量用卷尺，被测量者双手臂自然平放或下垂，取左臂肩峰点至尺骨鹰嘴连线的中点绕上臂一周，以 cm 为单位，记录到小数点后 1 位。

三、工作任务

请在家人或亲戚朋友中选择一名 0—10 岁的儿童对其进行体格测量，将测量结果记录在体格测量记录表（表5-2）中。

表 5-2　　　　　　　　　　　　　　体格测量记录表

姓名 _____　　　年龄 _____　　　性别 _____

	体重/kg	身长/cm	坐高/cm	顶臀长/cm	头围/cm	胸围/cm	上臂围/cm	备注
实测值								
正常值								
体格状况								

记录者：_____　　　日期：_____

学习单元 3

营养不良的症状与判别

▌内容引入

《中国居民营养与慢性病状况报告（2020 年）》显示，近年来，我国营养改善和慢性病防控工作取得积极进展和明显成效。居民体格发育与营养不足问题持续改善。6 岁以下儿童生长迟缓率降至了 7% 以下，低体重率降至 5% 以下，均已实现 2020 年国家规划目标。特别值得一提的是，我国农村儿童的生长迟缓问题得到了根本改善，农村 6 岁以下儿童生长迟缓率由 2015 年的 11.3% 降至 5.8%；6—17 岁儿童青少年生长迟缓率从 4.7% 降到了 2.2%。人群微量营养素缺乏症也得到了持续改善。以贫血为例，本次监测的结果显示，我国 18 岁及以上居民贫血率为 8.7%，6—17 岁儿童青少年贫血率为 6.1%，孕妇贫血率为 13.6%，与 2015 年发布的结果相比均有显著下降。2023 年 1 月，国家卫生健康委办公厅组织编制了《儿童青少年生长迟缓食养指南（2023 版）》，帮助儿童青少年培养健康饮食习惯，促进儿童青少年营养状况改善，进一步降低生长迟缓率。

《儿童青少年生长
迟缓食养指南
（2023 年版）》
（文件）

经过全党全国各族人民共同努力，截至 2020 年，在迎来中国共产党成立 100 周年的重要时刻，我国脱贫攻坚战取得了全面胜利，现行标准下 9899 万农村贫困人口全部脱贫，832 个贫困县全部摘帽，12.8 万个贫困村全部出列，区域性整体贫困得到解决，完成了消除绝对贫困的艰巨任务。我国居民营养状况得到明显改善，但是一些与营养相关的慢性病如糖尿病、肥胖、心血管疾病等的患病率持续上升。并且无论在大城市还是偏远农村地区，均存在微量营养素缺乏的情况。对居民营养不良的症状和体征进行判别，对人体的营养状况做出评价是营养工作者的基本技能。

目前蛋白质-能量营养不良、维生素和矿物质的缺乏仍然是目前特殊人群常见的营养缺乏病。人体营养素缺乏的评价主要包括体格检查、人体测量和实验室检查等客观指标的结果，以及通过病史和症状询问而获得的主观指标结果，包括营养史和某些实验室检查。

一、蛋白质-能量营养不良的症状与判别

蛋白质-能量营养不良（PEM）是由于各种原因所致能量和（或）蛋白质缺乏的一种营养缺乏症，常伴有各种器官功能紊乱和其他营养素缺乏，主要见于3岁以下婴幼儿。其临床上如以能量供应不足为主，表现为体重明显减轻、皮下脂肪减少者称为消瘦型；如以蛋白质供应不足为主，表现为水肿者称为水肿型；介于两者之间者为消瘦-水肿型。目前就全世界范围而言，PEM仍是5岁以下儿童发病的主要原因之一，而严重的PEM是其死亡的首要原因。

1. 病因

PEM可分原发性和继发性两种。

（1）原发性　食物中蛋白质和能量摄入量长期不能满足机体生理需要和生长发育所致。常有下列因素引起：①食物供给不足，在我国经济水平不断提高的今天，这种原因引起的营养不良已很少见。②喂养不当，如母乳不足且未及时添加其他乳品；人工喂养调配不当（奶粉配制过稀）；长期以淀粉类食品（米糊、奶糕）为主食；母乳喂养时间过长而未及时添加辅食或骤然断奶等。③不良饮食习惯和其他一些精神因素，儿童和年长儿中，如长期偏食、挑食、吃零食过多而影响正餐，早餐过于简单，精神性厌食等。

（2）继发性　某些疾病因素，如消化系统功能异常引起消化吸收障碍；长期发热、各种急、慢性传染病以及慢性消耗性疾病等均可致分解代谢增加、食物摄入减少及代谢障碍，这些是引起营养不良常见原因。另外，早产、多胎、宫内营养不良等先天不足也可引起生后营养不良。

2. 症状

消瘦型营养不良多见于1岁以内婴儿。体重不增是最早出现的症状，继而体重下降，皮下脂肪和肌肉逐渐减少或消失，久之可引起身长不增、智力发育落后。皮下脂肪减少的顺序最先是腹部（皮下脂肪层厚度可作为判断营养不良程度的重要指标之一），其次为躯干、臀部、四肢，最后为面颊部。严重者面颊部脂肪垫消失、皮肤皱缩松弛、干瘪似"老头"，头发干枯，对外界刺激反应淡漠，体温低于正常，心率缓慢，心音低钝，呼吸浅表，全身肌肉张力低下，腹部如舟状，食欲低下，常出现便秘或饥饿性腹泻，大便量少、次频、带有黏液。

蛋白质严重缺乏所致的水肿型营养不良，又称恶性营养不良病，常同时伴有能量摄入不足。多见于单纯碳水化合物喂养的1—3岁幼儿，外表似"泥膏样"。水肿通常出现较早，因此体重下降并不明显，水肿多从内部脏器开始，随后才出现于四肢、面部，严重者为全身性。常伴肝大，毛发稀疏、易脱落，颜色根据营养状况而变化。皮炎常见，受刺激部位皮肤色素沉着，脱皮后色素沉着可消失，也可蔓延至全身，常伴有舌乳头萎缩、念珠菌口腔炎。消瘦-水肿型营养不良临床表现介于上述二型之间。

3. 实验室辅助检查

水肿型营养不良较消瘦型营养不良血生化指标变化明显。

（1）胰岛素样生长因子 I（IGF-I）水平反应灵敏，且不受肝功能的影响，是 PEM 早期诊断的灵敏可靠指标。

（2）血清氨基酸。血清必需氨基酸与非必需氨基酸之间比值降低，血清牛磺酸、支链氨基酸水平明显降低。重度 PEM 患儿，尿羟脯氨酸排泄减少，其排出量与生长速度有关，故通过计算尿羟脯氨酸指数可评价儿童的蛋白质能量营养状态。

尿羟脯氨酸指数＝尿羟脯氨酸浓度（mmol/L）/尿肌酐浓度（mmol/L）×体重（kg）

正常学龄前儿童尿羟脯氨酸指数为 2.0~5.0，生长缓慢者<2.0。

（3）其他血清淀粉酶、脂肪酶、胆碱酯酶、转氨酶、碱性磷酸酶、胰酶和黄嘌呤氧化酶等活性均下降，甚至丧失。

其他实验室检查指标包括血红蛋白浓度、血清总蛋白、血清白蛋白、血清运铁蛋白、血清甲状腺素结合前白蛋白、血浆视黄醇结合蛋白、尿肌酐、尿肌酐/身长指数、尿羟脯氨酸指数、氮平衡和一些免疫功能指标，会出现下降。但是这些指标都不是特异性的，应该结合其他结果进行判断。

二、维生素缺乏的症状与判别

（一）维生素 C 缺乏

1. 症状

起病缓慢，自饮食中缺乏维生素 C 至发展成坏血病历时 3~4 个月。常先有一些非特异性症状，如激动、软弱、倦怠、食欲减退、体重减轻及面色苍白等，也可出现呕吐、腹泻等消化紊乱症状，常未引起父母注意。此阶段可称为隐性病例。

维生素 C 缺乏的最重要和最早的表现是牙龈炎、牙龈出血和牙龈肿胀。除牙龈出血外，其他口腔黏膜亦可见出血或瘀斑。若颞颌关节内有出血，则患者在张口、闭口时有疼痛。此外伤口愈合障碍，对传染病的易感性增加，易并发坏死性龈口炎。

下肢尤以小腿部肿痛最为常见。肿胀多沿胫骨骨干部位，压痛显著。局部温度略增，但不发红。

肋骨与肋软骨接合处，尖锐地凸出，形成坏血病串珠。在凸起部分的内侧可摸得凹陷，这是由于肋骨与肋软骨接合处的胸骨板半脱位。而佝偻病的串珠则因骨骺软骨带增宽，凸出处两侧对称，没有这种凹陷。

全身任何部位可出现大小不等和程度不同的出血，最常见者为长骨骨膜下出血，尤其是股骨下端和胫骨近端。皮肤瘀点和瘀斑多见于骨骼病变的附近，膝部与踝部最多见。其他部分的皮肤亦可出现瘀点。牙龈黏膜下经常出血，绝大多数见于已经出牙或正在出牙的时候。在上切牙部位最为显著。

婴儿维生素 C 缺乏早期症状之一是四肢疼痛，呈蛙状体位，对其四肢的任何移动都会使其疼痛以致哭闹，这主要是由于患儿关节囊充满血性的渗出物，故四肢只能处于屈曲状态而不能伸直。患肢沿长骨干肿胀、压痛明显。少数患儿在肋骨、肋软骨接合处因骨骺半脱位可隆起，排列如串珠，称坏血病串珠，与佝偻病的肋骨串珠不同。因肋骨移动时致疼痛，患儿可出现呼吸浅快。

本病可与佝偻病、营养不良同时存在。并发佝偻病时，在 X 线片上就会出现这两种病的不同表现，以致混淆不清。坏血病患儿抵抗力降低，常并发感染如中耳炎、疖病、肺炎等。

2. 实验室检查

（1）血浆及白细胞中维生素 C 含量测定　这是目前评价机体维生素 C 营养状况最实用和可靠的指标。血浆维生素 C 含量测定只能反映近期维生素 C 的摄入情况。白细胞中维生素 C 的水平反映了机体内维生素 C 的储存水平。血浆维生素 C 含量 $\leq 11.4\mu mol/L$（$\leq 2.0mg/L$）为缺乏，白细胞中维生素 C 含量 $<2\mu g/$（10^8 细胞）为缺乏。

（2）毛细血管脆性实验　维生素 C 缺乏时，毛细血管脆性和通透性增加，在对静脉血管施加一定的压力时，毛细血管即可破裂而发生出血点，出血点的数目可以反映毛细血管受损害的程度。

（3）维生素 C 尿负荷试验　受试者晨起空腹口服维生素 C 500mg，收集随后 4h 尿做总维生素 C 测定，若排出量为 5~13mg 正常，<5mg 为不足，>13mg 为充裕。

另一较好的方法是耐受试验，将 20mg/kg 抗坏血酸置于生理盐水制成 4% 溶液，静脉注射，如 4h 后尿标本维生素 C 含量 >15mg/L（1.5mg/dL），可以排除坏血病。

（二）维生素 B_1 缺乏

维生素 B_1 缺乏症又称脚气病，是因缺乏维生素 B_1（硫胺素）引起的疾病。多见于以大米为主食的地区，任何年龄均可发病。

1. 症状

婴儿多为急性发病，以神经系统为主者称脑型脚气病；出现心功能不全者称心型脚气病；以水肿症状显著者称水肿型脚气病。亦可数型症状同时出现。年长儿则以水肿和多发性周围神经炎为主要表现。

（1）消化系统症状　以 3~6 月婴儿最多见，多为母乳中维生素 B_1 不足所致。常有厌食、呕吐、腹胀、腹泻或便秘、体重减轻等。

（2）神经系统症状　婴儿可表现为神经麻痹和中枢神经系统症状。早期有烦躁、夜啼、因喉返神经麻痹所致声音嘶哑甚至失音。继而，神志淡漠、喂食呛咳、吸乳无力、眼睑下垂、全身软弱无力、深浅反射减弱甚至消失，嗜睡、严重者惊厥、昏迷，可引起死亡。

年长儿以多发性周围神经炎为主，先有双下肢对称性感觉异常、腓肠肌触痛、进而感觉功能减退，以至消失，病情进展可出现上行性弛缓性瘫痪。

（3）心血管系统症状　婴幼儿常突发心力衰竭，多见于哺乳后或睡觉将醒时突然发生，表现为气促、烦躁、尖叫、呛咳、出冷汗、紫绀、心音低钝、心脏扩大、双肺布满湿啰音、肝大、重症迅速死亡。心电图呈低电压、S-T 段压低、T 波低平、倒置等改变。

（4）水肿与浆液渗出　年长儿可于早期出现下肢踝部水肿，甚至延及全身或伴发心包、胸腔、腹腔积液。

2. 实验室检查

体内维生素 B_1 的营养状况，可通过测定维生素 B_1 负荷前后的尿维生素 B_1 排泄量、血清维生素 B_1 水平、红细胞转酮醇酶（ETK）活性及空腹一次测定尿液中维生素 B_1/肌酐比率进行评价。

（1）维生素 B_1 负荷试验　可以测定维生素 B_1 的营养状况。通常用荧光法或微生物法

进行维生素 B_1 的测定，被测者于清晨排尿后禁食，给维生素 B_1（口服 5mg 或肌内注射 1mg），然后饮水 200mL，收集 4h 尿，测定尿中维生素 B_1 含量，<100μg 为缺乏，100～199μg 为不足，≥200μg 为正常，患脚气病者常低于 5μg。

（2）血清维生素 B_1 水平　正常参考值为 103～306nmol/L（3.1～9.2μg/dL），如血清维生素 B_1 水平<100nmol/L（3μg/d），则提示维生素 B_1 缺乏。

（3）红细胞转酮醇酶活性　这是测定维生素 B_1 营养状况的特异性指标，也是评价维生素 B_1 营养状况的最有效指标。红细胞转酮醇酶活性越高，则维生素 B_1 缺乏越严重。硫胺素焦磷酸效应的正常参考值为 0～15%，维生素 B_1 低水平时为 16%～25%，缺乏时>25%。

（三）维生素 B_2 缺乏

维生素 B_2 又称核黄素。维生素 B_2 缺乏症主要是由以下因素导致的：摄入不足（喂养不当、烹饪加工过程中丢失过多）、吸收障碍（长期腹泻和胆道疾病等）、消耗过多和需要量增加（如寒冷、发热、妊娠和哺乳、剧烈运动等应激情况）和特殊服药史（抗精神病药，如氯普马嗪、丙咪嗪等）。

1. 症状

维生素 B_2 缺乏出现皮炎，如舌炎、唇炎、口角炎、阴囊炎和脂溢性皮炎等。阴囊炎为最早期和最常见的表现，可分红斑型、丘疹型和湿疹型。舌炎早期蕈状乳头呈针尖大小，轮廓乳头呈黄豆大小的肥厚丘疹；舌中部呈边缘鲜明的红斑，前端宽而后端窄呈葫芦状，重者全舌青紫，肿胀明显；以后乳头变小或消失，舌面平滑萎缩，伴大小、深浅不一的裂隙，自觉有痛感。唇炎主要见于下唇，口唇干燥脱屑和色素沉着，偶可潮红、糜烂、纵裂。口角炎表现为口角浸渍发白、糜烂、皲裂和结痂，倾向感染，愈后可结疤。其他黏膜症状有畏光、流泪、结膜炎、浅表性角膜炎、角膜混浊乃至溃疡，鼻前庭结痂、皲裂等。

2. 实验室检查

（1）红细胞维生素 B_2 测定　红细胞中维生素 B_2 含量与膳食摄入量密切相关，是评价维生素 B_2 营养状况的最佳指标。红细胞中维生素 B_2 含量>400μmol/L 为正常，<270μmol/L 为缺乏。

（2）尿维生素 B_2 测定　尿中维生素 B_2 排出量也是一项有价值的诊断依据。24h 尿维生素 B_2 排出量>300μmol/L 为正常。在尿液收集不全时，可按肌酐排出量来衡量：≥80μg/g 肌酐为正常，<27μg/g 肌酐为缺乏。不同年龄维生素 B_2 排出量正常参考值范围：1—6 岁为 150～270μmol/mol 肌酐（500～900μg/g 肌酐），7—9 岁为 81～50μmol/mol 肌酐（270～500μg/g 肌酐），10—15 岁为 60～120μmol/mol 肌酐（200～400μg/g 肌酐），成人为 24～81μmol/mol 肌酐（80～269μg/g 肌酐）。

（3）维生素 B_2 负荷试验　清晨排出第一次尿后，口服 5mg 维生素 B_2 后 4h 收集尿液，当尿中维生素 B_2 排出量≥3.45μmol（≥1300μg）为正常，1.33～3.45μmol（500～1300μg）为不足，≤1.33μmol（≤500μg）为缺乏。

（四）维生素 A 缺乏

维生素 A 缺乏病是因体内缺乏维生素 A 而引起的全身性疾病，其主要病理变化是全身上皮组织显现角质变性。眼部症状因为出现较早而显著，对暗适应能力降低，继而结膜、角膜干燥，最后角膜软化，甚至穿孔，故又有夜盲症、干眼症及角膜软化症等称。本病多见于营养不良及长期腹泻的婴幼儿，发病高峰多在1—4岁，6岁以上较少见。亚非发展中国家多见此病。饮食不当摄入维生素A不足、消化系统的慢性疾病如长期腹泻、慢性痢疾、肠结核、胰腺疾病等可影响维生素A的吸收，消耗性疾病如慢性呼吸道感染性疾病、迁延性肺炎、麻疹等以及甲状腺功能减退、糖尿病和锌缺乏都有可能引发维生素A缺乏症。

1. 症状

（1）眼部症状　最早的症状是在暗环境下视物不清，定向困难，出现夜盲。尤以贴近角膜两旁的结膜出现变化最早，干燥而起皱褶，角化上皮堆积形成泡沫状白斑，称为结膜干燥斑，又称毕脱氏斑。病情进展，角膜可发生溃疡，在数日至数周内出现坏死、穿孔、虹膜外脱及角膜疤痕形成，终至失明。

（2）皮肤症状　皮肤干燥，角化增生、脱屑。角化物充满于毛囊腔内，且突出于表皮，故抚摸时有鸡皮疙瘩或粗沙样感觉，以上臂后侧与大腿前外侧最早出现。丘疹呈圆形或椭圆形，针头大小，坚实而干燥，暗棕色，去除后留下坑状凹陷，无炎症。由于皮脂腺分泌较少，皮肤干燥且有皱纹，外表与蟾蜍的皮肤相似，又称"蟾皮症"。严重时皱纹明显如鱼鳞。4岁以下的幼儿少见此症状。

（3）其他症状　由于维生素A缺乏时呼吸道及泌尿道上皮增殖和角化，以及免疫功能下降，易引起呼吸道继发感染、腹泻和脓尿。舌味蕾因上皮角化味觉功能丧失，影响食欲，有的患儿可有呕吐。婴幼儿时期可见体格发育迟缓。严重缺乏维生素A时可见血细胞生成不良导致贫血，用足量铁治疗不能纠正贫血。维生素A缺乏，可以影响女性受孕和怀孕，或导致胎儿畸形和死亡；男性则会出现精子减少、性激素合成障碍，从而影响生殖功能。

2. 实验室检查

血清维生素A测定是最可靠的指标。正常成年人血清维生素A浓度为$1.05 \sim 3.15\mu mol/L$。WHO认为血清维生素A浓度$<0.70\mu mol/L$时，表示机体维生素A不足；$<0.35\mu mol/L$时，表示机体维生素A缺乏；儿童正常血浆维生素A浓度应$>1.05\mu mol/L$，$0.7\sim1.02\mu mol/L$为边缘缺乏，$<0.7\mu mol/L$为缺乏。

（五）维生素D缺乏

维生素D是人类生命所必需的营养素，是体内钙平衡最重要的生物调节因子之一。维生素D直接或间接地参与骨内进行的所有过程，如骨细胞的增生、分化，骨基质的形成、成熟和钙化，骨质的重吸收等。不同年龄的维生素D缺乏有不同的临床表现，婴幼儿时期由于骨骺尚未闭合，出现维生素D缺乏可导致佝偻病的发生；成人阶段的维生素D缺乏由于骨骺板已闭合则会形成骨软化病。维生素D缺乏病主要发生在气温偏低、日光照射不足的地区，以食物中缺乏维生素D来源的人群中多见，特别是婴幼儿、孕妇、乳母和老年人。

1. 佝偻病症状

佝偻病初期的主要临床表现为神经精神症状，可持续数周至数月，表现为多汗、夜惊、易激惹、睡眠不安、枕部秃发等，特别是入睡后头部汗多，与气候无关。

颅骨软化为佝偻病的早期表现。多见于3~6个月婴儿，轻者前囟边缘软化，闭合延迟，可迟至 2~3 岁才闭合。重者颞枕部呈乒乓球样软化，以手指按压枕骨、顶骨中央，有弹性。由于骨膜下骨样组织增生，可导致额骨、顶骨对称性隆起，形成"方颅""鞍状头"或"十字头"。佝偻病患儿出牙晚可延至 1 岁，或 3 岁才出齐。严重者牙齿排列不齐，釉质发育不良。

胸部可见肋骨串珠、肋膈沟、鸡胸、漏斗胸。四肢手腕、脚踝畸形呈佝偻病"手足镯"。下肢长骨变形，形成"O"或"X"形腿，脊柱后突或侧弯。全身肌肉、韧带松弛，头颈软弱无力，坐、立、行均较落后。

2. 骨软化病症状

骨软化病发生于成年人，多见于寒冷贫困地区的妊娠多产妇女及体弱多病的老人，少数病例是肾小管病变或酶缺乏、肝病、抗惊厥药物等所致。骨软化病最常见的症状就是骨痛、肌无力和骨压痛。发病初期，骨痛往往是模糊的，常在背腰部或下肢，疼痛部位不固定，其发作也没有一定的规律性，一般在活动时加重，但没有明显的体征。肌无力是维生素 D 缺乏的重要表现，初期患者的感觉是在上楼梯或从座位起立时吃力，病情加剧时行起困难。在骨痛与肌无力同时存在的情况下，患者步态特殊，被称为"鸭步"。重度者有脊柱压迫性弯曲、身材变矮、骨盆变形等现象。体检时骨软化病患者的胸骨、肋骨、骨盆及大关节处往往有明显压痛。

成年人由于维生素 D 缺乏发生骨软化病时，特别是妊娠、哺乳期妇女和老年人，主要表现为骨骼软化、变形，易折断，严重时发生骨骼脱钙、骨质疏松，有自发性、多发性骨折。

3. 实验室检查

初期血钙可正常，急性期血钙减低，<1.88mmol/L（7.5mg/dL），游离钙<0.88mmol/L（3.5mg/dL）。初期血磷正常或稍低，急性期明显减低，<0.97mmol/L（3mg/dL）。碱性磷酸酶活性升高在病程中出现较早，而恢复最晚，故在临床诊断及治疗观察中价值较大。对于临床症状和体征不典型的亚临床佝偻病，可测定血清 25-（OH）D$_3$ 水平，正常值为 10~80mmol/L。典型佝偻病病人该值几乎为零，亚临床佝偻病病人该值显著下降，但经维生素 D 治疗后可显著回升，因此血清 25-（OH）D$_3$ 的水平是敏感而可靠的生化指标。

三、矿物质缺乏的症状与判别

（一）铁缺乏和缺铁性贫血

当机体对铁的需求与供给失衡，导致体内储存铁耗尽，继之红细胞内铁缺乏，最终引起缺铁性贫血（IDA）。儿童在生长期和婴儿哺乳期需铁量增加，尤其是早产儿、孪生儿或母亲原有贫血者，以及青少年因生长迅速，需铁量增加，尤以青年妇女，由于月经失血，若长期所食食物含铁不足，可发生缺铁。消化道溃疡反复多次出血或妇女月经量过多等长期的损失均可致贫血。

1. 症状

面色苍白、倦怠乏力、食欲减退、恶心嗳气、腹胀腹泻、吞咽困难。头晕耳鸣，甚则晕厥，稍活动即感气急、心悸不适。伴有冠状动脉硬化患者，可促发心绞痛。妇女可有月经不调、闭经等。

精神行为异常，如烦躁、易怒、注意力不集中、异食癖；体力、耐力下降；易感染；

儿童生长发育迟缓、智力低下；口腔炎、舌炎、舌乳头萎缩、口角皲裂、吞咽困难；毛发干枯、脱落；皮肤干燥、皱缩；指（趾）甲缺乏光泽、脆薄易裂，重者指（趾）甲变平，甚至凹下呈勺状（反甲）。

2. 实验室检查

血红蛋白浓度、血清铁、血清白蛋白、血清运铁蛋白等指标下降；男性血红蛋白<130g/L，女性<120g/L，孕妇<110g/L；红细胞形态有明显低色素表现。WHO 制定的铁缺乏诊断标准为血清<8.95μmol/L，血清运铁蛋白饱和度<15%，血清铁蛋白<12μg/L，红细胞游离卟啉>1.26μmol/L。

（二）锌缺乏

锌为人体必需的微量元素之一，作为多种酶的组成成分广泛地参与各种代谢活动。锌缺乏可致厌食、身材矮小、性成熟障碍、免疫功能低下、皮疹及脱发等。摄入量不足、吸收不良、丢失过多以及遗传缺陷都会导致锌的缺乏。

1. 症状

（1）厌食　缺锌时味蕾功能减退、味觉敏锐度降低、食欲不振、摄食量减少。含锌消化酶如羧基肽酶 A 的活力降低，消化能力也减弱。

（2）生长发育落后　缺锌会妨碍核酸和蛋白质合成并致饮食减少，影响小儿生长发育。缺锌小儿身高体重常低于正常同龄儿，严重者有侏儒症。国内外报道缺锌小儿补锌后身高体重恢复较快，缺锌可影响小儿智力发育，严重者有精神障碍，补锌皆有效。

（3）青春期性发育迟缓　如男性生殖器睾丸与阴茎过小，睾丸素含量低，性功能低下；女性乳房发育及月经来潮晚；男女阴毛皆出现晚等。补锌后数周至数月第二性征出现，上述症状减轻或消失。

（4）异食癖　缺锌小儿可有喜食泥土、墙皮、纸张、煤渣或其他异物等现象，补锌效果好。

（5）易感染　缺锌小儿细胞免疫及体液免疫功能皆可能降低，易患各种感染，包括腹泻。

（6）皮肤黏膜表现　缺锌严重时可有各种皮疹、大疱性皮炎、复发性口腔溃疡、下肢溃疡长期不愈及程度不等的秃发等。

（7）胎儿生长发育落后、多发畸形　严重缺锌孕妇及怀孕动物可致胎儿生长发育落后及各种畸形，包括神经管畸形等。产妇因子宫收缩乏力而产程延长、出血过多。

（8）其他　如精神障碍或嗜睡，及因维生素 A 代谢障碍而致血清维生素 A 降低、暗适应时间延长、夜盲等。

2. 实验室检查

锌缺乏时血浆（或血清）锌低于正常值，在正常低限 10.0～10.7μmol/L（65～70μg/dL）以下。血浆（清）锌受近期饮食含锌量的影响。肝、肾疾病及急、慢性感染与应激状态皆可使血浆（清）锌下降。

发锌可作为慢性锌缺乏的参考指标。因发锌受头发生长速度、环境污染、洗涤方法及采集部位等多种条件影响，且与血浆锌无密切相关，并非诊断锌缺乏的可靠指标。

（三）碘缺乏

碘缺乏病是由于自然环境碘缺乏造成机体碘营养不良所表现的一组有关联疾病的总称，包括地方性甲状腺肿、克汀病和亚克汀病、单纯性聋哑、胎儿流产、早产、死产和先天性畸形等。在我国离海较远的山区，如云贵高原和陕西、山西、宁夏等地，土壤、江河、湖泊及空气中的碘含量都很低，这些地方出产的食物碘含量也很少，如果人们长期生活在这样的缺碘环境，又只吃当地产的食物，就不能得到足够碘供应，继而导致碘缺乏病。

1. 症状

缺碘导致智力低下、呆傻等智力障碍。缺碘导致地方性甲状腺肿，俗称粗脖子病。严重缺碘可导致地方性克汀病，这主要是由于胎儿期及婴儿期严重缺碘，病人呆傻、矮小、聋哑、瘫痪，呈现特殊丑陋面容。孕妇缺碘可导致早产、流产、死产、先天畸形儿、先天聋哑儿等。缺碘不很严重时，虽未出现典型的克汀病的症状，但仍有智力低下或发育滞后，即所谓的亚克汀病。

2. 实验室检查

甲状腺功能减退，出现不同程度的身体发育障碍和不同程度的克汀病形象如傻相、面宽、眼距宽、鼻梁塌、腹部膨隆等；黏液性水肿，皮肤毛发干燥，X 线片骨龄落后和骨骺愈合延迟，血清 T 下降、促甲状腺激素（TSH）升高。

（1）血清甲状腺素包括三碘甲状腺原氨酸（T_3）和甲状腺素（T_4）及 TSH 的测定，若体内 T_3、T_4 下降，TSH 升高是碘缺乏的表现。

（2）我国制定的诊断标准有 3 条：患者居住在碘缺乏病区；甲状腺肿大超过受检者拇指末节，或小于拇指末节但有结节者；排除甲亢、甲状腺炎、甲状腺癌等其他甲状腺疾病。此外，病区 8—10 岁儿童的甲状腺肿大率大于 5%，尿碘低于 $100\mu g/L$，可以判定地方性甲状腺肿的流行。

营养不良的
症状与判别
（在线测试）

技能训练　营养不良判断与评价

一、工作准备

（1）在进行判断前，要掌握各种营养素缺乏的症状与体征。
（2）准备相关表格和记录用工具。

二、工作程序

1. 了解基本情况
个人一般情况，包括年龄、性别、籍贯等。

2. 调查膳食史
询问最近饮食是否规律，食欲如何，常摄入的食物的种类，是否有偏食习惯等。是否在减肥，有无嗜酒等。对于 1 岁以下的儿童，还应询问喂养情况，包括是否母乳喂养，辅食添加是否及时合理等。

3. 了解个人健康状况基本资料

有无患病，如寄生虫感染、慢性腹泻、消化道疾病、外科损伤、消耗性疾病等。

4. 进行相关体格检查

观察被检查者的体型，看是否消瘦、发育不良。进一步测量包括身高、体重、皮脂厚度、头围、胸围、上臂围等指标。

观察被检查者的外貌、表情、活动情况、精神状态等，看是否存在精神萎靡、反应冷淡等。

检查体温、血压、毛发、皮肤黏膜、骨骼系统、神经系统等，看是否有营养缺乏的症状。

5. 建议患者进行必要的实验室检查

根据以上检查建议患者进行必要的实验室检查，如血红蛋白浓度、血清白蛋白、血清运铁蛋白、血清视黄醇、血清钙、血清维生素 D、血浆维生素 C 浓度、红细胞维生素 B_2 浓度等。

6. 询问病史获得相关信息

营养素是否摄入不足或有不良的膳食行为、需要量是否增加、是否有吸收利用障碍、消耗是否增加等。

7. 分析和判断

综合分析个人史、体检结果、食物营养史、临床检验和实验室检查所获得的生化数据做出判断。例：缺铁性贫血的综合判断要点，见表 5-3。

表 5-3　　　　　　　　　　　　　缺铁性贫血的判断要点

营养评价	判断要点（必须包含一个或多个）
个人史	＊吸收不良　　　　＊其他代谢疾病 ＊服用影响食欲的药物，如多动症使用的药
体检结果	＊心慌，气促，头晕　　　　　　　　＊胃寒，抵抗力下降 ＊口唇、甲床、黏膜苍白　　　　　　＊易疲劳 ＊儿童发育迟缓，注意力不集中，认知能力障碍等
食物营养史	报告或观察 ＊长期食物，特别是动物性食品摄入不足　　　　＊喂养不足 ＊节食和/或限制食物类别 ＊食物选择不当和/或不良的膳食食物
临床检验，实验室检查	＊血红蛋白的浓度，血清白蛋白，血清运铁蛋白，血清甲状腺素结合前白蛋白等指标下降 ＊Hb：男性<130g/L；女性<120g/L

8. 膳食调整建议

根据判断结果和实验室检查情况，给出合适的膳食建议，选择对补充所缺乏营养素有益的食物。

三、工作任务

缺铁性贫血的
判别案例分析
（视频）

选择本小组一名成员为对象，对其进行必要的询问和检查，根据缺铁性贫血判断要点对其评价和判断，如该成员存在缺铁性贫血请给予膳食建议。

项目六

营养与健康促进

知识目标

1. 掌握健康生活方式的概念和分类，了解不健康生活方式。
2. 熟悉肥胖病、糖尿病、心血管疾病、肿瘤、痛风和骨质疏松等慢性病的营养与健康管理。
3. 熟悉个人健康档案的内容和建立方法。
4. 熟悉运动处方的内容。

技能目标

1. 能对生活方式进行测评和指导。
2. 能对各种慢性营养性疾病进行膳食指导。
3. 会建立个人健康档案。
4. 能对不同人群进行运动处方的设计。

素质目标

1. 养成热爱科学、用心学习、努力应用新技术的态度；通过小组完成课堂任务，培养团队合作意识；培养团队合作、沟通和协调能力。
2. 培养敬业精神、工匠精神，成为有责任、有担当的德智体美劳全面发展的社会主义时代新人。
3. 培养爱国情怀，增强文化自信，关心人民健康，增强社会责任感、民族自信心和自豪感。
4. 深刻领会社会主义核心价值观，懂得感恩、学会奉献，传承并弘扬乐观向上、积极进取、脚踏实地、勤奋拼搏、勤俭节约的传统美德。

健康教育与指导

▌内容引入

　　党和国家历来高度重视人民健康。中华人民共和国成立以来特别是改革开放以来，我国健康领域改革发展取得显著成就，城乡环境面貌明显改善，全民健身运动蓬勃发展，医疗卫生服务体系日益健全，人民健康水平和身体素质持续提高。《"健康中国 2030"规划纲要》显示，2015 年我国人均预期寿命已达 76.34 岁，婴儿死亡率、5 岁以下儿童死亡率、孕产妇死亡率分别下降到 8.1‰、10.7‰ 和 20.1/10 万，总体上优于中高收入国家平均水平，为全面建成小康社会奠定了重要基础。在 2022 年的《政府工作报告》中，李克强总理对过去一年中央政府在提高医疗卫生服务能力、保障人民生命安全和身体健康等方面的成就进行了回顾，并对 2022 年继续推进健康中国行动、保障和改善民生等工作进行了展望。

　　健康是促进人的全面发展的必然要求，是经济社会发展的基础条件，是民族昌盛和国家富强的重要标志，也是广大人民群众的共同追求。中华人民共和国成立以来特别是改革开放以来，我国健康领域改革发展成就显著，人民健康水平不断提高。但是居民不健康生活方式仍然普遍存在，膳食脂肪供能比持续上升，家庭人均每日烹调用盐和用油量仍远高于推荐值，同时，居民在外就餐比例不断上升，食堂、餐馆、加工食品中的油、盐应引起关注。儿童青少年经常饮用含糖饮料问题已经凸显，15 岁以上人群吸烟率、成人 30 天内饮酒率超过四分之一，身体活动不足问题普遍存在。因此，加强营养健康教育，提高居民营养健康认知水平，改变居民不健康的饮食习惯，建立平衡膳食、合理营养的健康生活方式刻不容缓。

一、健康的概念及影响因素

（一）健康的概念

　　世界卫生组织（WHO）1948 年对健康的定义："健康是一种在身体上、心理上和社会上的完满状态，而不仅仅是没有疾病和虚弱的状态"，而后 WHO 对健康概念进行了修改：健康不仅是没有疾病，而且包括躯体健康、心理健康、社会健康三个方面。当然，我们应该认识到健康的概念不是静止不变的，而是不断发展变化的。不同地区、不同国家的人有着不同的健康概念和健康标准。人的健康是一个整体概念，而不应当将人的躯体、心理和社会适应性等分割开来理解，他们之间相互影响、相互促进，存在内在的联系。

1. 躯体健康

　　躯体健康指躯体的结构完好、功能正常、躯体与环境之间保持相对平衡。人类的身体不断地适应着环境的变化，这些环境包括气候、微生物、化学刺激物和污染物以及日常生活中的心理压力。人体作为一个有机体，总是在准备着对付威胁其生存的内部或外部因素，这些威胁可以是真实的，可以是象征性的。因此，真正衡量健康的标准不是没有疾病，而是人类有机体在特定环境中有效地发挥作用的能力。躯体健康不仅包括对自然环境中不良因素的抵抗和适应能力，也包括对社会环境中不良因素的抵抗和适应能力。躯体健康既是体现身体效能的标准，也是体现个人解放的一种形式。为了达到最理想的健康状态，应当采取积极的方法摆脱疾病、走向健康；必须满足身体对营养的需要，加强体育锻炼，避免不良行为，警惕疾病的早期信号，防止事故的发展，建立良好的生活方式。

2. 心理健康

心理健康即精神健康，指人的心理处于完好状态，包括正确认识自我、正确认识环境、及时适应环境。心理健康包括情感和思维状态两个方面，不仅是没有心理疾病，主要指对自我的调节能力，能正确认识和处理所面对的事和人的关系的能力，独立行为能力和应付各种刺激、突发事件和挑战的能力，也包括积极的生活态度，向上的进取精神，懂得爱和奉献等。它与人的思维方式和对事物的价值判断密切相关。心理健康对保持良好的生活质量和获得个人成功具有重要影响。越来越多的研究证明，非天然因素比智力因素在个人的成功当中具有更重要的作用。

3. 社会健康

社会健康是指能很好地适应社会环境、正确面对和处理生活事件、良好的人际关系和道德修养以及实现社会角色的能力等。它在一定程度上也反映了个人在不断变化的社会环境中生存和发展的能力。随着社会竞争的不断加剧和道德观念、价值标准、人际关系的变迁，社会健康也引起了越来越多人的关注。

（二）影响健康的因素

影响健康的因素包括环境因素和社会行为。

1. 环境因素

人的健康受总体环境因素的影响，包括气候、地理、地形、空气、水以及食物质量等。

2. 社会行为

社会行为在影响健康过程中起着重要的作用，包括不合理膳食、缺乏体育锻炼、吸烟、酗酒、药物滥用、紧张、接触性传播疾病等不健康的生活方式。

二、健康生活方式

（一）生活方式

生活方式狭义指个人及其家庭的日常生活的活动方式，包括衣、食、住、行以及闲暇时间的利用等。广义指人们一切生活活动的典型方式和特征的总和，包括劳动生活、消费生活和精神生活（如政治生活、文化生活、宗教生活）等活动方式。可以理解为，生活方式就是在一定的历史时期与社会条件下，各个民族、阶级和社会群体的生活模式，即人们长期受到一定社会文化、经济、风俗、家庭影响而形成的一系列生活习惯。

（二）健康生活方式

1. 概念

健康生活方式是指有益于健康的习惯化的行为方式，表现为生活有规律（劳逸结合、起居有常，一般成人每天保证 7~8h 睡眠），无不良嗜好，讲求个人卫生、环境卫生、饮食卫生，讲科学、不迷信，平时注意保健、生病及时就医，积极参加健康有益的文体活动和社会活动等。

2. 分类

健康生活方式是需要培养的，主要包括合理膳食、适量运动、戒烟限酒和心理平衡四方面，此外还包括充足的睡眠、纠正不良行为、远离毒品、讲究道德和随时纠正生活方式等。

（1）合理膳食　合理膳食指健康的饮食和良好的饮食习惯。健康的饮食是食物多样，膳食中应该富有人体必需的营养素，才能满足人体对各种营养需求，达到营养平衡，同时还要避免或减少摄入不利于健康的成分，促进健康；另外一方面良好的膳食习惯包括按时进餐、坚持吃早餐、睡前不饱食、咀嚼充分、吃饭不分心、保持良好的进食心情和气氛等。

（2）适量运动　运动能使人精神振奋、心情愉悦，提高自信心。因为适量的运动，在使人产生轻微疲劳感的同时，也会在体内（脑内）产生一种内啡肽，使人镇静镇痛、心情愉快、有舒服感，既可以健身，又可以健心。适量运动指根据自己的年龄、身体状况和环境选择运动方式和运动量。运动方式并不重要，重要的是量力而行，循序渐进，持之以恒。健康人运动时的心率一般应控制在每分钟 150~170（次）减去年龄为宜，例如一个 50 岁的人运动时能够使心率达到 120 次就比较合适，最好能够保持心率加快、身体发热这种状态 15min 以上。每周至少运动 3~5 次，每次运动 30min 以上。最简单的运动是快步走，每天快步走路 3km，或做其他运动（如爬楼梯）30min 以上。

（3）戒烟限酒　吸烟危害健康。任何时候戒烟都不晚，对身体都有好处。长期大量饮酒会损害身体。儿童青少年、孕妇、乳母以及慢性病患者不应饮酒；成年人如饮酒，建议一天饮用的酒精量不超过 15g，尽可能喝低度酒。

（4）心理平衡　所有健康长寿处方中，心理平衡是第一重要的，心理平衡的作用超过了一切保健措施和一切保健品的总和，有了心理平衡，才能有生理平衡，有了生理平衡，人体的神经系统、内分泌系统、免疫功能、各器官代偿功能才能处于最佳的协调状态，疾病才能减少。

心理平衡指能恰当地评价自己、应对日常生活压力、有效率地工作和学习、对家庭和社会有所贡献的良好状态。每个人一生中都会遇到各种心理卫生问题，通过调节自身情绪和行为、主动寻求情感交流和心理援助或请心理（精神）科医生咨询和诊治等方法能解决。

（5）自觉保护环境　人类只有一个地球，良好的生态环境是人类的生存之本、生命之源，更是社会持续发展的根本基础。每个人都要遵守保护环境的法律法规，增强环保的社会责任意识，遵守社会公德，在日常生活中注意自觉养成保护环境的良好习惯，如节约资源（水、电、煤、煤气和天然气、纸张、汽油、木料等）；不污染环境（不随地吐痰、不乱扔垃圾、分类回收垃圾、减少汽车尾气排放、慎用洗涤剂等）；为保护环境贡献力量（植树造林、保护绿地、保护野生动物等）。

（6）坚持学习健康知识　建立健康的生活方式需要懂得健康知识，知识是不断调整自己行为的指南针。在当今新知识层出不穷的时代，健康知识也在不断更新，只有注意不断学习新的健康知识，抵制迷信和各种错误信息的影响，才能使自己的生活方式更健康。

我健康我快乐
（视频）

三、不健康生活方式

不健康的生活方式，使人类身体很容易出现亚健康，常见危害健康的生活方式如下。

《中国公民健康素养
——基本知识与
技能（2024年版）》
（文件）

1. 膳食结构不合理

膳食结构不合理主要表现在主食摄入量不足或过剩，动物性食物摄入过多，营养结构失衡，高脂肪、高钠盐、低膳食纤维饮食，喜欢熏烤、油炸食品和甜食，三餐分配不合理等。膳食结构不合理是导致亚营养和亚健康的主要原因。

2. 缺乏体育锻炼

WHO 估计，全球因缺乏运动而致的死亡人数，每年超过 200 万。缺乏体育锻炼会使身体的免疫能力下降，易疲劳乏力，某些疾病和病毒不能得到有效免疫而诱发猝死。缺乏运动容易引起的疾病包括骨质疏松、关节粘连、肌肉萎缩、心肌梗死、肺功能减退、肥胖等。

3. 吸烟、饮酒过量

吸烟不仅影响环境，危害安全，而且与高血压、慢性支气管炎、冠心病、癌症等多种疾病有直接关系，严重危害健康。吸烟是人类严重的不健康行为。

长期大量饮酒会损害人体的肝脏、肾脏、神经和心血管系统，酒后驾驶是对自己和他人的生命不负责任的行为。酗酒或饮酒成瘾不仅危害自己的健康，还给家庭和社会带来不幸。

4. 不能保证睡眠时间

健康的体魄需要充足的睡眠。神经衰弱是办公室人群的通病，睡眠时间不能保证是重要的诱因。造成睡眠时间不能保证的因素很多，工作应酬、朋友交际、工作压力等都影响着人们的睡眠。

5. 无规律的生活习惯

无规律的生活习惯会扰乱人体的生命节律，降低人体的免疫力，使疾病发生率增高，对健康极为不利。因此应该起居定时、按时作息；睡前不喝茶或咖啡，进食不过饱；心情平静，避免焦虑或激动；不做剧烈运动。

6. 其他

此外不健康生活方式还包括以下几种。

（1）有病不求医　现代人群工作节奏快、工作时间长，这一现状使得相当一部分人不得不忽略小病，一部分人自恃对医药略有所知，就自己充当医生开药。由于缺乏专业医生诊治，一些疾病被拖延，错过了最佳治疗时间；一些疾病被药物表面的作用掩盖，酿成大病。

（2）缺乏主动体检　对体检的不重视由来已久，很多人没有认识到，症状的不显示或只有轻微显示并不意味着没有病，慢性病刚开始往往症状不明显，相当一部分疾病一旦有症状显示时已经病入膏肓。

（3）长时间处在空调环境中　空调的出现，使得办公条件大大改善，然而，在改善的背后，却隐藏着很大的健康隐患。大部分办公室工作人员过度依赖空调，自身的机体调节能力和抗病能力下降，同时，空调中滋生的病菌也随着空调的老化在侵袭人体健康。

（4）坐着不动、久坐　坐着不动、久坐不利于血液循环，会引发很多新陈代谢和心血管方面的病症。男性久坐会造成前列腺相关疾病，此外，坐姿长久固定，同时也是颈椎、腰椎疾病的重要诱发因素。

（5）面对电脑时间过久　现代办公室，电脑已经不仅仅是工具了，对很多人来说，它几乎成了一种生活方式。他们白天在办公室用电脑工作，晚上用电脑交际或游戏，很多人每天使用电脑超过了8h。由于过度使用和依赖电脑，目前已经出现了被称为"电脑综合征"的不健康症候群体，除了辐射会造成眼病外，还会引发腰颈椎病、精神性疾病等。

（6）与家人缺少交流　繁忙的工作以及社交应酬，使得人们很难有固定的时间。这样既不能保证充足的睡眠也缺少和家人在一起的时间。如果缺少和家人的交流，很多心情都无法疏导、宣泄，就会造成精神压力与日俱增。

健康教育与指导
（在线测试）

技能训练　健康生活方式测定和评估

一、工作准备

（1）调查问卷，见表6-1。准备时可以根据目的，或简或繁，以时间不长且能达到目的为宜。

（2）《中国居民平衡膳食宝塔（2022）》。

（3）仔细阅读调查问卷，熟悉调查问卷的内容及注意事项。

表6-1　　　　　　　　　健康生活方式调查表（综合问卷）

姓名：_____　　性别：□男　□女　　年龄：_____岁

身高：_____m　　体重：_____kg　　职业：_____

填表日期：_____年_____月_____日

对于每一个问题，请选择最符合你的情况的答案，并在表中相应的"□"内打"√"

项目	经常	有时	从不
一、营养状况（共10项）			
1. 平均每天摄入12种以上食物，每周25种以上，合理搭配。	□	□	□
2. 每天摄入谷类食物200~300g，其中包含全谷物和杂豆类50~150g；薯类50~100g。	□	□	□
3. 餐餐有蔬菜，保证每天摄入蔬菜不少于300g；水果不少于200g。	□	□	□
4. 鱼、禽、蛋类和瘦肉摄入要适量，平均每天120~200g。	□	□	□
5. 吃各种各样的奶制品，摄入量相当于每天300mL以上液态奶；25~35g大豆制品（以大豆计），适量吃坚果。	□	□	□
6. 培养清淡饮食习惯，少吃高盐和油炸食品，控制添加糖的摄入量（食盐不超过5g，烹调油25~30g，糖每天不超过50g，最好控制在25g以下）。	□	□	□

续表

项目	经常	有时	从不
7. 限制食物中的脂肪量，其中反式脂肪酸每天摄入量不超过 2g；不喝或少喝含糖饮料。	☐	☐	☐
8. 有规律地摄入三餐，避免漏餐，少吃零食。	☐	☐	☐
9. 根据《中国居民平衡膳食宝塔（2022）》的科学要求选择食物。	☐	☐	☐
10. 注重饮食健康和卫生。	☐	☐	☐
得分：			

二、身体运动（共 10 项）

项目	经常	有时	从不
1. 自己的身体状况（体型，身体健康，精神面貌）是否满意。	☐	☐	☐
2. 如果锻炼需要立刻行动，你会行动起来吗？	☐	☐	☐
3. 每周中几乎每天都进行累计约 30min 的中度身体运动，如快步走、爬楼梯和家务劳动。	☐	☐	☐
4. 至少 2 次/周肌肉力量和耐力运动。	☐	☐	☐
5. 参加个人、家庭或集体活动，如散步、打羽毛球、乒乓球等。	☐	☐	☐
6. 每星期至少做 3 次伸展运动，如拉筋、压腿等。	☐	☐	☐
7. 在日常生活中，找机会做运动，如舍电梯而用楼梯、少搭公交而多步行等。	☐	☐	☐
8. 参加休闲性或娱乐性的运动，如游泳、跳舞、骑脚踏车等。	☐	☐	☐
9. 实行已经定好的运动计划。	☐	☐	☐
10. 在运动后感到心情舒畅。	☐	☐	☐
得分：			

三、避免破坏健康行为（共 10 项）

项目	经常	有时	从不
1. 从来不使用烟草。	☐	☐	☐
2. 避免使用烟草。	☐	☐	☐
3. 只吸尼古丁含量低的香烟，或烟斗、雪茄、无烟草制品。	☐	☐	☐
4. 每天喝酒不超过 2 次，或者不喝酒。	☐	☐	☐
5. 不用酒精或其他药物来缓解生活中的压力。	☐	☐	☐
6. 当吃药时很注意避免酒精。	☐	☐	☐
7. 不滥用药品（处方药），保守地用药，并且只根据说明使用。	☐	☐	☐
8. 不滥用毒品（海洛因、大麻、冰毒、摇头丸等）。	☐	☐	☐
9. 过去 7 天里，从未每天玩手机电子游戏 1~3h（包括游戏机/手机/电脑等）。	☐	☐	☐
10. 从不熬夜。	☐	☐	☐
得分：			

四、个人健康习惯（共 10 项）

项目	经常	有时	从不
1. 每天早晚刷牙，用牙线刮一次牙，吃完食物漱口。	☐	☐	☐

续表

项目	经常	有时	从不
2. 每天有足够的睡眠（8h）。	☐	☐	☐
3. 患呼吸道传染病时，有佩戴口罩的习惯。	☐	☐	☐
4. 外出回来后，先洗手再干别的事情。	☐	☐	☐
5. 咳嗽、打喷嚏时，遮掩口鼻。	☐	☐	☐
6. 口中有痰，无论在什么地方，都会吐在纸巾上再扔到垃圾桶中。	☐	☐	☐
7. 坚持每天早睡早起。	☐	☐	☐
8. 坚持饭前便后洗手的习惯。	☐	☐	☐
9. 坚持每天开窗通风 20min 以上。	☐	☐	☐
10. 用餐时有使用公用筷子或勺子的习惯。	☐	☐	☐
得分：			

五、控制压力（共 10 项）

项目	经常	有时	从不
1. 有工作，有自己喜欢做的其他工作。	☐	☐	☐
2. 能够发现和确认日常生活中造成压力的情况。	☐	☐	☐
3. 每天抽出时间放松和缓解日常的紧张情绪和压力。	☐	☐	☐
4. 很容易自由地表达感情。	☐	☐	☐
5. 能够找出与家人、朋友共处和做自己喜欢的事情的时间。	☐	☐	☐
6. 有可以探讨私人问题的好朋友，能在需要时得到帮助。	☐	☐	☐
7. 能系统地进行减轻压力和紧张的练习。	☐	☐	☐
8. 每天都安排好时间，让自己休息。	☐	☐	☐
9. 制定一段生活目标。	☐	☐	☐
10. 人际关系持续和更美好。	☐	☐	☐
11. 对未来的日子有所期待。	☐	☐	☐
得分：			

六、自我安全保护习惯（共 10 项）

项目	经常	有时	从不
1. 在驾车时使用安全带并且不超速，遵守交通规则。	☐	☐	☐
2. 酒后不驾车。	☐	☐	☐
3. 不在床上抽烟。	☐	☐	☐
4. 骑电动车时，戴头盔，遵守交通规则。	☐	☐	☐
5. 在网络上，不会透露自己的重要身份信息。	☐	☐	☐
6. 外出游玩时，会结伴而行。	☐	☐	☐
7. 人多时，会有意识地注意保管好贵重物品。	☐	☐	☐
8. 在外就餐时，会注意用餐环境卫生。	☐	☐	☐
9. 跟团旅游，非常介意没有保险。	☐	☐	☐

续表

项目	经常	有时	从不
10. 外出住旅馆或酒店，会注意考察其安全性。	☐	☐	☐
		得分：	

七、疾病的预防

项目	经常	有时	从不
1. 定期进行自我体检和医务监督，在症状出现时征求医生的建议。	☐	☐	☐
2. 在获得医生的建议后认真执行和按医生处方用药。	☐	☐	☐
3. 知道慢性营养性疾病出现的危险信号。	☐	☐	☐
4. 进行过心脏复苏术的训练，能够应对紧急状况。	☐	☐	☐
5. 能够在紧急情况下有效地进行急救操作。	☐	☐	☐
6. 避免在阳光下暴晒。	☐	☐	☐
7. 没有不良性行为或将性行为仅局限在一个安全的伴侣，采用安全措施避免性传染病。	☐	☐	☐
8. 能详细询问医护人员给你的意见、以求明白。	☐	☐	☐
9. 当对医护人员的建议有疑问时，会寻求第二位专家的意见。	☐	☐	☐
10. 会和医护人员讨论自己的健康问题。	☐	☐	☐
		得分：	

八、做知情的消费者（1~4项）及保护环境（5~10项）（共10项）

项目	经常	有时	从不
1. 在购买加工食品前阅读营养成分表和生产日期。	☐	☐	☐
2. 在购买产品前阅读标签并且调查它们的效果。	☐	☐	☐
3. 不使用没有被研究证明是有效的产品。	☐	☐	☐
4. 会留意食品包装上，有关营养成分、脂肪和钠含量的信息。	☐	☐	☐
5. 帮助回收利用纸张、玻璃或铝制品。	☐	☐	☐
6. 参与保护环境的活动。	☐	☐	☐
7. 同意"限塑"政策。	☐	☐	☐
8. 制止公众场合扔垃圾的人。	☐	☐	☐
9. 使用完共享单车后，放置在统一的安置点。	☐	☐	☐
10. 积极并且维护产品使用绿色包装。	☐	☐	☐
		得分：	

注：以上问题可以划分为经常（2分）、有时（1分）、从不（0分）。

二、工作程序

1. 选择或设计调查问卷

对生活方式的测评包括综合性的和其中一部分。

2. 询问和填写调查问卷

询问和填写的方式包括：问答式和自填式。问答式是指一对一、面对面，由测试者边问边答；自填式是指受试者自己填写，要注意填写前先给受试者讲解清楚选项的意思。

3. 整理、分析调查问卷

填写结果完毕后，计算每个项目的实际得分。

4. 评估

根据每一部分得分，按照下列标准评分。

对健康生活方式评估：

18～20分，非常好，不会出现这部分健康的危险，继续保持；

12～17分，好，说明你在这方面有良好的健康习惯，还有需要改进的地方；

6～11分，不好，可能有中度健康危险；

0～5分，非常不好，可能有严重的健康危险。

5. 针对不同部分评估的情况，给出合理化建议

（1）避免高盐、高脂、高糖膳食。食用油每天的摄入量25～30g；反式脂肪酸每天摄入量不超过2g；盐每天的摄入量不超过5g；控制添加糖的摄入量，每天不超过50g，最好控制在25g以下。

（2）经常抽烟者，建议逐渐减少；经常饮酒者，建议严格控制饮酒量。

（3）运动不足者，建议增加日常身体活动。

三、注意事项

（1）工作人员询问时，应注意避免诱导性提问。

（2）受试者自己填写时，应注意给出一定时间，不要让受试者长时间考虑，需要实事求是。

四、工作任务

王强，男，60岁，退休人员，身高175cm，体重85kg，患有1型糖尿病。请为王强设计健康生活方式调查表，针对不同部分评估的情况（或选择本小组一名成员进行模拟），给出合理化建议。

学习单元2

常见慢性疾病健康管理

■内容引入

随着近年来经济社会的迅猛发展，人们生活水平的不断提高，慢性病已经成为威胁人类健康的首要因素。为贯彻落实《健康中国行动（2019—2030年）》《国民营养计划（2017—2030年）》，发展传统食养服务，预防和控制我国人民群众慢性病发生发展，国家卫生健康委员会2023年组织编制了《成人高血压食养指南（2023年版）》《成人糖尿病食养指南（2023年版）》等4个食养指南；2024年编制了《成人肥胖食养指南（2024

年版）》《成人高尿酸血症与痛风食养指南（2024 年版）》等 4 个食养指南。这 8 个食养指南旨在发挥现代营养学和传统食养的中西医优势，将食药物质、新食品原料融入合理膳食中，针对不同人群、不同地区、不同季节提供食谱套餐示例和营养健康建议，提升膳食指导适用性和可操作性。

《中国居民营养与慢性病状况报告（2020 年）》显示，我国居民超重肥胖问题不断凸显，慢性病患病/发病仍呈上升趋势。城乡各年龄组居民超重肥胖率继续上升，有超过一半的成年居民超重或肥胖，6~17 岁、6 岁以下儿童青少年超重肥胖率分别达到 19% 和 10.4%。高血压、糖尿病、高胆固醇血症、慢性阻塞性肺疾病患病率和癌症发病率与 2015 年相比有所上升。《健康中国行动（2019—2030 年）》提出，实施慢性病综合防控战略，加强国家慢性病综合防控示范区建设。基本实现高血压、糖尿病患者管理干预全覆盖，逐步将符合条件的癌症、脑卒中等重大慢性病早诊早治适宜技术纳入诊疗常规。加强学生近视、肥胖等常见病防治。到 2030 年，实现全人群、全生命周期的慢性病健康管理。

一、超重与肥胖

随着生活方式的改变和饮食结构的变化，超重与肥胖目前在全世界呈流行趋势。在过去的几十年里，超重和肥胖人群的数量在世界范围内已到惊人的水平，目前全球范围内约 40% 的成年人肥胖或者超重。肥胖既是一个独立的疾病，又是 2 型糖尿病、心血管病、高血压和某些癌症的危险因素，被 WHO 列为导致疾病负担的十大危险因素之一，且给个人和社会带来沉重的经济负担。为了推进健康中国建设，提高人民健康水平，肥胖的预防和治疗具有极其重要的意义。

（一）概念

肥胖是由于长期能量摄入超过机体能量消耗，从而使多余的能量以脂肪形式储存，导致机体脂肪总含量过多和（或）局部含量增多及分布异常，对健康造成一定影响的慢性代谢性疾病。肥胖和许多慢性疾病的发病率都呈现正相关，如高血压、高血糖、心脑血管疾病、糖尿病等。

（二）分类

根据脂肪在身体分布的部位不同肥胖可分为中心型肥胖和外周型肥胖。

1. 中心型肥胖

中心型肥胖也叫腹型肥胖或向心型肥胖，我国成年男性肥胖几乎都属于中心型肥胖。脂肪主要在腹壁和腹腔内蓄积过多，其他部位肥胖不明显，与外周型肥胖相比，中心型肥胖反映的主要是内脏脂肪过多问题，其与肥胖相关性疾病有更强的关联，是许多慢性病的独立危险因素。

2. 外周型肥胖

脂肪组织主要聚集在外臀部、股部，即肚子不大，臀部大和大腿粗，脂肪在外周较多，多见于女性。这种类型的肥胖人群患心血管疾病和糖尿病的风险会远小于中心型肥胖人群。

（三）判定标准

几十年来，国内外研究中主要使用 BMI 判定超重和肥胖，使用腰围判定中心型肥胖。

其中 BMI 是目前应用最广泛的成人肥胖的判定方法。

1. 体质指数（BMI）

肥胖的分类及判定
标准（视频）

BMI 是 WHO 推荐的国际统一使用的判定标准方法，其计算公式如下：

$$体质指数（BMI）= 体重（kg）÷ [身高（m）]^2（kg/m^2）$$

身高和体重是影响 BMI 的两个因素，不受性别的影响，简便实用。成人 BMI 与相关疾病危险关系判定标准见表 6-2。

表 6-2　　　　　　　　　　　成人 BMI 和腰围界限值与相关疾病危险关系

BMI	WHO/（kg/m²）	中国/（kg/m²）	腰围/cm		
			男：<85	男：85~95	男：≥95
			女：<80	女：80~90	女：≥90
体重过低	<18.5	<18.5	—	—	—
体重正常	18.5~24.9	18.5~23.9	—	增加	高
超重	25.0~29.9	24.0~27.9	增加	高	极高
肥胖	>30.0	≥28.0	高	极高	极高

注：相关疾病指高血压、糖尿病、血脂异常和危险因素聚集；—为尚未确定是否增加相关疾病发生风险；体重过低可能预示有其他健康问题。

2. 腰围

腰围（WC）是常见的关于腹部脂肪分布（中心型肥胖）的判定指标。肥胖者身体脂肪分布类型是比肥胖本身对患病率和死亡率更重要的危险因素。一般来讲，中心型肥胖常见于男性，而外周型肥胖常见于女性。85cm≤成年男性 WC<90cm，80cm≤成年女性 WC<85cm 可判断为中心型肥胖前期；成年男性 WC≥90cm，成年女性 WC≥85cm 可判断为中心型肥胖。腰围界限值与相关疾病危险关系见表 6-2。

与成年人相比，儿童青少年超重和肥胖的评价和诊断更复杂，儿童青少年肥胖依据 WS/T 423—2022《7 岁以下儿童生长标准》、WS/T 586—2018《学龄儿童青少年超重与肥胖筛查》判断。6—17 岁儿童青少年中心型肥胖采用腰围或腰围身高比进行判断。腰围以 WS/T 611—2018《7 岁~18 岁儿童青少年高腰围筛查界值》作为中心型肥胖筛查依据；6—17 岁男生和 6—9 岁女生腰围身高比大于 0.48，10—17 岁女生腰围身高比大于 0.46 建议判定为中心型肥胖 ［详见《儿童青少年肥胖食养指南（2024 年版）》］。

（四）危害

肥胖的危害主要体现在以下三个方面。

1. 身体层面

肥胖对人体各大系统都会造成不可估量的危害。对于呼吸系统来说，脂肪组织堆积于腹部或膈肌，使膈肌上抬，潮气量减少，肺容量降低，严重时导致肺通气量下降，氧分压降低，甚至出现低氧血症；对呼吸的阻碍作用若体现到夜间休息，则会严重影响睡眠质量，对身体产生进一步的危害；对于心血管系统来说，肥胖者更易患高血压、高血糖、高脂血症等疾病。

2. 心理层面

肥胖会诱发一系列肥胖者的心理问题。研究表明，超重、肥胖人群普遍存在心理健康问题，自信较低，存在社会适应障碍、行为障碍。自身的肥胖使他们感到自卑、无助甚至自暴自弃。每年由于肥胖而产生自杀倾向的人群不在少数。

3. 社会层面

肥胖对社会存在着十分巨大的负面影响。一个肥胖率居高不下的社会意味着整体公民的心理、生理健康水平持续低下。人作为社会的主体，拥有一个病态的躯体则社会是一个病态的社会。政府需要花大部分的钱在治疗肥胖所导致的疾病上，这就意味着教育、科技等行业投入的变少。人民幸福感明显下降、社会生产力发展缓慢。

（五）发生原因

肥胖受多种因素的共同作用，发生的原因大体上可分为内因（遗传因素）和外因（环境因素）。

1. 肥胖发生的内因

肥胖发生的内因即为遗传因素，遗传因素被认为是决定肥胖最主要的原因之一。相当多的肥胖者有一定的家族倾向，父母中有一人肥胖，则子女有40%肥胖的概率，如果父母双方皆肥胖，子女可能肥胖的概率升高至70%~80%。

2. 肥胖发生的外因

外因在肥胖发生上也起到非常重要的作用，肥胖是基因和环境因素相互作用的结果。据统计，肥胖的遗传因素占40%~70%，环境因素占30%~60%。肥胖发生的外因主要包括饮食因素、社会因素、行为心理因素等。

（1）饮食因素　人们摄食过量、进食速度过快、饮食结构不合理、三餐饮食能量不合理和爱吃零食等都会造成肥胖。

①摄食过量：形成肥胖的主要原因是摄食过量，能量摄入大于消耗，多余能量转化为脂肪储存在脂肪细胞。肥胖者自幼形成的饱腹习惯，会导致下丘脑饱中枢反应迟缓，并视进食品味佳肴的色、香、味为享受；另外，一些肥胖人群日常习惯性进食大量食物，并不是因为有饥饿感，而只是一种习惯，所以摄食过量是肥胖者普遍存在的问题。

②进食速度过快：进食速度过快在肥胖患者中也较常见，从开始进食到形成饱腹感是中枢神经系统接受胃神经末梢刺激形成的反射过程，一般饱中枢需在进食后20min左右才会发出停止进食的信号；进食速度过快者，在饱中枢尚未兴奋时进食量已超过人体生长与消耗所需能量。进食速度越快达到同样饱腹感所需的食物就越多。

③饮食结构不合理：主要表现为高脂肪、高糖（碳水化合物）饮食。

嗜好高脂食物：脂肪的产热量一般是同等重量蛋白、碳水化合物的1倍多。肥胖患者多偏爱肥肉、动物内脏、油炸食品等高脂肪饮食，易使热量摄入增加。

嗜好高糖食物：三大产能营养素中，碳水化合物饱腹感低易吸收，可增加食欲，肥胖者较多喜食甜食和淀粉等碳水化合物。碳水化合物易被吸收进入血液，使血糖升高，刺激胰岛素分泌。而胰岛素的急剧大量分泌又使血糖下降，这时人又会出现饥饿感，又必须依靠进食来充饥，这样就形成了恶性循环。碳水化合物除了供给人体能量消耗外，多余的合成为肝糖原、肌糖原或转化为脂肪储存。摄入能量过多，即使是糖类，也会日渐增重。

④三餐饮食能量不合理：一日三餐能量分配不合理也是肥胖的原因之一。一些肥胖者

早餐不吃，中餐多丰盛，晚餐过饱，而人的代谢以上午最旺盛，下午逐渐减慢，到晚上最低，特别是睡前加餐易使能量储存。有的人一日三餐不能按时进餐，甚至会把一日三餐集中在晚上，进食高脂肪、高蛋白且量又很大，吃饭后缺少运动，久之即易发胖。

⑤爱吃零食：零食使能量摄入除一日三餐外，又增加了相当部分，也是一种不好的饮食习惯。吃零食过多会造成营养过剩和营养不均衡。

（2）社会因素　在日常生活之中，随着交通发达、方便快捷，步行的时间明显减少；由于工业、农业生产的机械化、自动化，体力劳动强度明显减轻；另外，由于现代社会生活、工作节奏高度紧张，繁重的工作压力，人们很难抽出时间去锻炼、运动；此外因为摄取的能量并未减少，而形成肥胖。肥胖导致日常的活动越趋缓慢、慵懒，更再次减低热量的消耗，导致恶性循环，助长肥胖的发生。

（3）行为心理因素　为了解除心情上的烦恼、情绪上的不稳定，不少人是用吃来作为发泄。这都是引起饮食过量而导致肥胖的原因。

（4）生命早期危险因素　母亲孕前及孕期的健康、胎儿期及婴幼儿早期的生长发育决定了重要器官的结构、功能及适应能力，生命早期宫内不良环境的暴露（如宫内异常的代谢环境、电磁场等）可能会通过影响胎儿的内分泌和代谢系统，继而使其在儿童和青少年期更易发生肥胖。研究表明，超重和肥胖存在早期发育起源，孕前高 BMI 和孕期体重过度增加是巨大儿和儿童肥胖的危险因素。

（六）肥胖与膳食营养的关系

1. 能量

根据中国人的膳食特点和习惯，成年人膳食中碳水化合物提供的能量应占总能量的50%~65%，脂肪占 20%~30%，蛋白质占 10%~20%。年龄越小，脂肪供能占比应适当增加，但成年人脂肪的摄入量不宜超过总能量的 30%。控制体重期间，膳食中碳水化合物提供的能量适当减少，应占总能量的 50%~60%；蛋白质适当增加，占 15%~20%；脂肪供能比不超过 30%。

2. 碳水化合物

碳水化合物是人体重要的供能物质，近年来研究发现，伴随脂肪供能比的降低、碳水化合物供能比的上升，肥胖的发生率也在增加，但是膳食碳水化合物含量对肥胖的影响，目前学术界还存在较大的争议。根据碳水化合物-胰岛素理论，碳水化合物的摄入增加能够快速升高血糖水平并刺激人体产生胰岛素，促使人体发生中心型肥胖。此外，碳水化合物的类型以及质量对肥胖起着更决定性的作用，如淀粉、糖、精制谷物更能导致人体肥胖，而膳食纤维具有减少体内脂肪，预防和治疗肥胖的作用，因此应该研究不同类型碳水化合物与肥胖的关系，才能提出预防肥胖发生的针对性措施。

3. 蛋白质

蛋白质相对碳水化合物和脂肪，为人体较少的能量供应，另一方面，蛋白质在人群中相对保持恒定的比例，因此对肥胖的影响相对较小。然而肥胖因摄入能量过多，过多能量无论来自何种能源物质，都可引起肥胖，食物蛋白当然也不例外。但是，严格限制饮食能量供给，蛋白质营养过度还会导致肝肾功能损害，故低能量饮食蛋白质供给不宜过高。

4. 脂肪

膳食中的动物脂肪摄入量增加是导致肥胖重要因素之一，这是因为脂肪是体内储存能量的仓库；脂肪能够提高食物的能量密度；同时膳食脂肪利用率较高，摄入人体的脂肪更容易储存在脂肪细胞中，增加人体体重。另外，脂肪中的种类和结构对健康的影响是不一样的，因此，在预防肥胖时，不能单纯地强调降低膳食中脂肪的含量，而应从脂肪种类和构成对人体体重与健康产生的影响来综合考虑。

5. 微量元素

人们普遍认为，肥胖是营养过剩的结果。然而，研究结果却表明，某些单纯性肥胖体内缺乏促进脂肪转化为热量的一些微量元素，如维生素 B_1、维生素 B_6、维生素 B_{12}、维生素 C、维生素 D、烟酸及钙、锌、铁、镁等；这些物质的缺乏导致脂肪分解受阻。当人们因偏食使上述营养物质摄入不足时，脂肪的氧化分解速度减慢。此外，微量元素锌、镁缺乏时，体内甘油三酯含量增加，脂肪生长因子活性增加。

（七）肥胖的健康管理

1. 控制总能量摄入，保持合理膳食

控制总能量摄入和保持合理膳食是体重管理的关键。控制总能量摄入，可基于不同人群每天的能量需要量，推荐每日能量摄入平均降低 30%~50% 或降低 500~1000kcal，或推荐每日能量摄入男性 1200~1500kcal、女性 1000~1200kcal 的限能量平衡膳食；另一方面也可根据不同个体基础代谢率和身体活动相应的实际能量需要量，分别给予超重和肥胖个体 85% 和 80% 的摄入标准，以达到能量负平衡，同时能满足能量摄入高于人体基础代谢率的基本需求，帮助减重、减少体脂。

合理膳食应在控制总能量摄入的同时保障食物摄入多样化和平衡膳食，保证营养素的充足摄入，必要时补充复合营养素补充剂。三大产能营养素的供能比分别为脂肪 20%~30%，蛋白质 10%~20%，碳水化合物 50%~65%。一日三餐合理分配饮食，推荐早中晚三餐供能比为 3∶4∶3。鼓励主食以全谷物为主，至少占谷物的一半，适当增加粗粮并减少精白米面摄入；保障足量的新鲜蔬果摄入，蔬菜水果品种多样化，但要减少高糖水果及高淀粉含量蔬菜的摄入；动物性食物应优先选择脂肪含量低的食材；应优先选择低脂或脱脂奶类。

2. 少吃高能量食物，饮食清淡，限制饮酒

高能量食物通常是指提供 400kcal/100g 以上能量的食物，如油炸食品、含糖烘焙糕点、糖果、肥肉等；全谷物、蔬菜和水果一般为低能量食物。经常摄入高能量食物与体重增加及肥胖有关，减少高能量食物摄入有助于控制膳食总能量。因此，减重期间应少吃高能量食物，多吃富含膳食纤维的食物，如全谷物食物、蔬菜等。

减重期间饮食要清淡，严格控制脂肪/油、盐、添加糖的摄入量，每天食盐摄入量不超过 5g，烹调油不超过 25g，添加糖的摄入量最好控制在 25g 以下。首先，应减少烹饪过程中烹调油、盐、糖用量，多选用蒸、煮、熘及水滑等烹调方式，少油煎炸，并减少高脂肪食物用量。其次，采购时主动阅读食品的营养标签，选择脂肪、碳水化合物和（或）糖、钠含量低的食物，尽量不选或少选油炸食品、加工肉制品、含糖烘焙糕点、蜜饯、糖果、冰淇淋及含糖饮料等。最后，在减重期间应严格限制饮酒。

3. 纠正不良饮食行为，科学进餐

在控制总能量摄入的基础上保持一日三餐的时间相对固定，定时定量规律进餐，可避免过度饥饿引起的饱食中枢反应迟缓而导致进食过量。重视早餐，不漏餐，晚餐勿过晚进

食，建议在17：00—19：00进食晚餐，晚餐后不宜再进食任何食物，但可以饮水。如饮水后仍饥饿难忍或有低血糖风险者，可以适当选择进食少许低能量高膳食纤维食物。

不暴饮暴食，控制随意进食零食、饮料，避免夜宵。不论在家或在外就餐，都应根据个人的生理条件和身体活动量，力求做到饮食有节制、科学搭配，进行标准化、定量的营养配餐，合理计划每日餐次和能量分配。进餐宜细嚼慢咽，摄入同样食物，细嚼慢咽有利于减少总食量。另外，减缓进餐速度可以增加饱腹感。适当改变进餐顺序也是一种简单、易行、有效的减重方法，按照蔬菜–肉类–主食的顺序进餐，有助于减少高能量食物的进食量。

4. 多动少静，睡眠充足，作息规律

肥胖患者减重的运动原则是中低强度有氧运动为主，抗阻运动为辅。每周进行150~300min 中等强度的有氧运动，每周5~7d，至少隔天运动1次；抗阻运动每周2~3d，隔天1次，每次10~20min。每周通过运动消耗能量2000kcal 或以上。尽可能减少静坐和被动视屏时间，每天静坐和被动视屏时间要控制在2~4h 以内。对于长期静坐或伏案工作者，每小时要起来活动3~5min。中国居民不同年龄人群推荐的身体活动见表6-3。

表6-3　　　　　　　　　　中国居民不同年龄人群推荐的身体活动

人群	建议
0~6 月龄的婴儿	醒着时至少保持30min 的俯卧姿势
7~24 月龄的婴幼儿	7~12 月龄的婴儿每天俯卧位自由活动或爬行的时间不少于30min；12~24 月龄幼儿每天活动时间不少于3h
3~5 岁的学龄前儿童	每天身体活动总时间应达到180min，每天户外活动至少120min，其中中等及以上强度的身体活动时间累计不少于60min。应鼓励积极参与玩游戏，使身体处于活跃状态，建议每天结合日常生活多参与公园玩耍、散步等运动，适量进行中高强度的有氧运动和户外活动；儿童静坐时间每天应不超过1h
6~17 岁学龄儿童青少年	每天累计进行至少60min 的中高强度身体活动，以有氧活动为主，其中，每周至少3d 的高强度身体活动；身体活动应形式多样，其中，包括每周3d 增强肌肉力量和/或骨健康的运动；应至少掌握一项运动技能；儿童静坐时间每天应不超过2h
成年人	每周至少进行150min 的中等强度运动（如慢跑、游泳、骑车等）或75min 的高强度运动（如快跑、篮球、羽毛球等）；主动身体活动每天至少达到6000 步

经常熬夜、睡眠不足、作息无规律可引起内分泌紊乱，脂肪代谢异常，增加肥胖风险，导致"过劳肥"。肥胖患者应按昼夜生物节律，保证每日7h 左右的睡眠时间，建议在夜里11 点之前上床睡觉。

5. 安全减重，达到并保持健康体重

减重速度并非越快越好，过快的减重速度易对机体器官组织造成损伤，甚至危及生命。短期内快速减重主要是由于机体水分的丢失而非脂肪组织的减少，一旦恢复正常饮食，身体为了维持正常运作，将重新补充水分，体重会快速反弹。孕妇、乳母、老年人及患有慢性代谢性疾病的人群，应在医生或营养指导人员等专业人员的指导下科学减重，避免不合理的减重对健康造成损害。

较为理想的减重目标应该是 6 个月内减少当前体重的 5%~10%，合理的减重速度为每月减 2~4kg。为避免减重速度过快对机体造成损害，同时也增加减重者的信心，建议在减重初始时设立体重减轻约每周 0.5kg 的目标，但随着机体非脂肪组织的减少，机体对能量变化的反应减弱，需要增加能量消耗或进一步限制能量摄入来继续减轻体重。在减重过程中应注意自我监测，不仅包括对体重变化的监测，还应包含食物摄入量以及身体活动情况的监测。同时，减重的过程中不只要关注体重的变化，更要关注体脂率和肌肉量的变化，做到减少肌肉的流失，维持机体的肌肉量和基础代谢率。

《成人肥胖食养指南（2024 年版）》
（文件）

《儿童青少年肥胖食养
指南（2024 年版）》（文件）

二、高血压

高血压是最常见的心血管疾病，是全球范围内的重大公共卫生问题，可引起心、脑、肾并发症；高血压也是冠心病、脑卒中等心血管疾病的主要危险因素，会增加冠心病和脑卒中的发病和死亡风险。我国人群监测数据显示，每年 300 万心脑血管病死亡中至少 1/2 与高血压有关。

血压是血液在血管内流动时冲击血管壁所引起的压力。当心脏收缩送出血液，血管所承受最大的压力，称为"收缩压"，俗称"高压"；当心脏放松时，血液因血管本身具有的弹性仍可继续向前流动，此时血管所承受最低的压力，称为"舒张压"，俗称"低压"。

（一）概念

高血压是人体收缩压和舒张压升高而导致的对健康产生影响或发生疾病的一种症状。高血压不单指血压的升高，还指由其引起的人体心、脑、肾脏等重要器官的损害。

（二）分类

高血压可以分为两大类，即原发性高血压与继发性高血压。

1. 原发性高血压

原发性高血压是一种以血压升高为主要临床表现而病因尚未明确的独立疾病。人们通常讲的高血压病是指原发性高血压。原发性高血压虽然找不到特定原因，但仍有许多因素可能与其有关，例如：遗传、体重过重、高脂血症、摄食过多钠盐、饮酒过度、抽烟、压力、运动量不足等。

2. 继发性高血压

继发性高血压又称为症状性高血压，这类疾病病因明确，高血压仅是该种疾病的临床表现之一，血压可暂时性或持久性升高。继发性高血压的患者较少。

（三）诊断标准

在未使用降压药物的情况下，非同日 3 次测量血压，当收缩压≥140mmHg（1mmHg＝

133.3Pa）和（或）舒张压≥90mmHg，建议在 4 周内复查两次，非同日 3 次测量均达到上述诊断界值，即可诊断为高血压。

根据《2023 年中国高血压防治指南》将成年人的血压水平进行了分类，我国成年人血压水平分类见表 6-4。

表 6-4　　　　　　　　　　　　成年人血压水平分类

血压水平分类	收缩压/mmHg	舒张压/mmHg
正常血压	<120 和	<80
正常高值	120~139 和（或）	80~89
高血压	≥140 和（或）	≥90
1 级高血压	140~159 和（或）	90~99
2 级高血压	160~179 和（或）	100~109
3 级高血压	≥180 和（或）	≥110
单纯收缩高血压	≥140 和	<90

注：当收缩压和舒张压分属于不同水平时，以较高者为准。

（四）高血压与膳食营养的关系

1. 能量

能量过剩会导致肥胖或超重，大量研究证明，肥胖或超重是血压升高的重要危险因素。随着 BMI 的增加，血压水平也相应增加；当体重增加标准体重的 10%，血压会升高 6.6mmHg。

2. 碳水化合物

不同碳水化合物对血压的影响尚无定论，但是经过动物实验证明单糖（如葡萄糖和果糖）和双糖（蔗糖）可升高血压；而膳食纤维有辅助降压的作用。

3. 脂类

（1）总脂肪与饱和脂肪酸　总脂肪与饱和脂肪酸摄入量和血压呈正相关。膳食中总脂肪摄入过多，会引起肥胖和超重，导致高血压发生。此外，饱和脂肪酸摄入量与血压呈现正相关。经过研究证明，将总脂肪酸摄入量从总能量的 38%~40% 降至 20%~25%，将多不饱和脂肪酸与饱和脂肪酸的比值从 0.2 增加到 1.0，能降低血压。

（2）多不饱和脂肪酸　ω-3 和 ω-6 的多不饱和脂肪酸有调节血压的作用。研究表明，在高血压动物实验模型中，亚油酸（ω-6 多不饱和脂肪酸）和鱼油（富含 EPA 和 DHA，ω-3 多不饱和脂肪酸）都能减少原发性高血压的发生。

（3）单不饱和脂肪酸　单不饱和脂肪酸高的膳食可降低血压。

（4）胆固醇　膳食胆固醇与血压有显著的正相关。研究表明，膳食胆固醇每天多摄入 131mg/1000kcal，则人群收缩压会升高 0.9mmHg。

4. 蛋白质

膳食蛋白质影响血压的根本机制尚不清楚，但有研究发现，不同食物来源的适量蛋白质摄入与高血压发病风险下降有关。蛋白质摄入的多样性越高，高血压发病风险越低。

5. 矿物质

膳食中的钠、钾、钙、镁等矿物质对人体血压有一定影响，各类矿物质对血压的影响见表 6-5。

表 6-5　各类矿物质对血压的影响

矿物质	对血压的影响
钠	钠的摄入量与高血压患病率呈正相关
钾	钾能缓冲钠的升高对血管的伤害，与血压升高呈显著负相关
钙	高钙膳食有利于降低血压
镁	镁的摄入量与高血压发病风险呈负相关

6. 维生素

B 族维生素（叶酸、B_6、B_{12}）和维生素 C 能改善脂质代谢、防止血管受损，有一定的降压作用。

7. 吸烟，饮酒

吸烟会增加高血压的发病风险，且吸烟与高血压发病率具有剂量-效应关系。较多的研究显示饮酒与血压之间呈一种"J"形关系。一方面，轻度饮酒者（每天 1~2 杯）比绝对戒酒者血压低；另一方面，与不饮酒者相比，每天饮 3 杯或更多者血压明显升高，过量饮酒与血压升高和较高的高血压流行程度相关联。

（五）高血压的健康管理

1. 健康教育

健康教育可提高患者对高血压疾病的认识，改善高血压患者的生活习惯，提高患者的治疗依从性，减少高血压并发症。因此，健康教育对高血压的预防起着积极而重要的作用。

健康教育内容主要包括高血压的危害、与高血压相关的危险因素，高血压的诊断标准和控制目标，长期规律服药及其重要性，限盐、控制体重、适当运动、戒烟戒酒等非药物治疗的重要性，检查血压的必要性等，以及为何要接受随访和管理。不同人群对高血压健康教育需求不同，侧重点也不同，因此，针对不同人群健康教育的需求进行教育，才能达到最好效果。

健康教育方式应个体化、多样化，包括发放浅显易懂的宣传资料、保健知识宣传册，保健医生每周定期门诊时进行简单有效的宣传指导，利用媒体进行健康教育等。

2. 减钠增钾，饮食清淡

每人每日食盐摄入量逐步降至 5g 以下；增加富钾食物摄入。清淡饮食，少吃含高脂肪、高胆固醇的食物。钠盐摄入过多可增加高血压风险。我国居民膳食中 75% 以上的钠来自于家庭烹调盐，其次为高盐调味品。随着膳食模式的改变，加工食品也成为重要的钠盐摄入途径。所有高血压患者均应采取各种措施，限制来源于各类食物的钠盐摄入。

增加膳食中钾摄入量可降低血压。建议增加富钾食物（如新鲜蔬菜、水果和豆类等）的摄入量；肾功能良好者可选择高钾低钠盐。不建议服用钾补充剂（包括药物）来降低血压。肾功能不全者补钾前应咨询医生。

适当选择富含钙、镁的食物。膳食钙摄入不足是我国居民的普遍问题，建议高血压患者适当增加钙的摄入。镁对周围血管系统可以起到血管扩张作用，可对抗高钠的升压作用。

膳食中的饱和脂肪酸可以升高血脂和血清胆固醇水平，从而增加高血压患者发生冠心病、脑卒中等风险。因此，高血压患者要注意限制膳食脂肪和胆固醇摄入量，包括油炸食品和动物内脏。少吃加工红肉制品，如培根、香肠、腊肠等。

3. 合理膳食

合理膳食是指在平衡膳食基础上，根据患者自身状况，调整优化食物种类和重量，满足自身健康需要。高血压患者应该遵循合理膳食原则，丰富食物品种，合理安排一日三餐。推荐高血压患者多吃富含膳食纤维的蔬果，且深色蔬菜要占到总蔬菜量的一半以上，蔬菜和水果不能相互替代；摄入适量的谷类、薯类，其中全谷物或杂豆占谷类的 1/4~1/2；适当补充蛋白质，可多选择奶类、鱼类、大豆及其制品作为蛋白质来源；限制添加糖摄入；减少摄入食盐及含钠调味品（酱油、酱类、蚝油、鸡精、味精等）。少食用或不食用特别辛辣和刺激性的食物，不推荐饮用浓茶和浓咖啡。

4. 吃动平衡，健康体重

推荐将体重维持在健康范围内：BMI 在 $18.5~23.9kg/m^2$（65 岁以上老年人可适当增加）；男性腰围<85cm，女性腰围<80cm。建议所有超重和肥胖高血压患者减重。控制体重，包括控制能量摄入和增加身体活动。

能量摄入过多易导致超重和肥胖，每天能量的摄入取决于诸多因素，我国 18~30 岁成年人低强度身体活动水平每日平均能量需要量男性为 2150kcal，女性为 1700kcal；超重和肥胖者应减少能量摄入，每天能量摄入比原来减少 300~500kcal，同时控制高能量食物（高脂肪食物、含糖饮料和酒类等）的摄入。

提倡进行规律的中等强度有氧身体运动，减少静态行为时间。一般成年人应每周累计进行 2.5~5h 中等强度有氧活动，或 1.25~2.5h 高强度有氧活动。运动可以改善血压水平。建议非高血压人群（为降低高血压发生风险）或高血压患者（为降低血压），除日常活动外，应有每周 4~7d、每天累计 30~60min 的中等强度身体活动。

5. 戒烟限酒，心理平衡

不吸烟，彻底戒烟，避免被动吸烟。戒烟可降低心血管疾病风险，强烈建议高血压患者戒烟。不饮或限制饮酒。即使少量饮酒也会对健康造成不良影响。过量饮酒显著增加高血压的发病风险，且其风险随着饮酒量的增加而增加。建议高血压患者不饮酒，饮酒者尽量戒酒。

减轻精神压力，保持心理平衡。精神紧张可激活交感神经从而使血压升高，高血压患者应进行压力管理，可进行认知行为干预，如必要可到专业医疗机构就诊，避免由于精神压力导致的血压波动。规律作息，保证充足睡眠，不熬夜。

6. 监测血压，自我管理

定期监测血压，了解血压数值及达标状态，遵医嘱进行生活方式干预，坚持长期治疗，自我管理。根据患者的心血管总体风险及血压水平进行随诊。

成人高血压食养指南
（2023 年版）（文件）

成人高脂血症食养指南
（2023 年版）（文件）

三、糖尿病

糖尿病是遗传因素和环境因素长期共同作用所导致的慢性、全身性及代谢性疾病。近年来随着我国居民生活方式和膳食结构的改变，糖尿病患病率逐年上升，严重危害居民健康，是我国当前面临的重要公共卫生问题。《中国居民营养与慢性病状况报告（2020年）》显示，我国 18 岁及以上居民糖尿病患病率为 11.9%，糖尿病前期检出率为 35.2%，其中 2 型糖尿病是主要类型，50 岁以上成年人患病率更高。糖尿病发生趋低龄化、长病程、并发症多、健康危害严重和医疗支出费用高等特点。长期慢性的高血糖，可导致眼、神经、肾脏和心血管等组织和器官的损害而出现一系列的并发症，严重危害人体健康。糖尿病已经成为继心脑血管疾病和癌症之后威胁人类健康的第三大"杀手"。合理科学的饮食对于预防和治疗糖尿病有着非同寻常的意义。

（一）概念

糖尿病是一类因胰岛素利用障碍（胰岛素抵抗）或分泌缺陷（胰岛 B 细胞受损）引起的以高血糖为特征的代谢性疾病。特点是高血糖，伴随胰岛功能减退、胰岛素抵抗等而引发的糖、蛋白质、脂肪、水和电解质等一系列代谢紊乱综合征。长期高血糖导致各种脏器和组织，尤其是眼、肾、下肢、神经、心血管的慢性损害、功能不全和衰竭。典型病例可出现多尿、多饮、多食、消瘦等表现，即"三多一少"症状。

根据病因学证据，2019 年 WHO 将糖尿病分类更新为 6 种类型，即 1 型糖尿病、2 型糖尿病、混合型糖尿病、其他特殊类型糖尿病、未分类糖尿病、妊娠期糖尿病。研究显示，所有糖尿病患者中，2 型糖尿病占 87%~95%，1 型糖尿病 5%~12%，其他类型的糖尿病 1%~3%。

2 型糖尿病是指非胰岛素依赖型糖尿病（NIDDM），常见于中老年人，肥胖者发病率高，但由于饮食不当、缺乏运动、超重肥胖增多等原因，2 型糖尿病在儿童少年和年轻人中也越来越多。常可伴有高血压，血脂异常、动脉硬化等疾病。起病缓慢且不典型，早期无任何症状，或仅有轻度乏力、口渴，尿频尿多，血糖增高不明显者需做糖耐量试验才能确诊。

（二）诊断标准

对糖尿病的诊断 WHO 制定了统一的标准，具体见表6-6。

表 6-6　　　　　　　　　　　　　　　　糖尿病的诊断标准

项目	静脉血糖/（mmol/L）	
	空腹	餐后 2h
正常人	<6.1	<7.8

续表

项目	静脉血糖/（mmol/L）	
	空腹	餐后 2h
糖尿病人	≥7.0	≥11.1
糖耐量减低（IGT）	<7.0	7.8~11.1
空腹血糖受损（IFG）	6.1~7.0	<7.8

注：餐后 2h 是指口服葡萄糖 75g 后 2h；空腹指至少 8h 没有摄入含能量食物；IGT 和 IFG 统称为糖调节受损，也称糖尿病前期。

（三）发病原因

1. 遗传因素

2 型糖尿病有较为明显的家族史。父母患糖尿病，其子女发病率是一般人群的 4~9 倍。尽管很多研究证实 2 型糖尿病有明显的遗传倾向，可能具有多基因遗传特性，但由于糖尿病遗传的异质性，其遗传基因、遗传方式尚不完全明确，因此糖尿病与遗传的关系仍需要进一步研究。

2. 年龄及性别

（1）年龄　2 型糖尿病的患病率随着年龄的增加而增高，大多数 2 型糖尿病于 30 岁以后发病，在 65 岁以上人群中的患病率较高。

（2）性别　研究资料显示，2017 年国际糖尿病联盟（IDF）估计 20~79 岁男性的糖尿病患病率（9.1%）略高于女性（8.4%）。有调查显示，糖尿病对女性造成的危害大于男性，在全球范围内，女性糖尿病致死人数约 210 万，男性约 180 万，女性多于男性。

3. 社会环境因素

生活压力大、节奏快等也成为糖尿病的危险因素。一般来说，身体活动强度较大的职业人群患病率较低，而久坐职业人群则较高。

4. 膳食结构不合理

摄入高热量及结构不合理（高脂肪、高蛋白、低碳水化合物）膳食会导致肥胖、高血压、血脂异常，随着体重的增加及缺乏体育运动，胰岛素抵抗会进行性加重，进而导致胰岛素分泌缺陷和 2 型糖尿病的发生。

（四）糖尿病与膳食营养的关系

1. 能量

能量过剩导致的超重肥胖是 2 型糖尿病发生、发展的重要危险因素。糖尿病患者因体内胰岛素缺乏或组织对胰岛素敏感性降低，胰岛素受体数目减少，易发生能量代谢紊乱。能量过高会造成体重增加，血糖控制不良，加重病情；能量过低，导致机体处于饥饿状态，促使脂类代谢紊乱，酮体产生过多，出现酮血症。因此合理调整能量摄入使机体达到平衡状态，是 2 型糖尿病营养治疗的基础，糖尿病患者应根据年龄、性别、身体活动状况和水平、体重等确定能量供给。

2. 碳水化合物

合理控制碳水化合物的摄入是血糖控制的关键环节。糖尿病患者碳水化合物摄入过多或过少时，都会对血糖有影响。由于单糖及双糖类食物对血糖升高速度影响较大，所以应该减少或者禁止该类食物的摄入，建议糖尿病患者主食以杂粮及全谷类等低血糖生成指数食物为主且定量进餐。

3. 膳食纤维

膳食纤维摄入量与糖尿病患病相对危险度呈负相关。经研究证明，膳食纤维可有效控制餐后血糖上升幅度及改善葡萄糖耐量，并可控制脂类代谢紊乱，其中可溶性膳食纤维效果优于不溶性膳食纤维。膳食纤维推荐摄入量为 $25\sim30g/d$，或 $10\sim14g/1000kcal$。

膳食纤维在蔬菜水果、粗粮杂粮、豆类及菌藻类食物中含量丰富。对于糖尿病患者来说，平时可以选择吃一些五谷杂粮和含糖量不是很高的水果（如柚子、柠檬、桃子等），这样既营养均衡也能补充膳食纤维等营养物质。

4. 脂类

高脂膳食与糖尿病的发病率高有关，不同的脂肪种类也与糖尿病密切相关。大量流行病学研究证实，总脂肪及饱和脂肪酸的摄入量与患糖尿病的危险呈正相关，所以糖尿病患者需要减少对脂肪尤其是饱和脂肪酸和反式脂肪酸的摄入。此外，有研究报道单不饱和脂肪酸与空腹胰岛素水平呈负相关，以单不饱和脂肪酸替代部分饱和脂肪酸有利于改善血糖和血脂的代谢。饱和脂肪酸和多不饱和脂肪酸均应小于10%，单不饱和脂肪酸提供 $10\%\sim15\%$，胆固醇摄入量不超过 $300mg/d$。

5. 蛋白质

研究表明，蛋白质的数量及种类都会影响血糖。高蛋白质饮食可减少 2 型糖尿病的发病风险，无论是否限制能量，高蛋白组均可降低整体血糖水平。乳清蛋白引起胰岛素抵抗调节作用要优于其他动物蛋白。

6. 维生素和矿物质

研究表明维生素可促进新陈代谢，对糖和脂肪的代谢有着积极作用。与糖尿病相关的维生素包括 B 族维生素（B_1、B_2、烟酸、B_{12}）、维生素 C、维生素 D 和维生素 E。各维生素的主要作用见表 6-7。

表 6-7　　　　　　　　　　　与糖尿病相关的维生素

维生素		作用
B 族维生素	B_1	对糖尿病患者有促进糖和脂肪代替的积极作用
	B_2	可以增强机体抗氧化功能
	烟酸	被认为具有降血脂的功效，可能具有改善糖尿病导致动脉粥样硬化的作用
	B_{12}	缺乏被认为是糖尿病并发症的危险因素
	生物素	与血糖调节相关基因的表达密切相关
维生素 C		对于提高体内抗氧化水平和糖尿病的防治有着重要的作用
维生素 D		可以增强胰岛 B 细胞功能及缓解胰岛素抵抗
维生素 E		作为脂溶性抗氧化剂在降低糖尿病患者体内氧化应激水平上起着积极作用

矿物质对糖尿病有一定影响，对胰岛素的合成、分泌、储存、活性以及能量底物代谢起着重要作用，而胰岛素分泌的绝对或相对不足也影响微量元素的体内平衡。影响胰岛素

活性和糖代谢的微量元素主要有锌、铬、铁、硒、锰、铜、钠、硼等。各元素的主要作用见表6-8。

表6-8　　　　　　　　　　　　　与胰岛素活性相关的微量元素

元素	作用
锌（Zn）	参与胰岛素的合成，稳定胰岛素的结构，对糖代谢有直接作用
铬（Cr）	葡萄糖耐量因子的组成成分，增强胰岛素活性，预防和延缓糖尿病的发生
铁（Fe）	参与三羧酸循环，影响糖、脂肪和蛋白质代谢
硒（Se）	类胰岛素样作用，抗氧化
锰（Mn）	影响糖代谢
铜（Cu）	对胰岛素和血糖起平衡作用
钠（Na）	低钠有利于控制及预防并发症

糖尿病患者因主食和水果摄入的限制，较易发生维生素和矿物质的缺乏。因此，应供给足量维生素和矿物质，但应限制钠的摄入，以防止和减轻高血压、高脂血症、动脉硬化和肾功能不全等并发症。增加维生素C、维生素E、维生素B_1、维生素A和钙的摄入量，必要时服用制剂。

（五）糖尿病的健康管理

1. 食物多样，养成和建立合理膳食习惯

膳食管理和治疗是糖尿病患者血糖控制的核心，应遵循平衡膳食的原则，做到食物多样、主食定量、蔬果奶豆丰富、少油、少盐、少糖，在控制血糖的同时，保证每日能量适宜和营养素摄入充足。

食物多样是实现合理膳食、均衡营养的基础。糖尿病患者同样应该保持食物多样，膳食丰富多彩，保证营养素摄入全面和充足，少油、少盐、限糖、限酒。

合理膳食是指在平衡膳食基础上，以控制血糖为目标，调整优化食物种类和重量，满足自身健康需要。主食要定量，碳水化合物主要来源以全谷物、各种豆类、蔬菜等为宜，水果要限量；餐餐都应有蔬菜，每天应达500g，其中深色蔬菜占一半以上；天天有奶类和大豆，常吃鱼、禽，适量蛋和畜肉，这些是蛋白质的良好来源；减少肥肉摄入，少吃烟熏、烘烤、腌制等加工肉类制品，控制盐、糖和油的摄入量。

2. 能量适宜，控制超重肥胖和预防消瘦

体重是影响糖尿病发生发展的重要指标。膳食能量是体重管理也是血糖控制的核心，体重是评价能量摄入量是否合适的基础指标。最好定期测量（每周一次）体重，并根据体重的变化及时调整能量供给量。能量的需要量与年龄、性别、体重和身体活动量等有关，具体可查询《中国居民膳食营养素参考摄入量（2023版）》；也可根据体重估算，合理控制总能量摄入是糖尿病营养治疗的首要原则。

全天适宜能量计算公式：总能量＝标准能量供给×理想体重，能量供给量参考标准见表6-9。

表 6-9		糖尿病患者不同劳动强度能量供给参考表		单位：kcal/（kg·d）
体型	卧床	轻体力劳动	中等体力劳动	重体力劳动
举例	/	职员、教师、售货员	学生、司机、外科医生、电工	农民、建筑工、搬运工、舞蹈演员
消瘦	20~25	35	40	45~50
正常	15~20	30	35	40
肥胖	15	20~25	30	35

注：年龄超过 50 岁者，每增加 10 岁，能量减少 10%左右。

推荐糖尿病患者膳食能量的产能营养素占总能量比分别为：蛋白质 15%~20%、碳水化合物 45%~60%、脂肪 20%~35%。膳食能量来自谷物、油脂、肉类、蛋类、奶类、坚果、水果、蔬菜等食物。糖尿病患者能量需求水平因人因血糖调节而异，应咨询营养指导人员来帮助确定全天的能量摄入量和运动量，制定个性化的膳食管理、血糖和体重控制方案。

3. 主食定量，优选全谷物和低血糖生成指数（GI）食物

（1）选择低 GI 食物　主食多富含碳水化合物，是影响餐后血糖水平的核心因素，糖尿病患者应该学习如何选择主食类食物和计量。GI 是衡量食物对血糖影响的相对指标，选择低 GI 食物有利于餐后血糖控制，在选择主食或谷物类食物时，可参考我国常见食物的血糖生成指数表。低 GI 的食物在胃肠内停留时间长，吸收率低，葡萄糖释放缓慢，葡萄糖进入血液后的峰值低、下降速度也慢，简单说就是引起的餐后血糖波动比较小，有助于血糖控制。

（2）主食要定量　主食定量，不宜过多，多选全谷物和低 GI 食物；其中全谷物和杂豆类等低 GI 食物，应占主食的 1/3 以上。建议糖尿病患者碳水化合物提供的能量占总能量比例为 45%~60%，略低于一般健康人；以成年人（1800~2000kcal）为例，相当于一天碳水化合物的总量为 200~300g。但是当初诊或血糖控制不佳时，建议咨询医师或营养指导人员给予个性化指导，调整膳食中碳水化合物量，以降低血糖水平或降糖药物的使用。

血糖水平是碳水化合物、运动量、膳食结构、空腹时间等的综合反映，碳水化合物供能比过低，并不能得到更好的长久健康效益。应经常监测血糖来确定机体对膳食，特别是主食类食物的反应，并及时规划调整。对零食中的谷类食物、水果、坚果等，也应该查看营养成分表中碳水化合物的含量，并计入全天摄入量。

（3）调整进餐顺序　调整进餐顺序对控制血糖有利，养成先吃菜，最后吃主食的习惯。

（4）提高血糖控制和自我管理的科学规划水平　建议记录膳食、运动和血糖水平，提高血糖控制和自我管理的科学规划水平。全谷物、杂豆类、蔬菜等富含膳食纤维、植物化学物，GI 较低，含有丰富的维生素 B_1、维生素 B_2 以及钾、镁等矿物质，更耐饥饿，可有效减缓餐后血糖波动。胃肠功能弱的老年糖尿病患者，在富含膳食纤维的全谷物选择上，要注意烹饪方法和用量，降低消化道负担。碳水化合物的种类和数量，是影响餐后血糖最

重要的营养因素。学习食物碳水化合物含量和互换，规律进餐，是糖尿病患者认识和掌握食物、药物和血糖反应关系的关键措施，是整体膳食合理规划和调整的重点。

4. 积极运动，改善体质和胰岛素敏感性

运动可以消耗能量，抗阻运动有助于增加肌肉量，运动还可以增加骨骼肌细胞膜上葡萄糖转运蛋白（GLUT-4）的数量，增加骨骼肌细胞对葡萄糖的摄取，改善骨骼肌细胞的胰岛素敏感性，平稳血糖。目前有充足的证据表明，身体活动不足可导致体重过度增加，多进行身体活动不仅有利于维持健康体重，使心情愉悦，还能降低肥胖、2型糖尿病、心血管疾病和某些癌症等疾病发生风险和全因死亡风险。

糖尿病患者可在餐后运动，每周至少5d，每次30~45min，中等强度运动要占50%以上，循序渐进，持之以恒。中等强度运动包括快走、骑车、乒乓球、羽毛球、慢跑、游泳等。如无禁忌，最好一周2次抗阻运动，如哑铃、俯卧撑、器械类运动等，提高肌肉力量和耐力。将日常活动和运动融入生活计划中。运动前后要加强血糖监测，避免低血糖。

5. 清淡饮食，限制饮酒，预防和延缓并发症

预防和延缓相关并发症的发生，重点是强化生活方式的改变。首先要控制油、盐、糖，不饮酒，控制血糖、血脂、血压在理想水平。

培养清淡口味，每日烹调油使用量宜控制在25g以内，少吃动物脂肪，适当控制富含胆固醇的食物，预防血脂异常。食盐用量每日不宜超过5g。同时，注意限制酱油、鸡精、味精、咸菜、咸肉、酱菜等含盐量较高的调味品和食物的使用。足量饮用白水，也可适量饮用淡茶或咖啡，不喝含糖饮料。

6. 规律进餐，合理加餐，促进餐后血糖稳定

规律进餐指一日三餐及加餐的时间相对固定，定时定量进餐，可避免过度饥饿引起的饱中枢反应迟钝而导致的进食过量，是维持血糖平稳的基础。不暴饮暴食，不随意进食零食、饮料，不过多聚餐，减少餐次。不论在家或在外就餐，根据个人的生理条件和身体活动量，应该饮食有节、科学配置，进行标准化、定量的营养配餐，合理计划餐次和能量分配来安排全天膳食，吃饭宜细嚼慢咽，形成良好饮食习惯。

是否需要加餐、什么时间加餐，以及选择何种零食，应根据患者具体血糖波动的特点来决定。对于病程长、血糖控制不佳、注射胰岛素的2型糖尿病患者和1型糖尿病患者，应进行血糖监测，可根据实际情况适当加餐，以预防低血糖的发生。对于消瘦的糖尿病患者以及妊娠期糖尿病患者，也可适当安排加餐或零食，以预防低血糖的发生，增加能量摄入，增加体重。

7. 自我管理，定期营养咨询，提高血糖控制能力

有效管理和控制血糖平稳，很大程度上取决于患者的自我管理能力。糖尿病管理需要采取综合性措施，结合患者的病程、病情和行为改变特点等，兼具个性化和多样性。糖尿病患者需要切实重视、学习糖尿病知识和自我管理技能，包括膳食调理、规律运动、监测血糖、遵医嘱用药、胰岛素注射技术，以及低血糖预防和处理等。

糖尿病患者应将营养配餐、合理烹饪、运动管理和血糖监测作为基本技能。了解食物中碳水化合物含量和GI值，学习食物交换份的使用，把自我行为管理融入日常生活中。应建立与临床经验丰富的营养师等营养指导人员、医师团队的咨询和随访服务关系，主动进行定期的咨询，接受个性化营养教育、膳食指导，以促进技能获取和营养治疗方案有效

实施，并改善自我健康状况和临床结局。特别是在初诊、年度检查和/或未达到治疗目标、疾病或环境变化时，应及时就诊或咨询。

营养咨询应包括膳食评估和膳食调整、营养状况评估和营养诊断，以及营养处方、运动处方的制订等。在医师和营养指导人员的帮助下，适时调整膳食、运动和行为以及用药量等方案，保持健康的生活方式，并控制血糖，预防并发症发生。

《成人糖尿病食养
指南（2023年版）》
（文件）

四、高尿酸血症与痛风

《中国高尿酸血症与痛风诊疗指南（2019）》显示，我国高尿酸血症呈明显上升和年轻化趋势，中国高尿酸血症的总体患病率为13.3%，患病人数约为1.77亿，痛风总体发病率为1.1%，患病人数约为1466万，痛风已成为我国仅次于糖尿病的第二大代谢类疾病。就患者性别比例而言，痛风本是男性发病率高的疾病，但是，近年来，女性患者人数也在逐渐增加。大量研究已证实，痛风与长期高蛋白尤其是高嘌呤饮食、高能量饮食、暴饮暴食及酗酒等不良的饮食习惯有密切关系，不科学的生活方式也是引起痛风的关键因素。痛风极易引起的并发症包括高血压、脂肪肝、慢性肾病和心脑血管等疾病，并可给家庭和社会带来沉重的经济负担。

（一）概念

1. 高尿酸血症

高尿酸血症是嘌呤代谢障碍引起的代谢性疾病，与痛风密切相关，并且是糖尿病、代谢综合征、血脂异常、慢性肾脏病和脑卒中等疾病发生的独立危险因素。《中国高尿酸血症与痛风诊疗指南（2019）》诊断标准为：无论男女，通常饮食状态下2次采集非同日的空腹血，以尿酸酶法测定血尿酸值，血尿酸水平高于420μmol/L，即诊断为高尿酸血症。

2. 痛风

痛风是一种由单钠尿酸盐沉积所致的晶体相关性关节病，与嘌呤代谢紊乱及/或尿酸排泄减少所致的高尿酸血症直接相关，属代谢性疾病范畴。常表现为急性发作性关节炎、痛风石形成、痛风石性慢性关节炎、尿酸盐肾病和尿酸性尿路结石等，重者可出现关节残疾和肾功能不全，也常伴发代谢综合征的其他表现，如中心型肥胖、血脂异常、2型糖尿病及心血管疾病等。高尿酸血症患者中有单钠尿酸盐沉积的人，才能叫痛风。研究表明有5%~18.8%高尿酸血症的患者会发展为痛风。

（二）分类

痛风分为原发性和继发性两大类。

1. 原发性痛风

原发性痛风是指在排除其他疾病的基础上，由先天性嘌呤代谢紊乱和/或尿酸排泄障碍所引起的痛风。

2. 继发性痛风

继发性痛风一般是继发于肾脏疾病，或者某些药物导致尿酸排泄减少，或者骨髓增生性疾病，以及常见如肿瘤化疗后导致尿酸生成增多，从而引起痛风。

（三）发病原因

发病的原因包括遗传因素和环境因素，其中原发性痛风患者中，10%~25%有痛风家族史，并常伴有肥胖、高血压、高脂血症、冠心病、动脉硬化、糖尿病等；环境的影响因素包括地区（城市高于农村，内陆高于沿海）和慢性病（高尿酸血症、超重肥胖、糖尿病、高脂血症）的影响。

（四）痛风与膳食营养的关系

1. 能量

能量摄入过多，嘌呤代谢加速导致血尿酸浓度升高。

2. 碳水化合物

痛风患者中，大约50%患者超重或肥胖，所以痛风患者需要控制总能量摄入。碳水化合物为痛风病人的能量主要来源，能量不足导致脂肪分解，产生酮体等酸性代谢产物，抑制尿酸排泄，诱发痛风发作。

3. 脂肪

高脂饮食容易导致能量过剩，脂肪在体内积聚，容易引起痛风。研究表明，高脂肪膳食，可减少尿酸排泄，升高血尿酸。

4. 蛋白质

痛风患者蛋白质的摄入应以植物蛋白为主，其中豆类是优质蛋白质的良好来源。有肾脏病变者应采用低蛋白饮食。动物蛋白可选用不含核蛋白的牛奶、奶酪、脱脂奶粉、蛋类的蛋白部分。蛋白质应适量供给，摄入量以每日每千克体重以1g为宜，病情严重时供给0.8g。

5. 维生素

痛风患者与维生素 B_1、维生素 B_2、叶酸、维生素 C、维生素 E 缺乏有关。

6. 矿物质

钙、铁、锌、碘等缺乏可引起核酸代谢障碍，嘌呤生成增加，诱发痛风。

7. 其他

高嘌呤膳食会增加外源性嘌呤，升高血尿酸；饮酒会抑制肾脏排泄尿酸；饮水不足，不利于尿酸排泄；药物因素如利尿剂、小剂量水杨酸、滥用泻药等会造成尿酸在肾脏沉积。

（五）痛风的健康管理

痛风的健康管理应基于个体化原则，建立合理的饮食习惯及良好的生活方式，限制高嘌呤动物性食物摄入，控制能量及营养素供能比例，保持健康体重，配合规律降尿酸药物治疗，并定期监测随诊。

1. 控制能量和体重

肥胖是痛风的危险饮食之一，而肥胖的主要原因是能量摄入过多造成的，因此，控制能量的摄入、保持理想的体重是预防痛风发生的重要措施之一。根据患者性别、年龄、身高、体重和身体活动等估计能量需求，限制应循序渐进，以免体内脂肪分解过度，引起或加重痛风的急性发作。

2. 合理膳食结构

在总能量限制的前提下，产能营养素的供能比例见表6-10。

表 6-10　　　　　　　　　　　　产能营养素的供能比例

种类	供能比例/%	备注
蛋白质	10~20	蛋白质的膳食摄入量为 1g/（kg·d），病情严重时为给 0.8g/（kg·d）；以植物蛋白为主，动物蛋白推荐奶制品和蛋类；尽量不用肉类、禽类或鱼类，并经煮沸弃汤后食用
脂肪	20~30	合并肥胖或代谢综合征者应严格限制每日脂肪摄入量占全天总能量不超过 25%，且饱和脂肪酸占全天总能量不超过 10%；如合并血浆低密度脂蛋白胆固醇升高（≥2.59mmol/L）者，饱和脂肪酸摄入量应小于总能量的 7%。反式脂肪酸应小于全天总能量的 1%。亚油酸与 α-亚麻酸的每日摄入量应分别占全天总能量的 5%~8% 和 1%~2%。单不饱和脂肪酸每日摄入量应占总能量的 10%~15%
碳水化合物	50~65	限制添加糖摄入；宜选择低 GI 食物；鼓励全谷物食物占全日主食量的 30% 以上，全天膳食纤维摄入量达到 25~30g

3. 选择低嘌呤食物

嘌呤广泛存在动植物中，有细胞的生物均含有嘌呤。由于嘌呤是合成尿酸的原料，痛风病人应长期控制嘌呤的摄入，禁用含嘌呤高的食物，如沙丁鱼、动物内脏、浓肉汤等。一般人群膳食摄入嘌呤为 600~1000mg/d。在痛风急性期，嘌呤摄入量应控制在 150mg/d 以内，可食用嘌呤低的食物；在缓解期可适量选用嘌呤低或者中等的食物，且不能一餐中进食过多；无论何时期均应避免含嘌呤高的食物。具体食物的嘌呤含量见表 6-11。

表 6-11　　　　　　　　　　　各类食物嘌呤的含量　　　　　　　单位：mg/100g

嘌呤的含量		食物的种类
含嘌呤很少的食物	<50	①谷薯类：大米、小麦、小米、荞麦、玉米面、精白粉、富强粉、通心粉、面条、面包、馒头、马铃薯、芋头 ②蔬菜类：白菜、卷心菜、胡萝卜、芹菜、黄瓜、茄子、甘蓝、莴笋、南瓜、番茄、荸荠、豆芽菜 ③水果及干果类：橙、苹果、梨、桃、西瓜、香蕉、红枣、花生、杏仁、核桃、枸杞 ④糖及糖果类 ⑤蛋类及奶类：鸡蛋、鸭蛋、鲜奶、奶酪、酸奶 ⑥海参、海蜇皮、猪血 ⑦各种饮料：茶、巧克力、咖啡、可可等
含嘌呤较高的食物	50~100	粗粮、绿豆、红豆、豌豆、青豆、黑豆、豆腐干、豆腐 猪肉、牛肉、羊肉、鸡肉、兔肉、鸭、鹅、火腿、牛舌 鳝鱼、鳗鱼、鲤鱼、草鱼、鳕鱼、鲑鱼、大比目鱼、鱼丸、虾、龙虾、乌贼、螃蟹
嘌呤含量高的食物	150~1000	猪肝、小肠、脑、白带鱼、沙丁鱼、鲢鱼、鲥鱼、小鱼干、牡蛎、蛤蜊、浓肉汁、浓鸡汤、火锅汤、酵母

4. 多吃蔬菜水果

蔬菜水果多属于碱性食物，可以增加体内碱的储存量，使体液 pH 升高，防止尿酸结晶形成并促使其溶解，增加尿酸的排出量，防止形成结石并使已形成的结石溶解。新鲜蔬菜和水果的摄入与高尿酸血症发病风险呈负相关，是高尿酸血症的保护因素。常见的蔬菜有紫甘蓝、胡萝卜、菊花、鲜百合、樱桃、草莓等。

5. 足量饮水，限制饮酒

定时、规律性饮水可促进尿酸排泄。高尿酸血症与痛风人群，在心、肾功能正常情况下应当足量饮水，每天建议 2000~3000mL。尽量维持每天尿量大于 2000mL。优先选用白水，也可饮用柠檬水、淡茶、无糖咖啡及苏打水，但应避免过量饮用浓茶、浓咖啡等，避免饮用生冷饮品。

饮酒会增加高尿酸血症与痛风的风险。酒精的代谢会影响嘌呤的释放并促使尿酸生成增加，酒精还导致血清乳酸升高，从而减少尿酸排泄。部分酒类还含有嘌呤，通常黄酒的嘌呤含量较高，其次是啤酒。白酒的嘌呤含量虽然低，但是白酒的酒精度数较高，容易使体内乳酸堆积，抑制尿酸排泄。因此，应限制饮酒，且急性痛风发作、药物控制不佳或慢性痛风性关节炎的患者应不饮酒。

6. 科学烹饪，少食生冷

合理的食物烹饪和加工方式对于高尿酸血症与痛风的预防与控制具有重要意义。少盐少油、减少调味品、清淡膳食有助于控制或降低血尿酸水平。推荐每天食盐摄入量不超过 5g，每天烹调油用量 25~30g。减少油炸、煎制、卤制等烹饪方式，提倡肉类余煮后食用，尽量不喝汤。腊制、腌制或熏制的肉类，其嘌呤、盐分含量高，高尿酸血症与痛风人群不宜食用。

对于高尿酸血症与痛风人群，经常食用生冷食品如冰淇淋、生冷海鲜等容易损伤脾胃功能，同时可导致尿酸盐结晶析出增加，诱使痛风发作。因此，痛风患者应少吃生冷食品。

7. 减少富含果糖饮料的摄入

果糖到肝脏之后，会发生一系列的代谢反应，在这些代谢过程中会产生尿酸；果糖可以产生能量，能量过剩后就会以甘油三酯的形式储存在人体内，这种过程也会产生尿酸；大量的果糖，也会导致肾脏排泄尿酸的水平下降。

8. 养成良好的饮食习惯

养成良好的饮食习惯，进餐定时定量、少食多餐，不要暴饮暴食或一餐中进食大量肉类。

9. 规律运动与禁烟

痛风患者规律运动，干预前后 BMI、腰围、甘油三酯、血糖、血尿酸、痛风发作次数有一定差异，但是在运动过程中，要避免剧烈运动导致疲劳，这是因为当人剧烈运动时，ATP 会裂解成磷酸、核糖体和腺嘌呤。腺嘌呤会在肝脏内代谢成尿酸。也就是说，剧烈运动会使身体产生额外的尿酸。剧烈运动后，体内乳酸也会增加，乳酸会抑制肾脏排尿酸，从而诱发痛风发作。

研究表明，周围人经常吸烟者比周围人偶尔吸烟者发生痛风或高尿酸血症的风险高35%；周围人偶尔吸烟者比周围人几乎不吸烟者发生痛风或高尿酸血症的风险高 35%，在戒烟之后有利于痛风尽快得到恢复以及控制。

10. 防止突然受凉

关节在受凉受潮的状态下，肤温进一步降低，这样有利于血中尿酸在局部沉积，遂诱发关节炎；关节在受凉受潮情况下，局部血管发生痉挛性收缩，关节组织的血液供应减少，血循环处于不良状态，于是诱发关节炎。

《成人高尿酸血症与
痛风食养指南
（2024 年版）》（文件）

五、癌症

癌症已成为当今人类医学的重大难题之一，根据 WHO 报道，2015 年癌症成为仅次于心血管疾病的全球第二大死因，因其较高的发病率、致死率和难以治愈的特点已成为危害人类健康和生命的重大公共卫生问题。国际癌症研究中心（IARC）数据显示，2018 年全球癌症新发 1810 万例，死亡 960 万人。从全球来看，近 1/6 的死亡由癌症造成，且近 70% 的癌症死亡发生在中低收入国家。癌症对健康和经济影响很大，给患者、家庭、社会和政府带来了重大挑战。《"健康中国 2030" 规划纲要》提出到 2030 年实现总体癌症 5 年生存率提高 15% 的战略目标，国家疾病预防控制局一直高度重视癌症防控工作，癌症防控事业需要全社会共同参与，要推动政府、社会、个人积极行动起来，打造健康支持性环境，广泛开展防癌科普宣传，提高全社会癌症防治意识和能力，有效遏制癌症带来的社会危害。中国抗癌协会 1995 年倡导发起，把每年的 4 月 15—21 日规定为全国肿瘤防治宣传周。

（一）概念

癌症是机体在各种致癌因素作用下，导致其基因水平的突变和功能调控异常，从而促使细胞持续过度增殖并导致发生转化而形成的新生物。癌症是基因疾病，其生物学基础是基因的异常。它与正常的组织和细胞不同，不能按正常细胞的新陈代谢规律生长，而变得不受约束和控制，不会正常死亡，导致了细胞呈现异常的形态、功能和代谢，以致破坏正常的组织器官的结构并影响其功能。

（二）发病原因

1. 吸烟

烟草使用是全世界癌症死亡的单一最大可避免风险因素，估计每年导致 22% 的癌症死亡。烟草中的尼古丁或烟雾，含有一些化学物质，对癌症的发生起到一定促进作用，如部分肺癌的发生，可能与吸烟有关。若是未吸烟的病人，需尽量使病人减少对二手烟的吸入。

2. 饮酒

饮酒可能与多种癌症的发生有关系，酒精增加癌症危险性，如口腔癌，咽喉癌，食管癌、肝癌等。研究表明，长期饮酒（≥10 年）和大量饮酒（≥40g/d）者癌症发生的危险性明显增加，如乳腺癌的风险比平时不饮酒或者少量饮酒增加大概 1.5 倍左右，同时酒量越大发生乳腺癌的风险性越高。

3. 环境因素

常见的环境因素有三类：第一类工作环境就是与 X 射线接触的行业，因为 X 射线容易杀死正常的细胞，可引起肺癌、乳腺癌、白血病、甲状腺癌、皮肤癌等多种癌症；第二类工作环境是与化工行业接触的人群，这些化学物质里面有非常多的有害物质，有些甚至是致癌物质；第三类工作环境涉及有害气体，长期接触也可引起病人呼吸系统疾病及相应的癌症发生。

4. 食物加工和储藏

食物加工和储藏不当亦可产生各种生物或化学致癌物，研究表明，长期食用加工肉类是导致直肠癌、食管癌、肺癌、胃癌、前列腺癌的原因之一。腌制、烟熏、过度烹制肉类食品，可产生亚硝胺、杂环胺、多环芳烃等多种致癌物质，可增加肺癌、胃癌、肝癌、乳腺癌的发病风险。存储不当的玉米和花生易受黄曲霉毒素污染，进食后增加患肝癌和食管癌的风险。

（三）癌症与膳食营养的关系

1. 能量

能量过剩会导超重和肥胖，比体重正常人群易患癌症，死亡率也高。世界癌症研究基金会（WCRF）/美国癌症研究所（AICR）的《饮食、营养、身体活动和癌症（2018）》指出，体脂过多增加口腔癌、咽癌、喉癌、食管（腺）癌、胃（贲门）癌、胰腺癌、胆囊癌、肝癌、结直肠癌、乳腺癌（绝经后）、卵巢癌、子宫内膜癌和肾癌多种癌症的发生风险。

2. 脂肪

大量的研究证实，脂肪摄入量，尤其是饱和脂肪和动物性来源的脂肪摄入越多，多种癌症，比如结直肠癌、乳腺癌、肺癌、前列腺癌等的发生风险越高。这是因为脂肪摄入高，不仅引起肥胖，而且还会导致炎症和胰岛素抵抗，从而促进癌症的发生。

3. 蛋白质

蛋白质摄入过高和过低都会增加癌症发生的风险。蛋白质摄入不足，机体的免疫功能下降，消化道黏膜萎缩，可增加食管癌和胃癌的患病风险；而蛋白质摄入量过多，尤其动物蛋白摄入过量，会增加结直肠癌、乳腺癌和胰腺癌的风险。

4. 碳水化合物

碳水化合物摄入过量，大于能量消耗时，以脂肪的形式储存在体内，会增加多种癌症的患病风险。淀粉摄入高的人群，一般会伴随蛋白质的摄入量低，胃癌和食管癌发病率较高，而膳食纤维可以促进肠道蠕动，增加肠内容物，吸附、稀释致癌物质并加快其排泄，因此可以减少结直肠癌的发病风险。全谷物和富含膳食纤维的食物可降低结肠癌和直肠癌的发病率。

5. 维生素

维生素是维持身体健康所必需的一类有机化合物。它们虽然不构成身体组织的原料，也不是能量的来源，但在调节物质和能量代谢过程中起着极其重要的作用。维生素缺乏和过量均会导致生理功能的紊乱，增加癌症的风险。维生素预防癌症是癌症化学预防的重要内容，而且积累了丰富的研究证据。食物来源的具有抗氧化作用的维生素，如维生素 A、类胡萝卜素、维生素 E 和维生素 C 可增强机体免疫力，清除体内自由基，减少自由基对身体正常细胞的攻击，被许多研究证明具有预防癌症发生的作用；维生素 C 在体内外均能阻断 N-亚硝基化合物合成，从而可预防直肠癌，降低肺癌的发生风险；维生素 D 和叶酸通过调控细胞增殖、分化以及凋亡来降低癌症发病率。

然而，高剂量的 β-胡萝卜素补充剂会增加肺癌的发病，维生素 E 补充剂也可能增加男性前列腺癌的发病风险，长期摄入高剂量叶酸补充剂也可能促进结直肠癌高风险人群发病。因此，通过食物获得的维生素是有效和安全的营养素来源。

6. 矿物质

矿物质是构成人体组织和维持正常生理功能所必需，矿物质和维生素一样，人体不能合成，必须从食物中获取。充足的钙摄入可预防结直肠癌；硒是谷胱甘肽过氧化物酶的重要组成部分，能清除自由基，增强免疫功能，对预防癌症的作用比较确定；锌的缺乏导致机体免疫功能减退，过量会影响硒吸收，都会增加癌症的发病率；铁摄入过量增加肠癌和肝癌的风险；高钠（盐）会损伤胃黏膜，导致糜烂和充血等病变，并增加其癌变风险。

7. 食物中的抗肿瘤植物化学物

植物化学物是普遍存在于各色蔬菜和水果中的天然化学物质，包括花青素、番茄红素、有机硫化物、白藜芦醇以及植物甾醇等。它们不仅赋予植物性食物特殊的色香味，而且发挥重要的生物学作用，如抗氧化、调节免疫及稳定内环境等，明显降低癌症发生的风险。

食物中的抗肿瘤植物化学物见表 6-12。

表 6-12　　　　　　　　　　食物中的抗肿瘤植物化学物

植物化学物	主要存在的食品
类黄酮	蔬菜、水果、坚果、大豆
多酚类	蔬菜、水果
皂苷类	大豆
有机硫化物	葱蒜类食物
茶多酚	茶叶

8. 食物加工中的致癌成分

食物加工中的致癌成分见表 6-13。

表 6-13　　　　　　　　　　食物加工中的致癌成分

致癌成分	癌症种类	存在的食品
糖精	膀胱癌	食品中的甜味剂，主要存在在休闲食品中
聚氯乙烯	胃、中枢神经系统和腺体癌	包装材料
黄曲霉毒素	食管、肝脏癌症	霉变的谷类、花生、玉米和牛奶中
亚硝胺	消化道癌症	储存过久和腐烂的蔬菜、腌制食品中
丁基烃基茴香醚	消化道癌症	油脂和饼干加工使用的保护剂
多环芳烃	多部位的癌症	熏烤食品中

（四）癌症的健康管理

1. 能量平衡，保持适宜体重

保持能量平衡，保持适宜体重，避免体重过低或超重，我国规定成年人的健康体重范围是指 BMI 在 18.5~23.9kg/m^2。

2. 控制脂肪的摄入

控制脂肪摄入量，不超过总能量的 30%，合理选用植物油，尽量不食用动物油。

3. 合理选择蛋白质类食物

蛋白质摄入量占膳食总能量的 20%。限制畜肉（红肉：指牛、羊、猪肉及其制品）和其他加工肉类摄入，每周吃红肉（熟肉）不超过 500g，相当于 700~750g 的生肉重量；经常适量食用鱼虾和禽类。

4. 减少精致谷类，增加杂粮摄入

减少摄入精制谷类和糖类食物，使其能量在总摄入量的 10% 以下，增加粗加工米、面及杂粮的摄入量。每日至少从食物摄入 30g 膳食纤维（相当于 20~24g 非淀粉多糖）。

5. 增加蔬菜和水果

吃多种蔬菜和水果，每日至少摄入 5 种或更多种非淀粉蔬菜和水果。

6. 减少食盐的用量

每天用盐不超过 5g。

7. 限制含糖饮料摄入

限制含糖饮料包括碳酸饮料、运动饮料、能量饮料、加糖咖啡及其他含糖饮料的摄入。最好是饮用水、茶或不加糖的咖啡。

8. 戒烟限酒

烟草是所有因素中最有可能避免的危险因素，估计每年因吸烟或被动吸烟导致 22% 的癌症死亡。对所有吸烟者而言，戒烟具有近期和远期健康益处。限制饮酒，最好不喝酒。

9. 合理烹调食物和合理储藏食物

合理烹调食物，加工烹调鱼、肉的温度不要太高，不吃烧焦的食物，避免肉质烧焦，尽量少吃烤肉、熏烤食物、腌腊食物。合理储藏食物，注意防止腐败和受到霉菌污染，不吃有霉变的食物，未吃完的易腐食物应保存在冰箱或冷柜里，不宜吃含亚硝胺的食物。

10. 坚持身体活动

有规律的体育锻炼、适当的身体活动，在健康范围内保持低体重可大幅降低罹患癌症的风险。任何由骨骼肌收缩引起的导致能量消耗的身体运动都属于身体活动，日常生活的身体活动可以分为工作、家务、体育运动、娱乐活动等。WHO 推荐的不同年龄段的身体活动如表 6-14。

表 6-14　　　　　　　　　　　WHO 推荐不同年龄段的身体活动

年龄阶段	人群	身体活动
5—17 岁	儿童青少年	累计每天至少 60min 中等到高等强度的身体活动

续表

年龄阶段	人群	身体活动
18—64 岁	成年人	每周至少 150min 中等强度有氧身体活动，或每周至少 75min 高等强度的有氧身体活动，或中高强度活动量相当的有氧身体活动组合
65 岁及以上	老年人	每周至少应完成 150min 中等强度有氧身体活动，或至少 75min 高强度有氧身体活动，或中等和高强度两种活动相当量的组合

11. 不推荐吃各类膳食补充剂

机体的营养需求应该从每日膳食中获取而非膳食补充剂，但对于备孕妇女应该补充铁和叶酸，婴幼儿、孕女和哺乳期妇女应补充维生素 D。

12. 尽量母乳喂养

条件允许的情况下，在婴儿最初 6 个月内给予纯母乳喂养，并持续到 2 岁甚至更长。

六、骨质疏松症

骨质疏松症是第四位常见的慢性疾病，被称为"沉默的杀手"。骨质疏松症是中老年人最常见的骨骼疾病，它的主要特征是骨矿物质含量低下、骨结构破坏、骨强度降低、易发生骨折。疼痛、驼背、身高降低和骨折是骨质疏松症的特征性表现。2015 年，国际骨质疏松症基金会（IOF）估计全球骨质疏松症罹患人数超过 2 亿。由骨质疏松症持续进展导致的骨折将给患者本人带来极大的痛苦或终生致残，也给社会经济造成沉重的负担。因此，骨质疏松症已成为一个重要的公共健康问题。

（一）概念

骨质疏松是一种以骨量低下，骨微结构破坏，导致骨脆性增加和骨折危险度升高的一种全身骨代谢障碍的疾病。女性发病率高于男性，常见于绝经后妇女和老年人，发病与年龄有很密切的关系，已成为目前危害这一人群的主要健康问题。

（二）分类

1. 原发性骨质疏松

由于年龄的增长，女性雌激素水平的下降而导致的骨质疏松症，称为原发性骨质疏松症；其中绝经以后发生的骨质疏松症称Ⅰ型骨质疏松症，常见于妇女绝经后 5～10 年内，由于雌激素急速下降而引起骨量减少；年龄增大以后逐渐发生的骨质疏松症称Ⅱ型骨质疏松症，常见于 70 岁以上的男性和 60 岁以上的女性，主要是由于骨形成有关的骨芽细胞的老化，以及肾脏活化维生素 D 的能力降低而造成骨形成的速率下降。

2. 继发性骨质疏松

继发性骨质疏松指继发于某种疾病或吃了某种药物而引起的骨质疏松症，也被称为Ⅲ型骨质疏松症。临床上比较常见的比如类风湿性关节炎、脑卒中、长期卧床引起的骨质疏松症；或者是用药不当，比如吃了糖皮质激素，如泼尼松、地塞米松等引起的骨质疏松症。

3. 特发性骨质疏松症

特发性骨质疏松症是原因不明而发生的骨质疏松症，一般多伴有家族遗传史。主要包括青少年骨质疏松症、青壮年骨质疏松症，妊娠、哺乳期骨质疏松症或骨量减少。

（三）临床主要表现

1. 腰腿酸痛

中老年人常出现小腿抽筋、全身乏力、疼痛，疼痛时轻时重，劳累后疼痛明显加重。

2. 身高降低

老年人患骨质疏松症后易产生"驼背"，身体不能直立，身高相对降低。

3. 易发骨折

骨质疏松患者如摔倒、扭伤甚至起床时不慎都可造成骨折，严重者可发生自发性骨折。

（四）发病原因

1. 内因

内因包括体格、年龄、性别等方面。一般体格瘦小者骨量较低；50岁以后，女性骨质疏松性骨折每7~8年就增加一倍，女性的发病风险显著大于男性；家族有老年性骨折者等因素会影响骨质疏松疾病的发生。

2. 外因

外在影响因素包括以下几点。

（1）生活习惯因素　吸烟，过度饮酒、大量摄取咖啡、茶，不当节食减肥者，饮食过于清淡或偏高蛋白、静态生活方式和缺乏负重运动等。

（2）营养因素　饮食中营养失衡、蛋白质摄入过多或不足、高钠饮食、低体重、钙和/或维生素D缺乏（光照少或摄入少），膳食不平衡。

（3）疾病因素　性腺功能低下、慢性胃肠功能紊乱、慢性肝肾功能不全，糖尿病、甲状腺功能亢进者，卵巢、子宫、胃大部、小肠切除者等。

（4）药物因素　口服糖皮质激素、促性腺激素释放激素激动剂、芳香酶抑制剂、肝素、抗惊厥药（如苯妥英）等。

（五）骨质疏松与膳食营养的关系

均衡合理的营养是人体正常发育的基础。骨质疏松与膳食营养密切相关。和骨质疏松相关的营养素主要有钙、磷、镁、维生素等，具体见表6-15。

表6-15　　　　　　　　　　　　　　　　骨骼与营养素的关系

因素	营养素	与骨骼关系
有利因素	钙	骨骼是钙的主要储存场所，体内90%钙分布在骨骼内
	磷	促进骨基质的合成和骨矿沉积，钙磷比例适宜是维持骨骼坚固的必备条件
	镁	对骨的生长是必需的，能影响骨的代谢
	锌	参与形成和骨重建
	维生素D	重要骨代谢调节激素之一，可调节骨钙的内环境稳定
	维生素K	参与合成骨基质蛋白质，减少尿钠排出
	维生素A	参与合成骨基质蛋白质，保证骨正常生长和重建
	维生素C	促进钙吸收

续表

因素	营养素	与骨骼关系
不利因素	钠	高盐膳食增加尿钠排出，影响骨骼正常代谢
	膳食纤维	过多摄入可增加钙丢失

（六）骨质疏松的健康管理

1. 合理膳食营养，保持膳食平衡

全面均衡的营养素供应，对于机体的各种功能有保护作用。此外，骨骼的健全不仅需要钙，适量的蛋白质，还需要维生素和无机盐，如维生素 D、维生素 A、维生素 C，以及镁、锌、磷等。膳食多样化，平均每天摄入 12 种以上食物，每周 25 种以上，包括谷薯类、蔬菜水果类、畜禽鱼蛋奶类、大豆坚果类等食物，其中以谷类为主。每天谷薯类食物 250~400g，其中全谷物和杂豆类 50~150g，薯类 50~100g；蔬菜 300~500g，深色蔬菜应占 1/2；新鲜水果 200~350g。果汁不能代替鲜果。

2. 适量蛋白质

蛋白质供给不得过高或不足。蛋白质过高可以引起尿钙排出量增多；蛋白质缺乏，造成血浆蛋白降低，骨基质合成不足，新骨生成落后，若钙不足，则可加快骨质疏松。蛋白质一般应占总能量的 15%，成人每天摄入 1.0~1.2g/kg 体重的蛋白质比较合适。动物性蛋白质与植物性蛋白质合理搭配，动物蛋白不宜摄入过多，因为高动物蛋白质饮食很容易引起钙缺乏症。

每天优先选择鱼和禽类，每周摄入鱼 280~525g，畜禽肉 280~525g，蛋类 280~350g，平均每天摄入总量 120~200g；每日 1 个鸡蛋，不弃蛋黄；经常吃豆制品，适量吃坚果；保证奶及奶制品摄入，摄入量相当于每天液态奶 300g（约 300mL）为宜。

3. 加强钙营养，科学补钙

按年龄阶段摄入充足的钙，多选择富含钙的食物，满足钙的摄入量，每天至少饮用 300mL 牛奶。按中国营养学会推荐量，成年人应每日摄入钙 800mg，为预防骨质疏松症，老人每日钙摄入量可提高至 1000~1200mg。高磷膳食可刺激甲状旁腺激素分泌，有促进骨质丢失的可能，故要注意饮食中钙、磷的比率，以钙与磷比例为 1：1.5 较为适宜。应注意避免食物成分的相互作用和影响，如植物中的植酸盐和草酸盐会与钙结合成不溶性植酸钙和草酸钙，降低钙的生物利用度。当膳食中的钙含量不能满足人体需要时，可在医师指导下选用钙制剂。

4. 适当补充维生素

由于维生素 D 可促进机体钙的吸收，故应加强户外活动、多晒太阳，必要时服用维生素 D 制剂或选用维生素 D 的强化食品。维生素 A 和维生素 C 参与骨质中胶原蛋白的多糖的合成，也利于骨钙化。奶类、蛋类、鱼卵和动物肝脏富含维生素 A，新鲜的蔬菜和水果富含维生素 C；深色的蔬菜水果和薯类富含胡萝卜素，可以在人体内转化成维生素 A。维生素 K 缺乏而使骨和血清中骨钙素水平下降，导致骨质疏松症尤其是骨折。因此适当补充多种维生素和矿物质以达到均衡的营养，有助于防止骨质疏松。

5. 养成良好的饮食习惯

（1）食物多样化，不挑食偏食，可搭配食用粗粮、坚果类的食物，补充微量元素。

（2）足量饮水，成年人每天 7~8 杯（1500~1700mL），提倡饮用白开水和淡茶水。

（3）低盐饮食，每天食盐摄入量不超过 5g，含钠多的食物，如食盐、酱油、面酱、味精、腌制食品、火腿、乳腐、挂面等宜少食或限量食用。

（4）控制添加糖的摄入量，每天摄入不超过 50g，宜控制在 25g 以下。

6. 合理烹调方法

采用合理烹调方法，谷类中的植酸、蔬菜中的草酸，过高的膳食纤维等都能影响钙及其他微量元素的吸收。因此，谷类用发酵的方法，可减少植酸含量。菠菜含草酸较高，可以先在沸水中烫一下，除去部分草酸等。

7. 纠正不良生活习惯

嗜烟、酗酒和咖啡因摄入过多是诱发骨质疏松症的危险因素。

（1）咖啡与茶　过量摄取咖啡和茶可导致骨质疏松症，因为咖啡和茶都有利尿作用，使钙的排泄明显增加，其髋部骨折的发病率也增加。另外，含磷的可乐饮料也属此类，应尽量避免过量摄取。

（2）饮酒　研究发现过量饮酒的男性可明显地引起骨质疏松症。这可能是乙醇抑制骨形成，同时过量乙醇抑制了肠道对蛋白质的吸收，使雄性激素的分泌减少，而男性雄性激素水平低下可以引起骨质疏松。

（3）吸烟　吸烟可以引起骨质疏松症。吸烟主要会影响到骨骼的外层也就是皮质骨的密度，而受影响最大的就是髋骨，吸烟者的髋骨密度普遍比不吸烟者低 5% 以上。需要强调的是，吸二手烟同样易患骨质疏松。

（4）避免过量食用巧克力　因为巧克力含有草酸酯和糖，草酸酯会减少钙的吸纳量，糖则与钙的代谢有关，而钙又会对维持健康的骨质起到重要的作用，所以避免过量食用巧克力有助于降低患骨质疏松的风险。

8. 加强体育锻炼

体育锻炼可以促进骨质代谢。对老年人或骨质疏松的患者，建议减少久坐，每周至少进行 150 的中等强度运动，或者每周 75~150min 的高强度有氧运动，或者效果相当的中等强度和高强度组合有氧运动。此外应进行中等强度或更高强度的肌肉强化活动，每周 2 天或更多时间以使主要肌肉群参与，获得更多的健康益处。

鼓励进行多元身体活动，应进行包括有氧运动、肌肉强化和平衡训练活动在内的多元身体活动。需注意的是，无论是户外还是居家活动，都要量力而行，应根据自身健康水平，决定身体活动的努力程度。当由于慢性病不能每周进行 150min 中等强度的有氧运动时，应尽其能力和条件允许进行身体活动。

9. 注意日常安全

骨质疏松摔倒后容易导致骨折，所以避免摔倒是非常重要的护理措施，需要在容易滑倒的位置，例如卫生间加装扶手、防滑垫等，以防止摔倒。平时生活中一定要保持正确的姿势，一定不能突然之间做弯腰或者是驼背等动作，以免增加骨骼负担，甚至引发骨折发生。

常见慢性疾病健康管理
（在线测试）

10. 其他

如遇到食品采购困难，或因长期食欲不振、疾病等原因导致食物摄入量减少，可应用营养制剂进行补充（均衡型肠内营养制剂，蛋白质补充剂及维生素、矿物质补充剂等）。

技能训练 高血压健康管理方案设计

【案例】王先生，61 岁，身高 178cm，体重 98kg，已经退休，2 年前诊断为原发性高血压。血压的控制一直不理想，最近一次测量血压值为 165/105mmHg。病人自述高血压病并未给他带来很多不适，当头痛、心悸等症状出现时，他会服用医生开的降压药。随着症状好转，他常常熬夜，生活不规律，没有运动锻炼的习惯，嗜烟（每天大于 20 支），偶饮酒，每日睡眠较差。尚未发现明显的心脑血管疾病及肾脏并发症。请为王先生设计健康管理方案。

一、工作准备

高血压相关营养膳食及医学知识和预防措施，特别是高血压的诊断标准知识。

二、工作程序

1. 了解基本疾病病情

询问现病史，包括与血压相关的其他生化指标的控制情况（如血糖、血脂等），了解与营养相关的高血压发生危险因素（如肥胖、精神压力、外出进餐、饮酒、睡眠差等），并向患者陈述其危害。

2. 了解患者饮食习惯史

（1）询问荤素食习惯。

（2）每日吃几餐（包括加餐）。

（3）主食摄入量。

（4）蔬菜、水果摄入情况。

（5）肉、蛋、奶制品（全脂或脱脂）摄入情况。

（6）烹调油脂、坚果类摄入情况。

（7）家庭调味品（食盐、酱油、鸡精、味精、腌制品等）的摄入情况。

（8）外出进餐的频率。

（9）吸烟的时间、年限，是否准备戒烟（对于控制血压的益处）。

（10）饮酒的习惯，计算每日酒精摄入量（不可忽略的能量摄入）。

3. 计算标准体重

标准体重 178-105＝73kg，实际体重为 98kg，超出标准体重 30%，属肥胖。退休，属轻体力劳动。

4. 膳食指导

参考成人肥胖-糖尿病能量供给标准，每日应摄入能量标准为每天 20~25kcal/kg 体重，则全天所需总能量 73×（20~25）= 1460~1825kcal。

饮食尽量清淡少盐，增加对蔬菜、水果的摄入，严格限制对高钠食品的摄入，每天的食盐摄入量不超过 5g，限制酒的摄入。

膳食处方如下。

（1）主食每日 200~300g（生重），粗细搭配（其中包含全谷物和杂豆类 50~150g），薯类（红薯、山药等）50~100g；少食用或不食用加入钠盐的谷类制品，如咸味面包、方便面、挂面等。

（2）蔬菜每日 300~500g（叶菜和瓜类为主），至少 3 种，最好 5 种以上，且深色蔬菜要占到总蔬菜量的一半以上；推荐富钾蔬菜，例如菠菜、芥蓝、莴笋叶、空心菜、苋菜、口蘑等。

（3）水果每日 200~350g（低含糖量水果为宜），至少 1 种，最好 2 种以上。

（4）选择鱼、禽、蛋和瘦肉，平均每天 120~200g，少食用或不食用高盐、高脂肪、高胆固醇的动物性食物。推荐吃各种各样的奶制品，摄入量相当于每天 300mL 以上液态奶。

（5）豆类及制品适量。推荐每日摄入大豆 15~25g，相当于豆浆 220~360g 或者南豆腐 84~140g，其他豆制品按蛋白质含量折算。少食豆豉、豆瓣酱、腐乳等。

（6）烹调用植物油每天 25~30g。

（7）其他　不宜饮用含糖饮料，推荐白水，保证摄入充足水分。在温和气候条件下，轻身体活动水平成年人每天喝水 1500~1700mL。少食用或不食用特别辛辣和刺激性的食物，不推荐饮用浓茶和浓咖啡。

5. 生活方式指导

根据存在的问题和每天的能量需要量，指导原则如下。

（1）调整工作压力，生活放松。这有利于睡眠的改善，并协助控制血压。

（2）逐渐减少吸烟量，先用 2~3 个月的时间将吸烟量减少至每天 10 支以内。

（3）不宜饮酒，饮酒者尽量戒酒。

（4）坚持运动锻炼，每天累计 30~60min 的中等强度身体活动，每周 5~7d。

6. 营养教育

对患者进行食物营养教育，指定必需的信息。认识高血压征程数值，认识高盐食物，知道如何避免过高的盐摄入量，认识运动的好处，减肥的重要等。注意监测血压，并跟踪反馈。

三、注意事项

（1）烹调用糖、用盐的选择。糖可以考虑应用甜味剂（阿斯巴甜、木糖醇等）替代。除了注意食盐和酱油的限量外，应特别注意鸡精、味精、饮料、罐头等含钠高的食品。

（2）膳食指导和生活方式调整应根据个体的实际情况考虑可行性，逐步改善，而不是强制执行。

四、工作任务

王先生，60 岁，身高 178cm，体重 78kg，退休在家，一次看电视中的健康节目后，自己购买了电子血压计测量血压。清晨测血压值为 130/85mmHg，中午测为 140/90mmHg，下午 4 点测血压为 145/88mmHg。王先生平时脾气暴躁易怒，喜饮酒。请根据王先生的健康状况和生活方式，为其设计健康管理方案。

学习单元 3

个人健康档案的建立

▌内容引入

《"健康中国 2030"规划纲要》提出了健康中国建设的目标和任务，并强调把健康融入所有政策，加快转变健康领域发展方式，全方位、全周期维护和保障人民健康。健康中国是旨在全面提高全民健康水平的国家战略，是全面建成小康社会的重要内容，推进健康中国建设要坚持预防为主，强化早发现、早诊断、早治疗，更好地满足人民群众健康生活需求。将健康融入所有政策，是国家卫生健康工作方面的重要内容，是推进健康中国建设，实现全民健康的重要手段之一。在此过程中，合理地管理和利用自己的个人健康档案，能够为医生提供比较全面的基础信息，为医患双方开展高效、便捷的医疗服务打好基础。

《国家人权行动计划（2021—2025 年）》中提到，要推进智慧医疗。完善电子健康档案和病历、电子处方等数据库。以健康档案为载体，更好地为城乡居民提供连续、综合、适宜、经济的公共卫生服务和基本医疗服务。从国家层面而言，建立健全个人健康档案对完善公共卫生和医疗服务体系，加强疾病防治和预防保健等方面具有重要意义。

一、个人健康档案定义

个人健康档案是指就个人而言，结合本人的身体健康情况、医院就诊情况、定期体检检查结果等，记录每个人疾病的发生、发展、治疗和转归的过程，是个人自我保健过程中的重要医学资料，旨在为后期医疗就诊提供连续的、科学的、有参考价值的基础性支撑材料。

二、个人健康档案主要内容

个人健康档案的内容包括以问题为中心的个人健康问题记录和以预防为导向的周期性健康检查记录。前者由基本资料、问题目录、问题描述、病情流程表组成。后者是指运用格式化的健康体检表针对不同年龄、性别而进行的周期性健康检查的结果记录。

个人健康档案的
内容（视频）

（一）基本资料

1. 人口学资料

姓名、性别、民族、职业、婚姻、文化程度、出生日期、身份证号码、详细地址、联系电话等。

2. 健康行为资料

吸烟、饮酒、饮食习惯、运动等。

3. 生物学基础资料

身高、体重、血压、血型等。

4. 临床资料

过去史、家族史、个人史（患病史、现病史、药物过敏史、月经史、生育史、手术史）、心理评估等。

（二）问题目录

问题目录是指过去、现在和将来都会影响个人健康的异常情况，常以表格的方式记录，可以是明确的或不明确的诊断，可以是无法解释的症状、体征或实验室检查结果，也可以是社会、经济、心理、行为问题（如失业、丧偶等）。确认后的问题应按发生的时间顺序逐一记录，置于健康档案的前面，便于医生随时填写和修改。问题目录包括暂时性健康问题目录和主要问题目录两类。

1. 暂时性健康问题目录

暂时性健康问题目录是指急性发生的或短期内发生的，主要记录暂时性健康问题，如：扭伤、痢疾等疾病。记录暂时性问题时，可能难以直接看到，无法得到第一手资料，依据提供的信息经过分析、综合、判断，最后记录为一个较为准确、可靠、科学的信息资料，见表6-16。

表6-16　暂时性健康问题目录

问题序号	发生日期	就诊日期	问题名称	处理及结果
1	2018. 2. 2	2018. 2. 3	踝关节扭伤	冷敷、治愈
2	2019. 12. 8	2019. 12. 9	急性痢疾	治愈

2. 主要问题目录

主要问题目录多指慢性问题和长期没有解决的问题，如高血压、糖尿病、脑卒中、痛风等疾病。记录主要问题时，应弄清问题发生的时间、写明问题，如能注明得到解决的时间、结果更好，否则可留空，表现无结果，见表6-17。

表6-17　主要问题目录

问题序号	发生日期	记录日期	问题名称	解决日期	转归
1	2018. 2	2019. 7. 3	高血压		
2	2019. 12	2020. 7. 2	丧偶		
3	2021. 5	2021. 10. 3	糖尿病		

（三）问题描述

问题描述是以问题为导向的个人健康问题记录方式的核心和精髓，通常采用 SOAP 形式进行记录。S 表示病人的主观资料，是由病人提供的主诉、症状、病史、家族史等，尽量用病人的语言描述；O 表示病人的客观资料，包括体检所见体征、辅助检查治疗和病人的态度、行为等；A 表示对健康问题的评价，是问题描述最重要的部分，诊断、鉴别、问题的轻重程度和预后等，是较为完整的内容；P 表示对问题的处理（诊断、治疗、健康教育等）计划，记录时应按顺序依次描述相关健康问题。在描述问题前，应注明此问题为首诊、复诊或转诊。

问题目录中不同编号的各种问题有进展时，应按规范采用 SOAP 方式予以记录。若某一问题有进一步明确诊断时，在更正问题名称的同时记录最新资料于其中；随访过程中发现的新问题，应添加新的问题和编号在进展记录中。

（四）病情流程表

以列表的形式描述病情（或其他问题）在一段时间内的变化情况，包括症状、体征、体检、用药、行为等的动态观察，见表 6-18。

表 6-18　　　　　　　　　　　高血压病情流程表

日期	血压/mmHg	心脏	眼底	尿蛋白	用药建议
2018. 7. 2	160/120				
2018. 7. 10	155/110				
2018. 7. 20	150/110				
2018. 8. 15	150/100				

三、个人健康档案的建立方法

（一）健康数据的收集

1. 利用现存资料

卫生服务过程中的各种服务记录，如保健卡、体检表等，可以获得相关的资料。

2. 经常性工作记录

经常性工作记录指医院的病历记录、卫生监测记录，定期对这些资料进行分析，找到其中的规律，但受到一定的限制。

3. 社区调查

社区专题健康或疾病调查记录可以获得比较全面或可靠的数据。以特定社区的全体居民为调查对象，可以了解该社区人群的健康状况及社会因素、遗传因素对人群健康的影响。

4. 健康筛查

定期或不定期的健康体检记录，确定受检者身体状况，以便采取必要的对策和措施。

（二）数据库的建立

数据库是按照数据结构来组织、存储和管理数据的仓库。现代数据管理不再仅仅是存储和管理数据，而转变成用户所需要的各种数据管理的方式。

（三）数据的更新和整理

1. 数据核查

数据录入后，首先必须对录入的数据进行核查。

（1）列出范围　运行统计软件的基本统计量过程，列出每个变量的最大值和最小值，如果某变量的最大值或最小值不符合逻辑，说明数据有误，例如，如果年龄的最大值为500时，一定有误，利用统计软件的查找功能可找到该数据。

（2）数据核对　将原始数据与录入的数据一一核对，更正错误，通常采用双份录入方式，然后用程序一一比较两人录入结果保持准确性。

2. 信息整理

信息的整理就是将所获取的信息资料分门别类地加以归纳，变成能说明事物的过程或整体。

（1）分类　根据信息资料的性质、内容或特征进行分类。将相同或相近的资料合为一类，将相异的资料区别开来。

（2）资料汇编　汇编就是按照研究的目的和要求，对分类后的资料进行汇总和编辑，使之成为能反映研究对象客观情况的系统、完整、集中、简明的材料。

（3）资料分析　即运用科学的分析方法对所占有的信息资料进行分析，研究特定课题的现象、过程及内外各种联系，找出规律性的东西，构成理论框架。

3. 信息更新

健康管理过程具有连续性，健康管理信息需要不断进行更新；健康管理信息更新本质上就是将存于各类卫生服务记录中的有关健康信息加以累积并进行分析。

（四）资料的管理

采用科学的方法管理好健康档案，健康档案要集中在档案室保管，按编号存放，档案专柜存放，保持整洁、美观和规范有序，实行计算机管理；档案必须齐全完整，做到分门别类存放，定期检查档案，做好检查记录，发现问题及时采取有效措施，确保档案完整安全；档案如有破损，应及时修补或复制整理。资料管理人员应及时登记已经获取的各种信息，并进行分析统计，及时反馈；非档案管理人员，不得随意翻阅已经建档的各项资料。未经同意，任何人不得调出、转借各种档案资料。

（五）资料的保存

档案保存应采取专用柜架，有防火、防盗、防鼠、防潮、防光、防尘、防虫、防有害气体等设施。

个人健康档案的
建立（在线测试）

技能训练　为社区人群建立个人健康档案

一、工作准备

个人健康信息调查表（表6-19）、信息数据、计算机。

表 6-19　　　　　　　　　　个人健康信息调查表（示例）

调查人：＿＿＿＿＿＿

填表日期：＿＿＿＿年＿＿＿＿月＿＿＿＿日

项目	不知道	是	否
一、基本信息（共6项）			
姓名：＿＿＿＿＿＿			
性别：□男 □女			
年龄：＿＿＿＿＿＿岁			
文化程度：＿＿＿＿＿＿			
婚姻状况：＿＿＿＿＿＿			
职业：＿＿＿＿＿＿			
二、健康习惯（共2项）			
是否吸烟	□	□	□
是否饮酒	□	□	□
三、身体状况（共4项）			
身高：＿＿＿＿＿＿			
体重：＿＿＿＿＿＿			
舒张压：＿＿＿＿＿＿ ；收缩压：＿＿＿＿＿＿			
脉搏：＿＿＿＿＿＿			
四、疾病史	□	□	□
糖尿病	□	□	□
冠心病	□	□	□
癌症	□	□	□
高血压	□	□	□
肥胖	□	□	□
脑卒中	□	□	□
痛风	□	□	□
其他	□	□	□

二、工作程序

1. 收集社区人群的健康信息并进行整理

根据某个社区的个人健康信息调查表进行调查并录入数据。

2. 文本档案建立

（1）文本档案录入　要严格按照要求对表中的项目进行认真填写，建立客观可靠的健康档案。

（2）文件排列与编号　组合在同一案卷内的档案文件，应遵循系统化的原则，按照顺序排列；卷内文件排列的原则应具备条理性、固定性；排列社区的档案文件可以按照时间、地区、人名的姓氏笔画或者拼音顺序排列。

（3）档案的编号　统一进行编号，用来固定案卷中每份文件的位置，为方便查找，除设计好档案编号以外，还可以按照英文字母顺序编写个人健康档案的姓名索引。

（4）档案的装订　按照编号顺序折叠整齐，用线固定牢固，防止文件散失和磨损，便于管理。

3. 档案目录编制

档案目录的编制是指将已经编号的档案登入档案目录的工作。通常按照社区以年度为单位进行编制一本目录。目录的项目主要包括案卷的顺序号、名称、起止时间、备注等。

4. 档案保存

社区健康档案的管理一般以家庭为单位，每一个家庭拥有一个档案袋，上面标注有家庭档案编号，内装有家庭健康档案及所有成员的个人健康档案。各社区服务站应配备有专门的档案柜，将所有的家庭档袋按照编号顺序存放在档案柜内，保证完好。

三、工作任务

请选择本小组中的一名成员，为其建立个人健康档案。

学习单元 4

运动处方设计和运动消耗能量指导

█ 内容引入

《健康中国行动（2019—2030 年）》中指出，我国居民健康知识知晓率偏低，缺乏锻炼、不合理膳食、精神心理问题较普遍，由此引起的疾病问题日益突出。《"健康中国2030"规划纲要》提出，继续制定实施全民健身计划，普及科学健身知识和健身方法，推动全民健身生活化。实施国家体育锻炼标准，发展群众健身休闲活动，丰富和完善全民健身体系。制定实施青少年、妇女、老年人、职业群体及残疾人等特殊群体的体质健康干预计划。实施青少年体育活动促进计划，培育青少年体育爱好，基本实现青少年熟练掌握 1项以上体育运动技能，确保学生校内每天体育活动时间不少于1h。到 2030 年，青少年学生每周参与体育活动达到中等强度 3 次以上，国家学生体质健康标准达标优秀率 25% 以上。加强科学指导，促进妇女、老年人和职业群体积极参与全民健身。

随着社会物质文明的进步和经济状况的改善，人们的工作和生活变得更加便捷和舒适，为生存所必需付出的体力消耗越来越少，与之相伴的是世界范围内身体活动严重不足所带来的一系列公共卫生问题，如肥胖、糖尿病、心脑血管疾病等慢性病的负担增加，以及与之相关的健康和寿命损失。静坐少动的生活方式是当今慢性疾病发生的第一独立危险因素，是 21世纪最大的公共卫生问题；体力活动/运动是预防和延缓慢性疾病的低成本有效策略，但是运动方式不当也可产生不良效果。因此制订一个适合自己的运动处方才能有益健康。

一、运动处方的定义及内容

（一）定义

运动处方即运动方案，是指针对个人的身体状况，结合生活环境条件和运动爱好等个体特点，用处方的形式规定适当的运动种类、强度、时间及频率，并指明运动中的注意事项，通过有计划的经常性锻炼，达到健身或治病的目的。具体来讲，运动处方是由运动处方师、康复治疗师、医师等专业人员依据个体的年龄、性别、个人健康信息、医学检查结果、心肺耐力等体能测试结果以及目前身体活动水平，用处方的形式，制订系统化、个体化的运动指导方案。其特点是因人而异，对"症"下药；不受年龄、性别、体质强弱的限制；针对性强；收效快；科学性强；有计划性，目的明确，易坚持。

运动处方为健康
保驾护航（视频）

（二）内容

运动处方的内容应包括运动种类、运动强度、运动时间、运动频率、运动进度及注意事项等。

1. 运动种类

运动种类可分为三类，即有氧（耐力）运动、力量性运动及伸展运动和健身操。

（1）有氧（耐力）运动　有氧运动即为有节奏的动力运动，主要由重复的低阻力运动组成，又称耐力运动，是运动处方最主要和最基本的运动手段。其主要特点为通常强度不大，以中低强度为主；可以持续比较长的时间；运动过程中氧气参与比较多。

在治疗性运动处方和预防性运动处方中，有氧运动主要用于心血管、呼吸、内分泌等系统的慢性疾病的康复和预防，以改善和提高心血管、呼吸、内分泌等系统的功能。适合中老年人，2型糖尿病、肥胖、脂肪肝、高血压、冠心病患者等。在健身、健美运动处方中，有氧（耐力）运动是保持全面身心健康、保持理想体重的有效运动方式。

有氧运动的项目包括快走、慢跑、走跑交替、上下楼梯、游泳、骑自行车、跑步机运动、跳绳、划船、滑水、滑雪、球类运动等。

（2）力量性运动　力量性运动又称无氧运动或阻力运动，是指高强度、大运动量、短时间内的运动项目，当运动强度较大时，氧的供给相对不足，机体则可利用糖原的酵解，生成乳酸获得能量。如百米短跑、百米快速游泳、健身房的各种器械训练、跳高、跳远、举重、俯卧撑、快速仰卧起坐、单杠和双杠运动等。

在运动处方中，力量性运动主要用于运动系统、神经系统等肌肉、神经麻痹或关节功能障碍的患者，以恢复肌肉力量和肢体活动功能为主。在矫正畸形和预防肌力平衡被破坏所致的慢性疾患的康复中，通过有选择地增强肌肉力量，调整肌力平衡，从而改善躯干和肢体的形态和功能。主要锻炼骨骼、肌肉、关节和韧带，可预防颈椎病、椎间盘突出症、骨质疏松等。

（3）伸展运动和健身操　伸展运动及健身操较广泛地应用在治疗、预防和健身、健美各类运动处方中，主要的作用有放松精神、消除疲劳，改善体型，防治高血压、神经衰弱等疾病。

伸展运动及健身操的项目包括太极拳、保健气功、五禽戏、广播体操、医疗体操、矫正体操等。

2. 运动强度

运动强度是运动处方的核心及运动处方设计中最困难的部分，需要有适当的监测来确定运动强度是否适宜。运动强度是指单位时间内的运动量，即：运动强度＝运动量/运动时间。运动强度可根据最大吸氧量的百分数、代谢当量、心率、自觉疲劳程度等来确定。

（1）运动强度的判断与确定　运动强度是影响"安全而有效"原则的重要因素，运动强度掌握的合适与否，是制订和执行运动处方的关键。

①最大吸氧量的百分数。在运动处方中常用最大吸氧量（VO_2 max）的百分数来表示运动强度，50%~70%VO_2max 的运动是最合适的运动强度范围；小于 50%VO_2 max 的运动对老年人和心脏病人有较好的效果；大于 80%VO_2 max 的运动是有一定危险的。

②代谢当量。代谢当量（MET）是指运动时代谢率对安静时代谢率的倍数。每 1kg 体重，从事 1min 活动消耗 3.5mL 的氧，其活动强度称为 1MET ［1MET = 3.5mL/（kg·min）= 1kcal/（kg·h）］。1MET 的活动强度相当于健康成人坐位安静代谢的水平。任何人从事任何强度的活动时，都可测出其耗氧量，从而计算出 MET，用于表示其运动强度。在制订运动处方时，如已测出某人的适宜运动强度相当于多少 MET，即可找出相应 MET 的活动项目，写入运动处方。

③心率。除去环境、心理刺激、疾病等因素，心率与运动强度之间存在着线性关系。在运动处方实践中，一般来说，达到最大运动强度时的心率称为最大心率，最大心率 = 220-年龄。在运动处方实践中，一般使用运动心率相当于最大心率的百分比或者自我感知运动强度来表达。运动强度的判断见表 6-20。

表 6-20　　　　　　　　　　　　　　　运动强度的判断

强度分级	相当于最大心率百分比/%	相当于最大吸氧量（VO_2 max）百分比/%	自觉疲劳程度（RPE）	代谢当量/MET
低	<57	<37	很轻松	<2
较低	57~63	37~45	轻松	2~2.9
中	64~76	46~63	有点费力	3~5.9
高	77~95	64~90	费力	6~8.7
极高	≥96	≥91	很费力	≥8.8

（2）运动强度分级　运动强度共分为 6 个级别：基础代谢、静态状态、轻度活动、中度活动、较高强度活动和高强度活动。运动强度分级标准见表 6-21。

表 6-21　　　　　　　　　　　　　　　运动强度分级标准

强度分级	定义	举例	耗能 kcal/（kg·min）
基础代谢	是维持基本生命活动所消耗的能量	睡觉、躺着不动	—
静态状态	指很少量或没有躯干运动的坐着	阅读、书写、吃东西、看电视、驾驶	0.01

续表

强度分级	定义	举例	耗能 kcal/（kg·min）
轻度活动	坐着或站着，伴随上肢和其他肢体的一些运动	家务、沐浴、3km/h 的行走	0.02
中度活动	坐着伴随胳膊有力的运动，或者站着伴随相当大量的运动	铺床、擦地板、6km/h 的行走、打保龄球	0.03
较高强度活动	快速地运动身体	打网球、慢跑、举重、棒球、篮球、足球	0.06
高强度活动	用最大能力或接近最大能力运动	游泳比赛、跑步、跳绳	≥0.1

3. 运动时间

（1）有氧（耐力）运动的运动时间　运动处方中的运动时间是指每次持续运动的时间。每次运动的持续时间为 15~60min，一般须持续 20~40min；其中达到适宜心率的时间须在 15min 以上。在计算间歇性运动的持续时间时，应扣除间歇时间。间歇运动的运动密度应视体力而定，体力差者运动密度应低；体力好者运动密度可较高。

运动量由运动强度和运动时间共同决定（运动量=运动强度×运动时间），在总运动量确定时，运动强度大则运动时间短，运动强度小则运动时间长。前者适宜于年轻及体力较好者，后者适宜于老年及体力较弱者。年轻及体力较好者可由较高的运动强度开始锻炼，老年及体力较弱者由低的运动强度开始锻炼。运动量由小到大，增加运动量时，先延长运动时间，再提高运动强度。

（2）力量性运动的运动时间　力量性运动的运动时间主要是指每个练习动作的持续时间。在训练早期，每项练习完成 1~3 组，每组重复 10~15 次至疲劳，至少 8 项练习。

（3）伸展运动和健身操的运动时间　成套的伸展运动和健身操的运动时间一般较固定，而不成套的伸展运动和健身操的运动时间有较大差异。如 24 式太极拳的运动时间约为 4min；42 式太极拳的运动时间约为 6min；伸展运动或健身操的总运动时间由一套或一段伸展运动或健身操的运动时间、伸展运动或健身操的套数或节数来决定。

4. 运动频率

在运动处方中，运动频率常用每周的锻炼次数来表示。运动频率取决于运动强度和每次运动持续的时间。

（1）有氧（耐力）运动的运动频率　一般认为 3~7 天/周，运动日间隔时间不超过 2 天。

（2）力量性运动的运动频率　一般为每日或隔日练习 1 次。

（3）伸展运动和健身操的运动频率　一般为每日 1 次或每日 2 次。

二、运动水平的判断

适量运动可产生有益的影响，不适当的运动造成运动性疾病，甚至意外伤害，运动水平和健康有直接的关系。

1. 以每天平均步行的步数判断

以每天平均步行的步数判断运动强度见表 6-22。

表 6-22   运动强度分级标准（步行步数）

强度分级	定义
静态	每天步行<5000 步
低	每天步行 5000~7490 步
中（较活跃）	每天步行 7500~9999 步
较高（活跃）	每天步行 10000~12500 步
高（高度活跃）	每天步行>12500 步

2. 以每天平均运动的时间和强度判断

以每天平均运动的时间和强度判断见表 6-23。

表 6-23   运动强度分级标准（运动时间和强度）

强度分级	定义
低	<30min 中等强度运动身体活动
中	30~60min 中等强度身体活动
高	>60min 中等强度或>30min 高强度身体活动

3. 以每周平均运动量和运动频率判断

（1）低强度　不符合下列任何一条。

（2）中等强度　达到下列任何一条。

①每天至少 20min 高强度运动或重体力活动，≥3 天/周。

②每天至少步行 30min 和/或中等强度运动/体力活动，≥5 天/周。

③每天至少步行 30min，7 天/周。

④每天步行和中等强度或高强度运动/重体力活动，≥5 天/周，总的运动量至少达 600MET/周。

（3）高强度　达到以下任何一种状态。

①高强度运动/体力活动≥3 天/周，总运动量达到≥1500MET/周。

②每天步行和中等强度或高强度运动/体力活动，7 天/周，总的运动量至少达 3000MET/周。

三、运动处方的制订

1. 一般调查

了解一般信息（性别、年龄），身体发育、伤病的情况和健康状况（身高、体重、BMI 等），以确定是否为健身运动的适应者，有无禁忌证。

2. 运动负荷测定

检测和评定锻炼者对运动负荷的承受能力。以心肺功能为主，进行安静和运动状态下的生理功能检测，主要有心率、血压、肺活量等指标，并通过临床检查判断有无已经诊断的心血管、代谢及肾脏疾病；有无心血管、代谢及肾脏疾病的症状体征；有无动脉粥样硬化性心血管疾病危险因素数量（含家族史）。

3. 体能测定

进行力量、耐力、速度和灵敏的身体素质检测，从中判定锻炼者的运动能力和生理机能的状况。

4. 制订运动处方

（1）选择运动目的　通过有目的地锻炼达到预期的效果。由于各人的情况千差万别，运动处方的目的有健身、娱乐、减肥、治疗等多种类型。

（2）估计能量需要　根据一般情况、工作性质和目前运动水平，参考推荐的日膳食能量摄入量标准，确定每日膳食能量需要量。

（3）确定运动能量消耗量　常见运动的能量消耗见表6-24。

表6-24　　　　　　　　　　常见身体活动和运动的能量消耗　　　　单位：kcal/（kg·min）

运动项目	消耗能量	运动项目	消耗能量	运动项目	消耗能量
盥洗、穿衣	0.045	中等强度跳舞	0.061	羽毛球	0.083
办公室工作	0.045	剧烈跳舞	0.083	台球	0.042
烹调、扫地	0.048	体操	0.0595	乒乓球	0.068
铺床、清扫	0.056	太极拳	0.104	排球	0.064
购物、擦地	0.062	太极剑	0.086	篮球	0.118
熨衣服	0.062	少林拳	0.121	网球	0.109
缓慢步行	0.048	跑步	0.098	足球	0.132
50~55m/min 步行	0.052	慢跑	0.115	滑冰	0.0995
100m/min 步行	0.067	爬山	0.121	滑旱冰	0.115
110~120 步/min 步行	0.076	划船	0.060	滑雪	0.158
上下楼	0.057	高尔夫球	0.058	骑自行车（慢）	0.0795
跳绳	0.130	骑马	0.097	骑自行车（快）	0.1215
10m/min 游泳	0.050	20m/min 游泳	0.070	30m/min 游泳	0.170

（4）选择运动项目　在运动处方中，为锻炼者提供最合适的运动项目关系到锻炼的有效性和持久性。选择运动项目，要考虑运动的目的，是健身还是治疗；要考虑运动条件，如场地器材、余暇时间、气候等；还要结合体育兴趣爱好等。

（5）确定运动强　有益于健康的运动强度为中等强度，相当于最大心率的 64%~76%。也可以通过计算得到最适宜运动心率，计算公式如下。

$$最大心率=220-年龄$$
$$心率储备=最大心率-安静心率$$
$$最适宜运动心率=心率储备\times75\%+安静心率$$

如某大学生 20 岁，安静心率 70 次/min，他的最大心率为 220-20=200 次/min，心率储备为：200-70=130 次/min，最适宜运动心率为 130×75%+70=167.5 次/min。

（6）计算运动时间　指一次锻炼的持续时间。它与运动强度紧密相关，强度大，时间应稍短，强度小，时间应稍长。有氧锻炼一般在 30min 左右就可以达到较好的效果。

（7）确定运动频率　指每周的锻炼次数。关于运动频率，有研究表明，1 周运动 1 次，肌肉酸痛和疲劳每次发生，运动后 1~3 天身体不适，效果不蓄积；1 周运动 2 次，酸痛和疲劳减轻，效果有点蓄积，不明显；1 周运动 3 次，无酸痛和疲劳，效果蓄积明显；1 周运动 4~5 次，效果更加明显。可见，1 周运动 3 次以上，效果才明显。

运动处方设计和
运动消耗能量指导
（在线测试）

5. 效果检查

由于个人情况千差万别，在实行运动处方的过程中，可能会有不合适的地方，应在实践中及时检查和修正，以保证锻炼的效果。

技能训练　普通人运动处方设计

一、工作准备

（1）一般情况调查表。
（2）身体活动水平和运动情况调查表。
（3）中国居民膳食能量参考摄入量标准。

二、工作程序

1. 一般情况调查
了解来访者的工作性质及身体状态，填写一般情况调查表（表 6-25）。

表 6-25　　　　　　　　　　　　一般情况调查表

姓名：　　　性别：□男 □女　年龄（岁）：　　　职业：		
身高（cm）：　　　体重（kg）：　　　BMI：		
工作情况：		
工作性质：□体力为主	□脑力为主	□脑体结合
工作姿态：□坐位为主	□立体为主	□经常走动或外出
工作时间：□40h 以下/周	□40~50h/周	□50h 以上/周
□8h 以下/日	□8~10h/日	□10h 以上/日
工作节奏：□紧张	□轻松	□一般
出差情况：□经常	□偶尔	□否

2. 运动习惯调查
了解目前的运动状况和运动水平，特别是习惯，对指导有用。

如：在过去的一段时间内（如一周或一个月或半年）平均每周有_____天进行了运动，具体运动情况如何？可利用表 6-26 相应的"□"内填上实际数字了解。

表 6-26 运动习惯调查表

运动方式	运动时间（min/天）				运动频率（天/周）		
	0	<30	≥30	≥60	<3	3~5	>5
1. 散步（慢走）	□	□	□	□	□	□	□
2. 快走	□	□	□	□	□	□	□
3. 跑步	□	□	□	□	□	□	□
4. 上下楼梯	□	□	□	□	□	□	□
5. 骑自行车	□	□	□	□	□	□	□
6. 游泳	□	□	□	□	□	□	□
7. 爬山	□	□	□	□	□	□	□
8. 跳绳/跳舞	□	□	□	□	□	□	□
	□	□	□	□	□	□	□
9. 健美（身）操	□	□	□	□	□	□	□
10. 乒乓球	□	□	□	□	□	□	□
11. 羽毛球	□	□	□	□	□	□	□
12. 网球	□	□	□	□	□	□	□
13. 篮球	□	□	□	□	□	□	□
14. 足球	□	□	□	□	□	□	□
15. 排球	□	□	□	□	□	□	□
16. 高尔夫球	□	□	□	□	□	□	□
17. 保龄球	□	□	□	□	□	□	□
18. 划船	□	□	□	□	□	□	□
19. 太极拳	□	□	□	□	□	□	□
20. 太极剑	□	□	□	□	□	□	□
21. 家务劳动	□	□	□	□	□	□	□
22. 其他_____（请注明）	□	□	□	□	□	□	□

23. 最喜欢的运动项目是：

3. 估计能量需要和运动水平

（1）判断体型　根据 BMI，判断体重是否正常（18.5~23.9kg/m²）、超重（24.0~27.9kg/m²）、肥胖（≥28kg/m²）。如果是超重和肥胖，应按能量负平衡原则和减肥运动处方原则设计（注：能量负平衡的原则即是加大运动量，支出大于摄入的原则）。

（2）计算平均每天运动时间　所有运动项目（不包括家务劳动）每周运动时间加起

来除以 7，得出平均每天运动时间。

$$每项运动每周运动时间 = 每项运动的运动时间 × 运动频率$$

可根据平均每天运动时间判断目前运动水平：低为 <30min；中为 30～60min；高为 >60min。

（3）确定每日膳食能量需要量　根据工作性质和运动水平，参考推荐的日膳食能量摄入量标准，确定每日膳食能量需要量。

如 40 岁男性，脑力工作为主，运动水平是低，其日膳食能量摄入量应为 2050kcal；如是女性，则为 1700kcal。

4. 确定运动能量消耗量

按上述确定的每日膳食能量摄入量的 10%～20% 计算。如每日膳食能量需要量为 2400kcal，那么运动消耗量应为 240～480kcal（注：运动处方应因人而异，因地制宜，关键要根据人体的承受能力采用循序渐进的方法，而不要盲目冒进）。

5. 制订运动处方

（1）确定运动目标　运动目标即上一步确定的每天运动能量消耗量。

（2）选择运动方式　原则是自己喜欢又能终身坚持下去的运动。以有氧运动为主，力量性运动为辅。

（3）确定运动强度　一般为中小强度，根据目前运动水平，从小到大，逐渐增加。

（4）确定运动时间　一般为每天 30～60min，根据自己具体情况，可以分 2～3 次完成，也可以一次完成。

（5）确定运动频率　一般为每周 3～7 天，最好每天都适量运动。

例如：40 岁，男性，体重 70kg，工作繁忙，无暇运动；运动目标为每天运动能量消耗 240kcal，建议运动处方如下。

①充分利用上下班和工作间歇时间，增加日常身体活动（目的是培养活跃的生活方式）。

②快走（100m/min），30min/日，可以分 2~3 次完成，6 日/周。

③周末休闲运动 1 次，游泳 70min。

$$平均每天运动消耗量 = (30min/日 × 70kg × 0.067kcal/kg \cdot min × 6 日/周 +$$
$$70min/日 × 70kg × 0.17kcal/kg \cdot min × 1 日/周) / 7 = 239.6kcal$$

6. 运动指导

根据运动目标以及目前的运动水平，遵循循序渐进原则，逐渐增加运动量至推荐量，一般以每周 10%～20% 的速度递增。

例如：上述例子的运动目标为平均每天能量消耗 240kcal，每周运动消耗总量为 1680kcal。建议运动处方见表 6-27。

表 6-27　　　　　　　　　　　　建议运动处方

运动项目	第 1 周	第 2 周	第 3 周	第 4 周	第 5 周	第 6 周
快走	20min/日×3 日	20min/日×4 日	20min/日×5 日	20min/日×6 日	25min/日×6 日	30min/日×6 日
游泳	20min/日×1 日	30min/日×1 日	40min/日×1 日	50min/日×1 日	60min/日×1 日	70min/日×1 日

注：结合能量消耗，可计算出 20min 的消耗量。

大学生运动处方：减肥的运动处方（示例）

姓名：×××

性别：女

年龄：20 岁

职业：学生

体育爱好：羽毛球

健康检查：良好，身高 1.55m，体重 60kg，体脂中度超重，病史——无。

运动负荷测定：台阶实验，安静脉搏 79 次/min，血压 75/115mmHg，肺活量 2800mL。

体能测定：力量——仰卧起坐 25 个/min，耐力——800m 跑 405s。

体质评定：健康状况，良；体重过重，心肺功能稍差。

运动目的：减肥和健身。

运动项目：羽毛球、健身跑、健美操、篮球等。

运动强度：由小逐渐加大，心率在靶心率范围，即 140~170 次/min。

运动时间：12 周（减少体重 3~5kg），每次 30~60min。

运动频度：4~5 次/周。

注意事项：适当控制饮食，减少糖、油脂的摄入，可吃一定的蔬菜、水果，有病发烧停止运动。

自我监督——心率。

处方者：
年　月　日

三、注意事项

（1）运动能量消耗即运动目标的制订一定考虑性别差异、体重差异、个人身体活动水平差异。

（2）运动处方制订要特别考虑可行性。运动开始时立足个人目前活动水平和能力。因此最好要进行运动负荷测定和体能测定。运动负荷测定是对运动负荷的承受能力测定。以心肺功能为主，进行安静和运动状态下的生理功能检测，主要有心率、血压、肺活量等指标。体能测定主要进行力量、耐力、速度和灵敏的身体素质检测，从中判定锻炼者的运动能力和生理机能的状况。

（3）重视运动前的准备活动和运动后的恢复活动。

（4）缺乏日常锻炼的人，运动时应从大到小，循序渐进，逐渐增加运动量。

（5）对于患有可能影响运动能力疾病的人，应在医生指导下进行运动，或通过运动试验对身体工作能力进行评价后，确定适宜的身体活动量。

（6）注意穿着合适的衣服和鞋袜。预防运动损伤。避免过量运动。

（7）运动调节能量平衡，必须同时对饮食进行调整。

如有以下症状之一者，立即停止运动。

①不正常的心跳：如不规则心跳和过快的心跳、心悸、扑动、快脉搏突然变慢。

②运动中或运动后即刻出现胸部、上臂或咽喉部疼痛或沉重感觉。

③特别眩晕或轻度头痛，意识紊乱、出冷汗、晕厥。

④严重气短。

⑤身体任何一部分突然疼痛或麻木。

⑥上腹部区疼痛或"烧心"。

四、工作任务

请选择本小组一名成员，为其设计运动处方并进行运动指导。

附录 中国居民膳食营养素参考摄入量（2023版）

附表 1

膳食能量需要量（EER）

年龄/阶段	男性						女性					
	PAL I [a]		PAL II [b]		PAL III [c]		PAL I [a]		PAL II [b]		PAL III [c]	
	MJ/d	kcal/d	MJ/d	kcal/d	MJ/d	kcal/d	MJ/d	kcal/d	MJ/d	kcal/d	MJ/d	kcal/d
0岁~	—	—	0.38MJ/(kg·d)	90kcal/(kg·d)	—	—	—	—	0.38MJ/(kg·d)	90kcal/(kg·d)	—	—
0.5岁~	—	—	0.31MJ/(kg·d)	75kcal/(kg·d)	—	—	—	—	0.31MJ/(kg·d)	75kcal/(kg·d)	—	—
1岁~	—	—	3.77	900	—	—	—	—	3.35	800	—	—
2岁~	—	—	4.60	1100	—	—	—	—	4.18	1000	—	—
3岁~	—	—	5.23	1250	—	—	—	—	4.81	1150	—	—
4岁~	—	—	5.44	1300	—	—	—	—	5.23	1250	—	—
5岁~	—	—	5.86	1400	—	—	—	—	5.44	1300	—	—
6岁~	5.86	1400	6.69	1600	7.53	1800	5.44	1300	6.07	1450	6.90	1650
7岁~	6.28	1500	7.11	1700	7.95	1900	5.65	1350	6.49	1550	7.32	1750
8岁~	6.69	1600	7.74	1850	8.79	2100	6.07	1450	7.11	1700	7.95	1900
9岁~	7.11	1700	8.16	1950	9.20	2200	6.49	1550	7.53	1800	8.37	2000
10岁~	7.53	1800	8.58	2050	9.62	2300	6.90	1650	7.95	1900	8.79	2100

续表

年龄/阶段	男性						女性					
	PAL I [a]		PAL II [b]		PAL III [c]		PAL I [a]		PAL II [b]		PAL III [c]	
	MJ/d	kcal/d	MJ/d	kcal/d	MJ/d	kcal/d	MJ/d	kcal/d	MJ/d	kcal/d	MJ/d	kcal/d
11 岁 ~	7.95	1900	9.20	2200	10.25	2450	7.32	1750	8.37	2000	9.41	2250
12 岁 ~	9.62	2300	10.88	2600	12.13	2900	8.16	1950	9.20	2200	10.25	2450
15 岁 ~	10.88	2600	12.34	2950	13.81	3300	8.79	2100	9.83	2350	11.09	2650
18 岁 ~	9.00	2150	10.67	2550	12.55	3000	7.11	1700	8.79	2100	10.25	2450
30 岁 ~	8.58	2050	10.46	2500	12.34	2950	7.11	1700	8.58	2050	10.04	2400
50 岁 ~	8.16	1950	10.04	2400	11.72	2800	6.69	1600	8.16	1950	9.62	2300
65 岁 ~	7.95	1900	9.62	2300	—	—	6.49	1550	7.74	1850	—	—
75 岁 ~	7.53	1800	9.20	2200	—	—	6.28	1500	7.32	1750	—	—
孕早期	—	—	—	—	—	—	+0	+0	+0	+0	+0	+0
孕中期	—	—	—	—	—	—	+1.05	+250	+1.05	+250	+1.05	+250
孕晚期	—	—	—	—	—	—	+1.67	+400	+1.67	+400	+1.67	+400
乳母	—	—	—	—	—	—	+1.67	+400	+1.67	+400	+1.67	+400

注：PAL I [a]、PAL II [b] 和 PAL III [c] 分别代表低强度身体活动水平、中等强度身体活动水平和高强度身体活动水平。

"—" 表示未制定或未涉及；"+" 表示在相应年龄阶段的成年女性需要量基础上增加的需要量。

附表 2　　　　　　　　　**膳食蛋白质参考摄入量**

年龄/阶段	EAR/（g/d）		RNI/（g/d）		AMDR/%E
	男性	女性	男性	女性	
0 岁~	—	—	9（AI）	9（AI）	—
0.5 岁~	—	—	17（AI）	17（AI）	—
1 岁~	20	20	25	25	—
2 岁~	20	20	25	25	—
3 岁~	25	25	30	30	—
4 岁~	25	25	30	30	8~20
5 岁~	25	25	30	30	8~20
6 岁~	30	30	35	35	10~20
7 岁~	30	30	40	40	10~20
8 岁~	35	35	40	40	10~20
9 岁~	40	40	45	45	10~20
10 岁~	40	40	50	50	10~20
11 岁~	45	45	55	55	10~20
12 岁~	55	50	70	60	10~20
15 岁~	60	50	75	60	10~20
18 岁~	60	50	65	55	10~20
30 岁~	60	50	65	55	10~20
50 岁~	60	50	65	55	10~20
65 岁~	60	50	72	62	15~20
75 岁~	60	50	72	62	15~20
孕早期	—	+0	—	+0	10~20
孕中期	—	+10	—	+15	10~20
孕晚期	—	+25	—	+30	10~20
乳母	—	+20	—	+25	10~20

注："—"表示未制定或未涉及；"+"表示在相应年龄阶段的成年女性需要量基础上增加的需要量。

附表 3

膳食脂肪及脂肪酸参考摄入量

年龄/阶段	总脂肪 AMDR/%E	饱和脂肪酸 AMDR/%E	ω–6 多不饱和脂肪酸 AMDR/%E	ω–3 多不饱和脂肪酸 AMDR/%E	亚油酸 AI/%E	亚麻酸 AI/%E	EPA+DHA AMDR/AI/（g/d）
0 岁~	48（AI）	—	—	—	8.0（0.15g[a]）	0.90	0.1[b]
0.5 岁~	40（AI）	—	—	—	6.0	0.67	0.1[b]
1 岁~	35（AI）	—	—	—	4.0	0.60	0.1[b]
3 岁~	35（AI）	—	—	—	4.0	0.60	0.2
4 岁~	20~30	<8	—	—	4.0	0.60	0.2
6 岁~	20~30	<8	—	—	4.0	0.60	0.2
7 岁~	20~30	<8	—	—	4.0	0.60	0.2
9 岁~	20~30	<8	—	—	4.0	0.60	0.2
11 岁~	20~30	<8	—	—	4.0	0.60	0.2
12 岁~	20~30	<8	—	—	4.0	0.60	0.25
15 岁~	20~30	<8	—	—	4.0	0.60	0.25
18 岁~	20~30	<10	2.5~9.0	0.5~2.0	4.0	0.60	0.25~2.00（AMDR）
30 岁~	20~30	<10	2.5~9.0	0.5~2.0	4.0	0.60	0.25~2.00（AMDR）
50 岁~	20~30	<10	2.5~9.0	0.5~2.0	4.0	0.60	0.25~2.00（AMDR）
65 岁~	20~30	<10	2.5~9.0	0.5~2.0	4.0	0.60	0.25~2.00（AMDR）
75 岁~	20~30	<10	2.5~9.0	0.5~2.0	4.0	0.60	0.25~2.00（AMDR）
孕早期	20~30	<10	2.5~9.0	0.5~2.0	+0	+0	0.25（0.2[b]）
孕中期	20~30	<10	2.5~9.0	0.5~2.0	+0	+0	0.25（0.2[b]）
孕晚期	20~30	<10	2.5~9.0	0.5~2.0	+0	+0	0.25（0.2[b]）
乳母	20~30	<10	2.5~9.0	0.5~2.0	+0	+0	0.25（0.2[b]）

注：[a] 花生四烯酸；[b] DHA。

"—"表示未制定；"+"表示在相应年龄阶段的成年女性需要量基础上增加的需要量。

附表 4　　　　　　　　　　　　　　　**膳食碳水化合物参考摄入量**

年龄/阶段	总碳水化合物		膳食纤维	添加糖*
	EAR/（g/d）	AMDR/%E	AI/（g/d）	AMDR/%E
0 岁 ~	60（AI）	—	—	—
0.5 岁 ~	80（AI）	—	—	—
1 岁 ~	120	50~65	5~10	
4 岁 ~	120	50~65	10~15	<10
7 岁 ~	120	50~65	15~20	<10
9 岁 ~	120	50~65	15~20	<10
12 岁 ~	150	50~65	20~25	<10
15 岁 ~	150	50~65	25~30	<10
18 岁 ~	120	50~65	25~30	<10
30 岁 ~	120	50~65	25~30	<10
50 岁 ~	120	50~65	25~30	<10
65 岁 ~	120	50~65	25~30	<10
75 岁 ~	120	50~65	25~30	<10
孕早期	+10	50~65	+0	<10
孕中期	+20	50~65	+4	<10
孕晚期	+35	50~65	+4	<10
乳母	+50	50~65	+4	<10

注：* 添加糖每天不超过 50g/d，最好低于 25g/d。

"—"表示未制定；"+"表示在相应年龄阶段的成年女性需要量基础上增加的需要量。

附表 5   膳食宏量营养素可接受范围（AMDR）   单位:%E

年龄/阶段	碳水化合物	总脂肪	蛋白质
0 岁~	—	48（AI）	—
0.5 岁~	—	40（AI）	—
1 岁~	50~65	35（AI）	—
4 岁~	50~65	20~30	8~20
6 岁~	50~65	20~30	10~20
7 岁~	50~65	20~30	10~20
11 岁~	50~65	20~30	10~20
12 岁~	50~65	20~30	10~20
15 岁~	50~65	20~30	10~20
18 岁~	50~65	20~30	10~20
30 岁~	50~65	20~30	10~20
50 岁~	50~65	20~30	10~20
65 岁~	50~65	20~30	15~20
75 岁~	50~65	20~30	15~20
孕早期	50~65	20~30	10~20
孕中期	50~65	20~30	10~20
孕晚期	50~65	20~30	10~20
乳母	50~65	20~30	10~20

注："—"表示未制定。

附表6　膳食矿物质推荐摄入量（RNI）或适宜摄入量（AI）

年龄/阶段	钙/(mg/d) RNI	磷/(mg/d) RNI	钾/(mg/d) AI	钠/(mg/d) AI	镁/(mg/d) RNI	氯/(mg/d) AI	铁/(mg/d) RNI 男	铁/(mg/d) RNI 女	碘/(μg/d) RNI	锌/(mg/d) RNI 男	锌/(mg/d) RNI 女	硒/(μg/d) RNI	铜/(mg/d) RNI	氟/(mg/d) AI	铬/(μg/d) AI 男	铬/(μg/d) AI 女	锰/(mg/d) AI 男	锰/(mg/d) AI 女	钼/(μg/d) RNI
0岁~	200 (AI)	105 (AI)	400	80	20 (AI)	120	0.3 (AI)		85 (AI)	1.5 (AI)		15 (AI)	0.3 (AI)	0.01	0.2		0.01		3 (AI)
0.5岁~	350 (AI)	180 (AI)	600	180	65 (AI)	450	10		115 (AI)	3.2 (AI)		20 (AI)	0.3 (AI)	0.23	5		0.7		6 (AI)
1岁~	500	300	900	500~700[a]	140	800~1100[b]	10		90	4.0		25	0.3	0.6	15		2.0	1.5	10
4岁~	600	350	1100	800	160	1200	10		90	5.5		30	0.4	0.7	15		2.0	2.0	12
7岁~	800	440	1300	900	200	1400	12		90	7.0		40	0.5	0.9	20		2.5	2.5	15
9岁~	1000	550	1600	1100	250	1700	16		90	7.0		45	0.6	1.1	25		3.5	3.0	20
12岁~	1000	700	1800	1400	320	2200	16	18	110	8.5	7.5	60	0.7	1.4	33	30	4.5	4.0	25
15岁~	1000	720	2000	1600	330	2500	16	18	120	11.5	8.0	60	0.8	1.5	35	30	5.0	4.0	25
18岁~	800	720	2000	1500	330	2300	12	18	120	12.0	8.5	60	0.8	1.5	35	30	4.5	4.0	25
30岁~	800	710	2000	1500	320	2300	12	18	120	12.0	8.5	60	0.8	1.5	35	30	4.5	4.0	25
50岁~	800	710	2000	1500	320	2300	12	10[c]　18[d]	120	12.0	8.5	60	0.8	1.5	30	25	4.5	4.0	25
65岁~	800	680	2000	1400	310	2200	12	10	120	12.0	8.5	60	0.8	1.5	30	25	4.5	4.0	25
75岁~	800	680	2000	1400	300	2200	12	10	120	12.0	8.5	60	0.7	1.5	30	25	4.5	4.0	25

续表

年龄/阶段	钙/(mg/d) RNI	磷/(mg/d) RNI	钾/(mg/d) AI	钠/(mg/d) AI	镁/(mg/d) RNI	氯/(mg/d) AI	铁/(mg/d) RNI 男	铁/(mg/d) RNI 女	碘/(μg/d) RNI	锌/(mg/d) RNI 男	锌/(mg/d) RNI 女	硒/(μg/d) RNI	铜/(mg/d) RNI	氟/(mg/d) AI	铬/(μg/d) AI 男	铬/(μg/d) AI 女	锰/(mg/d) AI 男	锰/(mg/d) AI 女	钼/(μg/d) RNI
孕早期	+0	+0	+0	+0	+40	+0	—	+0	+110	—	+2.0	+5	+0.1	+0	—	+0	—	+0	+0
孕中期	+0	+0	+0	+0	+40	+0	—	+7	+110	—	+2.0	+5	+0.1	+0	—	+3	—	+0	+0
孕晚期	+0	+0	+0	+0	+40	+0	—	+11	+110	—	+2.0	+5	+0.1	+0	—	+5	—	+0	+0
乳母	+0	+0	+400	+0	+0	+0	—	+6	+120	—	+4.5	+18	+0.7	+0	—	+5	—	+0.2	+5

注：ª1岁～为500mg/d，2岁～为600mg/d，3岁～为700mg/d。
ᵇ1岁～为800mg/d，2岁～为900mg/d，3岁～为1100mg/d。
ᶜ无月经。
ᵈ有月经。
"—"表示未涉及；"+"表示在相应年龄阶段的成年女性需要量基础上增加的需要量。

附表 7　膳食维生素推荐摄入量（RNI）或适宜摄入量（AI）

年龄/阶段	维生素A/（μg RAE/d） RNI 男	女	维生素D/（μg/d） RNI	维生素E/（mg α-TE/d） AI	维生素K/（μg/d） AI	维生素B₁/（mg/d） RNI 男	女	维生素B₂/（mg/d） RNI 男	女	烟酸/（mg NE/d） RNI 男	女	维生素B₆/（mg/d） RNI	叶酸/（μg DFE/d） RNI	维生素B₁₂/（μg/d） RNI	泛酸/（mg/d） AI	生物素/（μg/d） AI	胆碱/（mg/d） AI 男	女	维生素C/（mg/d） RNI
0 岁~	300（AI）	300（AI）	10（AI）	3	2	0.1（AI）	0.1（AI）	0.4（AI）	0.4（AI）	1（AI）	1（AI）	0.1（AI）	65（AI）	0.3（AI）	1.7	5	120	120	40（AI）
0.5 岁~	350（AI）	350（AI）	10（AI）	4	10	0.3（AI）	0.3（AI）	0.6（AI）	0.6（AI）	2（AI）	2（AI）	0.3（AI）	100（AI）	0.6（AI）	1.9	10	140	140	40（AI）
1 岁~	340	330	10	6	30	0.6	0.6	0.7	0.6	6	5	0.6	160	1.0	2.1	17	170	170	40
4 岁~	390	380	10	7	40	0.9	0.9	0.9	0.8	7	6	0.7	190	1.2	2.5	20	200	200	50
7 岁~	430	390	10	9	50	1.0	0.9	1.0	0.9	9	8	0.8	240	1.4	3.1	25	250	250	60
9 岁~	560	540	10	11	60	1.1	1.0	1.1	1.0	10	10	1.0	290	1.8	3.8	30	300	300	75
12 岁~	780	730	10	13	70	1.4	1.2	1.4	1.2	13	12	1.3	370	2.0	4.9	35	380	380	95
15 岁~	810	670	10	14	75	1.6	1.3	1.6	1.2	15	12	1.4	400	2.5	5.0	40	450	380	100
18 岁~	770	660	10	14	80	1.4	1.2	1.4	1.2	15	12	1.4	400	2.4	5.0	40	450	380	100
30 岁~	770	660	10	14	80	1.4	1.2	1.4	1.2	15	12	1.4	400	2.4	5.0	40	450	380	100
50 岁~	750	660	10	14	80	1.4	1.2	1.4	1.2	15	12	1.6	400	2.4	5.0	40	450	380	100
65 岁~	730	640	15	14	80	1.4	1.2	1.4	1.2	15	12	1.6	400	2.4	5.0	40	450	380	100
75 岁~	710	600	15	14	80	1.4	1.2	1.4	1.2	15	12	1.6	400	2.4	5.0	40	450	380	100
孕早期	—	+0	+0	+0	+0	—	+0	—	+0	—	+0	+0.8	+200	+0.5	+1.0	+10	—	+80	+0
孕中期	—	+70	+0	+0	+0	—	+0.2	—	+0.1	—	+0	+0.8	+200	+0.5	+1.0	+10	—	+80	+15
孕晚期	—	+70	+0	+0	+0	—	+0.3	—	+0.2	—	+0	+0.8	+200	+0.5	+1.0	+10	—	+80	+15
乳母	—	+600	+0	+3	+5	—	+0.3	—	+0.5	—	+4	+0.3	+150	+0.8	+2.0	+10	—	+120	+50

注："—" 表示未涉及；"+" 表示在相应年龄阶段的成年女性需要量基础上增加的需要量。

附表 8　　　膳食营养素降低膳食相关非传染性疾病风险的建议摄入量（PI-NCD）单位：mg/d

年龄/阶段	钾	钠	维生素 C
0 岁 ~	—	—	—
0.5 岁 ~	—	—	—
1 岁 ~	—	—	—
4 岁 ~	1800	≤1000	—
7 岁 ~	2200	≤1200	—
9 岁 ~	2800	≤1500	—
12 岁 ~	3200	≤1900	—
15 岁 ~	3600	≤2100	—
18 岁 ~	3600	≤2000	200
30 岁 ~	3600	≤2000	200
50 岁 ~	3600	≤2000	200
65 岁 ~	3600	≤1900	200
75 岁 ~	3600	≤1800	200
孕早期	+0	+0	+0
孕中期	+0	+0	+0
孕晚期	+0	+0	+0
乳母	+0	+0	+0

注：孕期、哺乳期女性的 PI-NCD 与同年龄女性相同。

"—"表示未制定；"+"表示在相应年龄阶段的成年女性需要量基础上增加的需要量。

附表 9

膳食微量营养素可耐受最高摄入量（UL）

年龄/阶段	钙/(mg/d)	磷/(mg/d)	铁/(mg/d)	碘/(μg/d)	锌/(mg/d)	硒/(μg/d)	铜/(mg/d)	氟/(mg/d)	锰/(mg/d)	钼/(μg/d)	维生素A/(μg/d)	维生素D/(μg/d)	维生素E/(mg/d)	烟酸/(mg NE/d)	烟酰胺/(mg/d)	维生素B₆/(mg/d)	叶酸/(μg/d)	胆碱/(mg/d)	维生素C/(mg/d)
0 岁~	1000	—	—	—	—	55	—	—	—	—	600	20	—	—	—	—	—	—	—
0.5 岁~	1500	—	—	—	—	80	—	—	—	—	600	20	—	—	—	—	—	—	—
1 岁~	1500	—	25	—	9	80	2.0	0.8	—	200	700	20	150	11	100	20	300	1000	400
4 岁~	2000	—	30	200	13	120	3.0	1.1	3.5	300	1000	30	200	15	130	25	400	1000	600
7 岁~	2000	—	35	250	21	150	3.0	1.5	5.0	400	1300	45	300	19	160	32	500	2000	800
9 岁~	2000	—	35	250	24	200	5.0	2.0	6.5	500	1800	45	400	23	200	40	650	2000	1100
12 岁~	2000	—	40	300	32	300	6.0	2.4	9.0	700	2400	50	500	30	260	50	800	2000	1600
15 岁~	2000	—	40	500	37	350	7.0	3.5	10	800	2800	50	600	33	290	55	900	2500	1800
18 岁~	2000	3500	42	600	40	400	8.0	3.5	11	900	3000	50	700	35	310	60	1000	3000	2000
30 岁~	2000	3500	42	600	40	400	8.0	3.5	11	900	3000	50	700	35	310	60	1000	3000	2000
50 岁~	2000	3500	42	600	40	400	8.0	3.5	11	900	3000	50	700	35	310	55	1000	3000	2000
65 岁~	2000	3000	42	600	40	400	8.0	3.5	11	900	3000	50	700	35	300	55	1000	3000	2000
75 岁~	2000	3000	42	600	40	400	8.0	3.5	11	900	3000	50	700	35	290	55	1000	3000	2000
孕早期	2000	3500	42	500	40	400	8.0	3.5	11	900	3000	50	700	35	310	60	1000	3000	2000
孕中期	2000	3500	42	500	40	400	8.0	3.5	11	900	3000	50	700	35	310	60	1000	3000	2000
孕晚期	2000	3500	42	500	40	400	8.0	3.5	11	900	3000	50	700	35	310	60	1000	3000	2000
乳母	2000	3500	42	500	40	400	8.0	3.5	11	900	3000	50	700	35	310	60	1000	3000	2000

注："—"表示未制定。

附表 10 水的适宜摄入量^a 单位：mL/d

年龄/阶段	饮水量		总摄入量^b	
	男性	女性	男性	女性
0 岁~	—		700^c	
0.5 岁~	—		900	
1 岁~	—		1300	
4 岁~	800		1600	
7 岁~	1000		1800	
12 岁~	1300	1100	2300	2000
15 岁~	1400	1200	2500	2200
18 岁~	1700	1500	3000	2700
65 岁~	1700	1500	3000	2700
孕早期	—	+0	—	+0
孕中期	—	+200	—	+300
孕晚期	—	+200	—	+300
乳母	—	+600	—	+1100

注：^a 温和气候条件下，低强度身体活动水平时的摄入量。在不同温湿度和/或不同强度身体活动水平时，应进行相应调整。

^b 包括食物中的水和饮水中的水。

^c 纯母乳喂养婴儿无需额外补充水分。

"—"表示未涉及；"+"表示在相应年龄阶段的成年女性需要量基础上增加的需要量。

附表 11　　其他膳食成分成年人特定建议值（SPL）和可耐受最高摄入量（UL）

其他膳食成分	SPL	UL
原花青素／（mg/d）	200	—
花色苷／（mg/d）	50	—
大豆异黄酮／（mg/d）	55[a] 75[b]	120[c]
绿原酸／（mg/d）	200	—
番茄红素／（mg/d）	15	70
叶黄素／（mg/d）	10	60
植物甾醇／（g/d）	0.8	2.4
植物甾醇酯／（g/d）	1.3	3.9
异硫氰酸酯／（mg/d）	30	—
辅酶 Q_{10}／（mg/d）	100	—
甜菜碱／（g/d）	1.5	4.0
菊粉或低聚果糖／（g/d）	10	—
β-葡聚糖（谷物来源）／（g/d）	3.0	—
硫酸/盐酸氨基葡萄糖／（mg/d）	1500	—
氨基葡萄糖／（mg/d）	1000	—

注：[a] 绝经前女性的 SPL；[b] 围绝经期和绝经后女性的 SPL；[c] 绝经后女性的 SPL。

"—"表示未制定。

参考文献

［1］中国营养学会．中国居民膳食营养素参考摄入量（2023 版）［M］．北京：人民卫生出版社，2023.

［2］中国营养学会．中国居民膳食指南（2022）［M］．北京：人民卫生出版社，2022.

［3］杨月欣．中国食物成分表：标准版［M］．北京：北京大学医学出版社，2018.

［4］杨月欣．中国营养科学全书［M］．北京：人民卫生出版社，2019.

［5］中国营养学会肥胖防控分会，中国营养学会临床营养分会，中华预防医学会行为健康分会，中华预防医学会体育运动与健康分会．中国居民肥胖防治专家共识［J］．中华流行病学杂志，2022，43（5）：609-626.

［6］健康管理师职业资格考试研究组．健康管理师（国家职业资格三级）考试精讲［M］．北京：中国医药科技出版社，2019.

［7］黄丽卿．营养配餐［M］．北京：中国轻工业出版社，2020.

［8］王其梅．营养配餐与设计（第三版）［M］．北京：中国轻工业出版社，2020.

［9］赵福振，张栋，许荣华．食品营养与配餐［M］．武汉：华中科技大学出版社，2020.

［10］林金雪娇，李爽，范志红．杂粮饭与慢性疾病预防的研究进展［J］．中国食物与营养，2020，26（3）：81-85.

［11］王友发，孙明晓，杨月欣．《中国肥胖预防和控制蓝皮书》［M］．北京：北京大学医学出版社，2019.

［12］上海市食品安全工作联合会．上海市食品从业人员食品安全知识培训教程 食品生产分册［M］．上海：华东理工大学出版社，2019.

［13］刘丹．营养配餐［M］．成都：西南交通大学出版社，2019.

［14］王志成．癌症预防和治疗的 16 种误区［J］．健康生活，2019（4）：38-41.

［15］杨晶．营养干预对社区几种慢性疾病的效果［J］．农家参谋，2019（19）：228.

［16］李长贵．中国高尿酸血症与痛风诊疗指南（2019）［J］．中华内分泌代谢杂志，2020，36（1）：1-13.

［17］巴乾，陈培战，王慧．慢性疾病的精准营养预防和干预［J］．中华疾病控制杂志，2018，22（12）：1203-1206.

［18］李京东、倪雪朋．食品营养与卫生［M］．2 版．北京：中国轻工业出版社，2018.

［19］贾君．营养与配餐［M］．北京：中国轻工业出版社，2017.

［20］孙雪莲，董碧蓉．慢性疾病营养治疗的重要性与特点［J］．现代临床医学，2017，43（4）：316-320.

［21］浮吟梅．食品营养与健康［M］．北京：中国轻工业出版社，2016.

［22］中国营养学会．中国糖尿病膳食指南（2017）［M］．北京：人民卫生出版

社，2016.

　　［23］邱婷婷 . 八大营养措施防控慢性病［J］. 家庭医药 . 快乐养生，2015（4）：
10-13.

　　［24］高秀兰 . 食品营养与卫生［M］. 重庆：重庆大学出版社，2015.

　　［25］郭晓宇 . 慢性疾病防治误区多［J］. 人人健康，2013（18）：56.

　　［26］吕玉珍 . 食品营养与健康［M］. 2 版 . 大连：大连理工大学出版社，2015.

　　［27］葛可佑 . 中国营养师培训教材［M］. 北京：人民卫生出版社，2013.

　　［28］蔡东联 . 实用营养学［M］. 2 版 . 北京：人民卫生出版社，2012.

　　［29］张雷，马德华 . 膳食营养与慢性疾病的预防［J］. 中国疗养医学，2012，21
（7）：659-660.

　　［30］黄涛，杨睿瑶，郭守斌 . 2009 年洪雅县农村居民膳食营养调查与对策研究［J］.
河南预防医学杂志，2011，22（4）：261-262+276.

　　［31］范志红 . 食物营养与配餐［M］. 北京：中国农业大学出版社，2010.

　　［32］周翠娥 . 癌症的预防与治疗进展［J］. 实用医技杂志，2010，17（6）：
537-538.

　　［33］中国就业培训技术指导中心 . 公共营养师国家职业资格四级［M］. 北京：中国
劳动社会保障出版社，2009.

　　［34］中国就业培训技术指导中心 . 公共营养师国家职业资格三级［M］. 北京：中国
劳动社会保障出版社，2007.

　　［35］翟凤英，王惠君，王志宏，等 . 中国居民膳食营养状况的变迁及政策建议［J］.
中国食物与营养，2006（5）：4-6.

SHIPIN YINGYANG
YU JIANKANG

食品营养
与健康 （第二版）

上架建议：食品工业

了解更多...

轻工教学服务网二维码

ISBN 978-7-5184-4662-9

9 787518 446629 >

定价：49.00 元

食品营养与健康
任务工单

浮吟梅　邢淑婕　主编

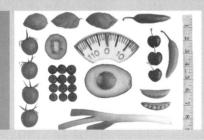

中国轻工业出版社　全国百佳图书出版单位

目　录

任务工单 1　食物能量密度的计算与评价

班级		小组号		组长	
成员姓名				学时	
实训场地		指导教师		日期	
任务目的					

任务描述：

选择薯片、巧克力、爆米花三种食品，三种食品营养标签显示能量如下表所示。目标对象为 11 岁女孩和 60 岁妇女，请计算三种零食针对两类人群的能量密度并进行评价。

品种	能量/（kJ/100g）
薯片	2322
巧克力	2400
爆米花	1920

一、资讯

1. 什么是食物能量密度？食物能量密度计算的公式是什么？

2. 长期摄入低能量密度和高能量密度的食物分别对人体有什么影响？

二、决策与计划

人员分配	
时间安排	
工具和材料	
工作步骤	

三、实施

1. 评价食物能量密度的方法和步骤

2. 判断结果

四、检查

根据食物能量密度的计算方法和步骤对工作过程和结果进行检查。

五、评估

考评项目/分数		自我评估	组内评估	教师评估	备注
素质考评/ 15 分	工作纪律/7 分				
	团队合作/8 分				
任务工单考评/30 分					
实操考评/ 55 分	工具使用/10 分				
	任务方案/10 分				
	实施过程/15 分				
	完成情况/15 分				
	其他/5 分				
合计/100 分					
综合评估/100 分					

组长签字：_____   教师签字：_____

任务工单 2　不同食物蛋白质质量评价——AAS 法

班级		小组号		组长	
成员姓名				学时	
实训场地		指导教师		日期	
任务目的					

任务描述：

根据下表，利用 AAS 法对粳米、绿豆、牛奶三种食物的蛋白质质量进行评价。

必需氨基酸	人体氨基酸模式/ （mg/g）	粳米/ （mg/100g）	绿豆/ （mg/100g）	牛奶/ （mg/100g）
异亮氨酸	40	247	976	119
亮氨酸	70	509	1761	253
赖氨酸	55	221	1626	214
甲硫氨酸+胱氨酸	35	298	489	96
苯丙氨酸+酪氨酸	60	601	2102	239
苏氨酸	40	222	779	104
色氨酸	10	124	246	39
缬氨酸	50	360	1189	139

一、资讯

1. 什么是 AAS？

2. AAS 计算步骤有哪些？

3. 什么是 PDCAAS？与 AAS 有什么不同？

二、决策与计划

人员分配	
时间安排	
工具和材料	
工作步骤	

三、实施

1. 对粳米、绿豆、牛奶三种食物的蛋白质质量进行评价的方法和步骤

2. 评价结果

四、检查

根据 AAS 法评价蛋白质质量的方法和步骤对三种食物蛋白质质量评价的过程和结果进行检查。

五、评估

考评项目/分数		自我评估	组内评估	教师评估	备注
素质考评/ 15 分	工作纪律/7 分				
	团队合作/8 分				
任务工单考评/30 分					
实操考评/ 55 分	工具使用/10 分				
	任务方案/10 分				
	实施过程/15 分				
	完成情况/15 分				
	其他/5 分				
合计/100 分					
综合评估/100 分					

组长签字：＿＿＿＿＿＿＿　　　教师签字：＿＿＿＿＿＿＿

任务工单 3 混合食物血糖生成指数与血糖负荷计算

班级		小组号		组长	
成员姓名				学时	
实训场地		指导教师		日期	
任务目的					

任务描述：

一份混合食物配料为：150g 马铃薯（GI 66）、30g 白面包（GI 75）、250mL 脱脂奶（GI 32）、120g 苹果（GI 36），计算该混合食物的 GI 和 GL 并进行评价。

一、资讯

1. 什么是 GI？

2. 什么是 GL？与 GI 是什么关系？

3. GI 有什么营养学意义？

二、决策与计划

人员分配	
时间安排	
工具和材料	
工作步骤	

三、实施

1. 混合食物的 GI 和 GL 计算的步骤

2. 结果

四、检查

根据混合食物 GI、GL 的计算和评价方法对计算和评价的过程及结果进行检查。

五、评估

考评项目/分数		自我评估	组内评估	教师评估	备注
素质考评/ 15 分	工作纪律/7 分				
	团队合作/8 分				
任务工单考评/30 分					
实操考评/ 55 分	工具使用/10 分				
	任务方案/10 分				
	实施过程/15 分				
	完成情况/15 分				
	其他/5 分				
合计/100 分					
综合评估/100 分					

组长签字：_____　　　　　教师签字：_____

任务工单4 动植物油脂脂肪酸评价

班级		小组号		组长	
成员姓名				学时	
实训场地		指导教师		日期	
任务目的					

任务描述：

根据下表，对牛油、玉米油、调和油（花生油20%+大豆油80%）三种油脂的脂肪酸进行评价。注：各种油脂的质量均为100g。

食物名称	食部/g	脂肪含量/（g/100g）	12：0	14：0	16：0	16：1	18：0	18：1	18：2	18：3	20：5	22：6
牛油	100	92.0	0.1	3.9	25.3	3.4	28.6	28.8	1.9	1.0	—	—
大豆油	100	99.9	—	—	11.1	1.5	3.8	22.4	51.7	6.7	—	—
花生油	100	99.9	—	—	12.5	0.1	3.6	40.4	37.9	0.4	—	—
玉米油	100	99.2	—	—	12.6	0.3	1.3	27.4	56.4	0.6	—	—

一、资讯

1. 什么是EFA？

2. 脂肪酸评价的方法有哪些？

3. 脂肪酸的适宜比例是多少？

二、决策与计划

人员分配	
时间安排	
工具和材料	
工作步骤	

三、实施

1. 动植物油脂脂肪酸评价的步骤

2. 结果

四、检查

根据油脂脂肪酸评价的方法和步骤对三种油脂脂肪酸评价的过程和结果进行检查。

五、评估

考评项目/分数		自我评估	组内评估	教师评估	备注
素质考评/ 15 分	工作纪律/7 分				
	团队合作/8 分				
任务工单考评/30 分					
实操考评/ 55 分	工具使用/10 分				
	任务方案/10 分				
	实施过程/15 分				
	完成情况/15 分				
	其他/5 分				
合计/100 分					
综合评估/100 分					

组长签字：_____ 教师签字：_____

任务工单5 大米和鸡蛋营养质量评价

班级		小组号		组长	
成员姓名				学时	
实训场地		指导教师		日期	
任务目的					

任务描述：

根据下表，计算鸡蛋和大米的营养素密度和营养质量指数，并对其营养价值进行评价。

食物名称	食部/%	能量/kcal	水分/mg	蛋白质/g	脂肪/g	碳水化合物/g	视黄醇当量/μg	维生素 B₁/mg	维生素 B₂/mg	维生素 C/mg	钙/mg	铁/mg	锌/mg
大米	100	384	13.7	7.7	0.6	76.8	—	0.16	0.08	—	11	1.1	1.45
鸡蛋	87	138	75.8	12.7	9.0	1.5	310	0.09	0.31	—	48	2.0	1.00

注：质量均为100g。

一、资讯

1. 食物营养价值受到哪些因素的影响？

2. 什么是能量密度和营养质量指数？

3. 如何应用能量密度和营养质量指数对食物的营养价值进行评定？

二、决策与计划

人员分配	
时间安排	
工具和材料	
工作步骤	

三、实施

1. 大米和鸡蛋营养质量评价的方法与步骤

2. 结果

四、检查

根据食物营养价值评价的方法和步骤对鸡蛋和大米营养评价的过程和结果进行检查。

五、评估

考评项目/分数		自我评估	组内评估	教师评估	备注
素质考评/ 15 分	工作纪律/7 分				
	团队合作/8 分				
任务工单考评/30 分					
实操考评/ 55 分	工具使用/10 分				
	任务方案/10 分				
	实施过程/15 分				
	完成情况/15 分				
	其他/5 分				
合计/100 分					
综合评估/100 分					

组长签字：_____　　　　教师签字：_____

任务工单6　奶制品营养价值评价

班级		小组号		组长	
成员姓名				学时	
实训场地		指导教师		日期	
任务目的					

任务描述：

从市场上选取了几种奶制品，根据食品营养标签列出了主要营养成分及含量，见表1。请先用营养素密度和营养质量指数的方法对牛奶的营养价值进行评价，再以液态奶（牛奶）的营养成分为基础，比较各奶制品之间营养素含量的差异（填写表2），并结合加工工艺，对奶制品营养价值进行评价。

表1　几种奶制品主要营养成分含量

营养成分	牛奶	酸奶	奶粉	干酪
蛋白质/（g/100g）	3.2	3.0	22.2	24.9
脂肪/（g/100g）	3.7	3.2	26.0	34.5
维生素A/（μg/100g）	16	19	180	330
维生素B_2/（mg/100g）	0.13	0.14	0.17	0.14
叶酸/（μg/100g）	4.7	11.3	5.9	31.0
钙/（mg/100g）	110	160	750	731
磷/（mg/100g）	103	168	550	500

表2　奶制品营养价值评价

项目	牛奶	酸奶	奶粉	干酪
主要原料	全脂牛奶	鲜牛奶	牛奶、白糖、复合维生素等	奶酪、牛奶、食盐
加工方法	消毒/灭菌	发酵	浓缩、喷雾干燥	发酵、凝乳、去乳清、成熟
各主要营养成分含量与牛奶的比值				
蛋白质				
脂肪				
维生素A				
维生素B_2				

续表

项目	牛奶	酸奶	奶粉	干酪
叶酸				
钙				
磷				

一、资讯

1. 什么是食品的营养价值？

2. 食物按照其营养特点可以分为哪几类，营养特点各是什么？主要食物有哪些种类？

3. 简述奶制品的营养特点。

二、决策与计划

人员分配	
时间安排	
工具和材料	
工作步骤	

三、实施

1. 奶制品营养价值评价的方法与步骤

2. 结果

四、检查

根据食物营养价值评价的方法和步骤对奶制品营养价值评价的过程和结果进行检查。

五、评估

考评项目/分数		自我评估	组内评估	教师评估	备注
素质考评/15 分	工作纪律/7 分				
	团队合作/8 分				
任务工单考评/30 分					
实操考评/55 分	工具使用/10 分				
	任务方案/10 分				
	实施过程/15 分				
	完成情况/15 分				
	其他/5 分				
合计/100 分					
综合评估/100 分					

组长签字：_____　　　　教师签字：_____

任务工单 7　水缺乏的判断与饮水指导

班级		小组号		组长	
成员姓名				学时	
实训场地		指导教师		日期	
任务目的					

任务描述：

请选择本小组一名成员为对象，对其进行必要的询问和检查，判断和评价该成员是否缺水，并给出科学的饮水指导。

一、资讯

1. 水缺乏的症状有哪些？

2. 如何维持人体的水平衡？

二、决策与计划

人员分配	
时间安排	
工具和材料	
工作步骤	

三、实施

1. 评判水缺乏的方法与步骤

2. 判断结果

水缺乏评价表

姓名_____ 年龄_____ 性别_____

缺水程度	临床表现	失水量（占体重的百分比）
轻度缺水		
中度缺水		
重度缺水		
评判结果		

检查者：_____ 日期：_____

3. 科学饮水建议

四、检查

根据科学饮水指导的方法和步骤对工作过程和结果进行检查。

五、评估

考评项目/分数		自我评估	组内评估	教师评估	备注
素质考评/ 15 分	工作纪律/7 分				
	团队合作/8 分				
任务工单考评/30 分					
实操考评/ 55 分	工具使用/10 分				
	任务方案/10 分				
	实施过程/15 分				
	完成情况/15 分				
	其他/5 分				
合计/100 分					
综合评估/100 分					

组长签字：_____ 教师签字：_____

任务工单 8 保健食品选购指导

班级		小组号		组长	
成员姓名				学时	
实训场地		指导教师		日期	
任务目的					

任务描述：

选择市场上两种当前反响比较好的功能相近的保健食品，了解该类产品的主要功效、主要成分、使用人群、价格、生产规格等信息，以这两种保健食品为例，对保健食品的选购进行指导。

一、资讯

1. 保健食品与一般食品的区别是什么？

2. 保健食品与药品的主要区别是什么？

二、决策与计划

人员分配	
时间安排	
工具和材料	
工作步骤	

三、实施

1. 保健食品选购流程

2. 保健食品应有的包装标示

3. 判断结果

表1　　　　　　　　　　　**保健食品1选购评价表**

姓名_____　　年龄_____　　　性别_____

保健食品标识	有	无（否决）	成分含量	
保健食品名称			保健作用	
批准文号			适宜人群	
二者是否相符（不相符否决）			生产厂家	
配料名称			注册地址	

表2　　　　　　　　　　　**保健食品2选购评价表**

姓名_____　　年龄_____　　　性别_____

保健食品标识	有	无（否决）	成分含量	
保健食品名称			保健作用	
批准文号			适宜人群	
二者是否相符（不相符否决）			生产厂家	
配料名称			注册地址	

检查者：_____　　　日期：_____

4. 选购建议

四、检查

根据保健食品选购流程对工作过程和结果进行检查。

五、评估

考评项目/分数		自我评估	组内评估	教师评估	备注
素质考评/ 15 分	工作纪律/7 分				
	团队合作/8 分				
任务工单考评/30 分					
实操考评/ 55 分	工具使用/10 分				
	任务方案/10 分				
	实施过程/15 分				
	完成情况/15 分				
	其他/5 分				
合计/100 分					
综合评估/100 分					

组长签字：_____　　　教师签字：_____

任务工单9 饮料营养标签解读

班级		小组号		组长	
成员姓名				学时	
实训场地		指导教师		日期	
任务目的					

任务描述：

市场上某两个品牌饮料能量和营养素含量如下所示，请对这两个品牌饮料的营养标签进行解读，并对其营养价值进行分析。

品牌饮料1营养标签

项目	每100mL	营养素参考值/%
能量	180kJ	2
蛋白质	0g	0
脂肪	0g	0
碳水化合物	10.6g	4
—糖	10.6g	
钠	12mg	1

品牌饮料2营养标签

项目	每100mL	营养素参考值/%
能量	157kJ	2
蛋白质	1.0g	2
脂肪	0.7g	1
碳水化合物	5.0g	2
钠	112mg	6
维生素A	55μg RAE	7
维生素D	1.7μg	34
钙	60mg	8

注：营养声称以420kJ计。

一、资讯

1. 什么是食品标签？什么是营养标签？

2. 食品的营养标签主要包括哪些内容？各有什么含义？

3. 食品营养标签中的营养成分包括哪些种类？各包括哪些营养素？

4. 什么是中国食品标签营养素参考值？

5. 什么是营养声称？营养声称包括哪些内容？什么是功能声称？

二、决策与计划

人员分配	
时间安排	
工具和材料	
工作步骤	

三、实施

1. 饮料营养标签的解读步骤

2. 结果

四、检查

根据营养标签解读方法和步骤对饮料营养标签解读的过程和结果进行检查。

五、评估

考评项目/分数		自我评估	组内评估	教师评估	备注
素质考评/ 15 分	工作纪律/7 分				
	团队合作/8 分				
任务工单考评/30 分					
实操考评/ 55 分	工具使用/10 分				
	任务方案/10 分				
	实施过程/15 分				
	完成情况/15 分				
	其他/5 分				
合计/100 分					
综合评估/100 分					

组长签字：＿＿＿＿＿＿＿＿＿　　　教师签字：＿＿＿＿＿＿＿＿＿

任务工单 10　饼干营养标签制作

班级		小组号		组长	
成员姓名				学时	
实训场地		指导教师		日期	
任务目的					

任务描述：

市场上某品牌饼干和普通饼干营养素含量（每 100g）如下表所示，请为该品牌饼干制作营养标签，并根据营养标签对其营养价值进行分析。

营养成分	能量/kcal	蛋白质/g	脂肪/g	碳水化合物/g	视黄醇当量/μg	维生素 B_2/mg	烟酸/mg	钠/mg	钙/mg	铁/mg	锌/mg
某品牌饼干	433	9	12.7	70.6	24	0.04	4.7	204	73	1.9	0.91
普通饼干	572	10.8	39.7	42.9	0	0.04	1.6	114	0	1.9	0.73

一、资讯

1. 什么是食品的营养成分？总能量如何计算？

2. 食品的中的蛋白质和碳水化合物含量如何计算？

3. 食品营养标签的格式要求有哪些？

二、决策与计划

人员分配	
时间安排	
工具和材料	
工作步骤	

三、实施

1. 饼干营养标签制作的方法与步骤

2. 结果

四、检查

根据营养标签制作的方法和步骤对饼干营养标签制作的过程和结果进行检查。

五、评估

考评项目/分数		自我评估	组内评估	教师评估	备注
素质考评/15分	工作纪律/7分				
	团队合作/8分				
任务工单考评/30分					
实操考评/55分	工具使用/10分				
	任务方案/10分				
	实施过程/15分				
	完成情况/15分				
	其他/5分				
合计/100分					
综合评估/100分					

组长签字：_____   教师签字：_____

任务工单 11 《中国居民膳食指南（2022）》的认识与解读

班级		小组号		组长	
成员姓名				学时	
实训场地		指导教师		日期	
任务目的					

任务描述：

每年 5 月 20 日为全国学生营养日。其目的在于广泛、深入宣传学生时期营养的重要性，大力普及营养知识。为了青少年茁壮成长，应为学生提供合理的饮食结构。中小学校、托幼机构应根据不同食物所含的营养素和不同年龄段学生的营养标准，合理调配膳食，做到荤素、粗细搭配，平衡健康。请在全国学生营养日进行科普宣传，为学校、社区和家庭解读《中国居民膳食指南（2022）》。

一、资讯

1. 什么是膳食指南？

2. 《中国居民膳食指南（2022）》中的平衡膳食八准则是什么？

3. 如何保证吃动平衡，健康体重？

二、决策与计划

人员分配	
时间安排	
工具和材料	
工作步骤	

三、实施

1. 方法与步骤

2. 取得的效果

四、检查

对《中国居民膳食指南（2022）》平衡膳食八准则的核心推荐的理解进行检查。

五、评估

考评项目/分数		自我评估	组内评估	教师评估	备注
素质考评/15分	工作纪律/7分				
	团队合作/8分				
任务工单考评/30分					
实操考评/55分	工具使用/10分				
	任务方案/10分				
	实施过程/15分				
	完成情况/15分				
	其他/5分				
合计/100分					
综合评估/100分					

组长签字：_____　　教师签字：_____

任务工单 12　大学生一日食谱设计

班级		小组号		组长	
成员姓名				学时	
实训场地		指导教师		日期	
任务目的					

任务描述：

某大四男生，回族，最近在备考研究生，压力较大，食欲不好，请为其设计一日不带量食谱。

一、资讯

1. 营养食谱的设计要求调查配餐对象哪些方面的信息？

2. 主、副食的选择和设计需要注意什么？

3. 一日三餐设计时要注意什么？

二、决策与计划

人员分配	
时间安排	
工具和材料	
工作步骤	

三、实施

1. 配餐对象基础信息的调查

2. 主食的选择和设计

3. 副食的选择和设计

4. 一日食谱的设计

餐次	食物名称	原料名称
早餐		
午餐		
晚餐		

四、检查

根据成年人营养食谱设计的方法和步骤对工作过程和结果进行检查，根据《中国居民膳食指南（2022）》查看该食谱是否符合要求。

五、评估

考评项目/分数		自我评估	组内评估	教师评估	备注
素质考评/15分	工作纪律/7分				
	团队合作/8分				
任务工单考评/30分					
实操考评/55分	工具使用/10分				
	任务方案/10分				
	实施过程/15分				
	完成情况/15分				
	其他/5分				
合计/100分					
综合评估/100分					

组长签字：_____   教师签字：_____

任务工单 13　成年人一日食谱编制

班级		小组号		组长	
成员姓名				学时	
实训场地		指导教师		日期	
任务目的					

任务描述：

请选择本小组一名成员，根据其身高、体重、体力活动等情况确定其能量和营养素需要量，并为其编制一日带量食谱。

一、资讯

1. 营养食谱的调配包括哪些方面？

2. 食谱编制的原则有哪些？

3. 食谱的评价应包括哪些方面？

二、决策与计划

人员分配	
时间安排	
工具和材料	
工作步骤	

三、实施

1. 编制一日营养食谱的方法与步骤

2. 为该成员编制营养食谱

餐次	食物名称	原料	用量/g
早餐			
午餐			
晚餐			

四、检查

根据成年人营养食谱编制的方法和步骤对工作过程和结果进行检查。

五、评估

考评项目/分数		自我评估	组内评估	教师评估	备注
素质考评/ 15 分	工作纪律/7 分				
	团队合作/8 分				
任务工单考评/30 分					
实操考评/ 55 分	工具使用/10 分				
	任务方案/10 分				
	实施过程/15 分				
	完成情况/15 分				
	其他/5 分				
合计/100 分					
综合评估/100 分					

组长签字：_____   教师签字：_____

任务工单 14　学龄前儿童一周营养食谱编制

班级		小组号		组长	
成员姓名				学时	
实训场地		指导教师		日期	
任务目的					

任务描述：

请选择当地一家幼儿园，了解该幼儿园的人员构成情况，利用食物交换份法为该幼儿园编制一周营养食谱。

一、资讯

1. 怎样用食物交换份法编制食谱？

2. 为学龄前儿童编制食谱需要注意哪些方面？

二、决策与计划

人员分配	
时间安排	
工具和材料	
工作步骤	

三、实施

1. 为学龄前儿童编制一日营养食谱的方法与步骤

2. 为学龄前儿童编制一周营养食谱的方法与步骤

3. 为学龄前儿童编制的一周营养食谱

星期	餐次	食物名称	原料	用量/g	总用量/kg
一	早餐				
	加餐				
	午餐				
	加点				
	晚餐				
二	早餐				
	加餐				
	午餐				
	加点				
	晚餐				
三	早餐				
	加餐				
	午餐				
	加点				
	晚餐				
四	早餐				
	加餐				
	午餐				
	加点				
	晚餐				

续表

星期	餐次	食物名称	原料	用量/g	总用量/kg
五	早餐				
	加餐				
	午餐				
	加点				
	晚餐				

四、检查

根据学龄前儿童营养食谱编制的方法和步骤对工作过程和结果进行检查。

五、评估

考评项目/分数		自我评估	组内评估	教师评估	备注
素质考评/15分	工作纪律/7分				
	团队合作/8分				
任务工单考评/30分					
实操考评/55分	工具使用/10分				
	任务方案/10分				
	实施过程/15分				
	完成情况/15分				
	其他/5分				
合计/100分					
综合评估/100分					

组长签字：_____　　　教师签字：_____

任务工单 15　蔬菜烹饪指导

班级		小组号		组长	
成员姓名				学时	
实训场地		指导教师		日期	
任务目的					

任务描述：

　　刘阿姨从菜市场买了一捆芹菜，她这样烹调：菜板切好菜后，用热水烫了一下，然后泡在一大盆凉水中，半个小时后开始炒。刘阿姨将锅烧得冒烟，放进 2 大勺猪油，在炒菜过程中还加入了食用碱面，最后又向锅中加入一碗水，最后加入调味品。请指出刘阿姨存在的烹调加工误区并指导正确的烹调加工方法。

一、资讯

1. 常用烹调方法对营养素的影响有哪些？

2. 列举减少烹调中营养素损失的措施。

3. 如何正确烹调绿叶蔬菜？

二、决策与计划

人员分配	
时间安排	
工具和材料	
工作步骤	

三、实施

1. 刘阿姨存在的烹调加工误区

2. 科学烹饪加工方法指导

四、检查

根据烹饪营养咨询服务知识对烹饪过程进行检查。

五、评估

考评项目/分数		自我评估	组内评估	教师评估	备注
素质考评/ 15 分	工作纪律/7 分				
	团队合作/8 分				
任务工单考评/30 分					
实操考评/ 55 分	工具使用/10 分				
	任务方案/10 分				
	实施过程/15 分				
	完成情况/15 分				
	其他/5 分				
合计/100 分					
综合评估/100 分					

组长签字：_____　　　教师签字：_____

任务工单 16　减盐、减油和减糖烹饪指导

班级		小组号		组长	
成员姓名				学时	
实训场地		指导教师		日期	
任务目的					

任务描述：

周末，在某社区安排营养咨询活动，该社区有较多独居老人，大多老人有"三高"慢性病，随着年龄的增加，味觉迟钝，平时喜欢口味重的食物，整体多油偏咸，个别老人甚至有做菜放糖的习惯。针对这种现象，请对老人的饮食和烹饪情况进行评价，并给予合理的建议和指导。

一、资讯

1. 如何减盐烹饪？

2. 减油烹饪的措施和建议有哪些？

3. 生活中，如何在膳食中减少糖的摄入？

二、决策与计划

人员分配	
时间安排	
工具和材料	
工作步骤	

三、实施

1. 老人的饮食和烹饪情况评价

2. 对老人的减盐、减油、减糖烹饪方法指导

四、检查

根据老人对减盐、减油和减糖的烹饪知识理解情况进行检查。

五、评估

考评项目/分数		自我评估	组内评估	教师评估	备注
素质考评/ 15 分	工作纪律/7 分				
	团队合作/8 分				
任务工单考评/30 分					
实操考评/ 55 分	工具使用/10 分				
	任务方案/10 分				
	实施过程/15 分				
	完成情况/15 分				
	其他/5 分				
合计/100 分					
综合评估/100 分					

组长签字：_____　　　教师签字：_____

任务工单 17　膳食调查——24h 回顾法

班级		小组号		组长	
成员姓名				学时	
实训场地		指导教师		日期	
任务目的					

任务描述：

两人组成调查小组，采用 24h 回顾法，选择一名在校学生对其进行连续三天的膳食调查，将调查结果记入膳食调查表中。

一、资讯

1. 简述 24h 回顾法的原理。

2.24h 回顾法的优点、缺点各是什么？

3. 简述 24h 回顾法的技术要点。

4. 餐次比、人日数及其计算方法是什么？

5. 应用 24h 回顾法进行膳食调查的注意事项有哪些？

二、决策与计划

人员分配	
时间安排	
工具和材料	
工作步骤	

三、实施

1. 膳食调查的方法和步骤

2. 调查结果

四、检查

根据 24h 膳食调查的方法及步骤进行检查。

五、评估

考评项目/分数		自我评估	组内评估	教师评估	备注
素质考评/ 15 分	工作纪律/7 分				
	团队合作/8 分				
任务工单考评/30 分					
实操考评/ 55 分	工具使用/10 分				
	任务方案/10 分				
	实施过程/15 分				
	完成情况/15 分				
	其他/5 分				
合计/100 分					
综合评估/100 分					

组长签字：_____　　　教师签字：_____

任务工单 18　一日膳食能量和营养素摄入量计算

班级		小组号		组长	
成员姓名				学时	
实训场地		指导教师		日期	
任务目的					

任务描述:

两人组成工作小组,根据任务工单 17 的 24h 回顾法的膳食调查结果,计算其能量和营养素的摄入量。

一、资讯

1. 膳食结构及分类。

2. 膳食中各类食物摄入量的计算方法。

3. 膳食中各类食物营养素摄入量的计算方法。

二、决策与计划

人员分配	
时间安排	
工具和材料	
工作步骤	

三、实施

1. 调查期间三大产能营养素和能量的摄入量计算方法和步骤

2. 计算结果

膳食能量和营养素摄入量表

食物	重量/ g	能量/ kcal	蛋白质/ g	脂肪/ g	碳水 化合物/g	钙/mg	铁/mg	视黄醇 当量/μg	维生素 C/ mg
……									
合计									

四、检查

根据一日膳食营养素和能量摄入量的计算方法及步骤进行检查。

五、评估

考评项目/分数		自我评估	组内评估	教师评估	备注
素质考评/ 15分	工作纪律/7分				
	团队合作/8分				
任务工单考评/30分					
实操考评/ 55分	工具使用/10分				
	任务方案/10分				
	实施过程/15分				
	完成情况/15分				
	其他/5分				
合计/100分					
综合评估/100分					

组长签字：＿＿＿＿＿＿＿　　　　　教师签字：＿＿＿＿＿＿＿

任务工单 19　一日膳食调查结果分析与评价

班级		小组号		组长	
成员姓名				学时	
实训场地		指导教师		日期	
任务目的					

任务描述：

两人组成工作小组，根据任务工单 18 对 24h 回顾法膳食调查结果的能量和营养素摄入量的计算结果，对其进行分析与评价。

一、资讯

1. 膳食调查结果需要从哪些方面进行评价？

2. 膳食结构评价的依据与方法是什么？

3. 膳食能量和营养素摄入量的评价方法和标准是什么？

4. 餐次比、能量和蛋白质食物来源分布的评价方法和标准是什么？

二、决策与计划

人员分配	
时间安排	
工具和材料	
工作步骤	

三、实施

1. 对膳食调查结果的各评价项目计算与分析的方法步骤

2. 根据以上分析结果对该膳食进行综合评价，并针对相应问题提出合理化建议

四、检查

根据一日膳食调查结果进行检查。

五、评估

考评项目/分数		自我评估	组内评估	教师评估	备注
素质考评/ 15 分	工作纪律/7 分				
	团队合作/8 分				
任务工单考评/30 分					
实操考评/ 55 分	工具使用/10 分				
	任务方案/10 分				
	实施过程/15 分				
	完成情况/15 分				
	其他/5 分				
合计/100 分					
综合评估/100 分					

组长签字：_____   教师签字：_____

任务工单20　成人体格测量与评价

班级		小组号		组长	
成员姓名				学时	
实训场地		指导教师		日期	
任务目的					

任务描述：

请在本小组内任选一名成员，对其进行体格测量，测量结果填在体格测量记录表中，根据测量结果对其体格状况进行评价。

一、资讯

1. 体格测量对人体营养状况的评价有什么意义？

2. 成人体格测量的指标有哪些？

3. 怎样测量成人的身高和体重？

4. 怎样测量成人的腰围和臀围？

二、决策与计划

人员分配	
时间安排	
工具和材料	
工作步骤	

三、实施

1. 体格测量的方法与步骤

2. 测量结果

×××体格测量记录表

姓名_____　　年龄_____　　性别_____

	身高/cm	体重/kg	BMI	腰围/cm	臀围/cm	WHR	备注
实测值							
正常值							
体格状况							

记录者：_____　　日期：_____

3. 该成员体格状况综合评价

四、检查

根据体格测量的方法和步骤以及评价的标准对工作过程和结果进行检查，指出存在的问题及改正措施。

五、评估

考评项目/分数		自我评估	组内评估	教师评估	备注
素质考评/ 15 分	工作纪律/7 分				
	团队合作/8 分				
任务工单考评/30 分					
实操考评/ 55 分	工具使用/10 分				
	任务方案/10 分				
	实施过程/15 分				
	完成情况/15 分				
	其他/5 分				
合计/100 分					
综合评估/100 分					

组长签字：_____   教师签字：_____

任务工单 21　儿童体格测量

班级		小组号		组长	
成员姓名				学时	
实训场地		指导教师		日期	
任务目的					

任务描述：

请在家人或亲戚朋友中选择一名 0—10 岁的儿童对其进行体格测量，将测量结果记录在体格测量记录表中。

一、资讯

1. 儿童体格测量的指标有哪些？

2. 儿童体格发育的指标有什么意义？

3. 怎样测量儿童的纵向测量指标？

4. 怎样测量儿童的围度测量指标？

5. 怎样测量儿童的体重？

二、决策与计划

人员分配	
时间安排	
工具和材料	
工作步骤	

三、实施

1. 体格测量的方法与步骤

2. 测量结果

×××体格测量记录表

姓名 ＿＿＿＿＿＿＿　　　　年龄 ＿＿＿＿＿＿＿　　　　性别 ＿＿＿＿＿＿＿

	体重/kg	身长/cm	坐高/cm	顶臀长/cm	头围/cm	胸围/cm	上臂围/cm	备注
实测值								
正常值								
体格状况								

记录者：＿＿＿＿＿＿＿　　　　日期：＿＿＿＿＿＿＿

四、检查

根据儿童体格测量的方法和步骤对工作过程和结果进行检查。

五、评估

考评项目/分数		自我评估	组内评估	教师评估	备注
素质考评/15分	工作纪律/7分				
	团队合作/8分				
任务工单考评/30分					
实操考评/55分	工具使用/10分				
	任务方案/10分				
	实施过程/15分				
	完成情况/15分				
	其他/5分				
合计/100分					
综合评估/100分					

组长签字：＿＿＿＿＿＿＿　　　　教师签字：＿＿＿＿＿＿＿

任务工单 22 缺铁性贫血判断与评价

班级		小组号		组长	
成员姓名				学时	
实训场地		指导教师		日期	
任务目的					

任务描述:

选择本小组一名成员为对象，对其进行必要的询问和检查，根据缺铁性贫血判断要点对其评价和判断，如该成员存在缺铁性贫血，请给予膳食建议。

一、资讯

1. 维生素 B_1 缺乏的症状有哪些?

2. 维生素 A 缺乏的症状有哪些?

3. 锌缺乏的症状有哪些? 需要进行哪些方面的实验室检查?

4. 维生素 C 缺乏的症状有哪些? 需要进行哪些方面的实验室检查?

5. 维生素 D 和钙缺乏的症状有哪些?

二、决策与计划

人员分配	
时间安排	
工具和材料	
工作步骤	

三、实施

1. 评判缺铁性贫血的方法与步骤

2. 判断结果

×××营养评价表

姓名_____ 年龄_____ 性别_____

营养评价	结果
个人史	
体检结果	
食物营养史	
临床检验，实验室检查	
评判结果	

检查者：_____ 日期：_____

3. 膳食建议

四、检查

根据评估缺铁性贫血的方法和步骤对工作过程和结果进行检查。

五、评估

考评项目/分数		自我评估	组内评估	教师评估	备注
素质考评/15分	工作纪律/7分				
	团队合作/8分				
任务工单考评/30分					
实操考评/55分	工具使用/10分				
	任务方案/10分				
	实施过程/15分				
	完成情况/15分				
	其他/5分				
合计/100分					
综合评估/100分					

组长签字：_____ 教师签字：_____

任务工单 23 中年人生活方式测定与评估

班级		小组号		组长	
成员姓名				学时	
实训场地		指导教师		日期	
任务目的					

任务描述：

王强，男，60 岁，退休人员，身高 175cm，体重 85kg，患有 1 型糖尿病。请为王强设计健康生活方式调查表，针对不同部分评估的情况（或选择本小组一名成员进行模拟），给出合理化建议。

一、资讯

1. 什么是健康？影响健康的因素有哪些？

2. 健康生活方式包括哪些方面？

3. 不健康的生活方式有哪些？

二、决策与计划

人员分配	
时间安排	
工具和材料	
工作步骤	

三、实施

1. 健康生活方式调查表

2. 评估结果与建议

四、检查

根据健康生活方式测定与评估的方法和步骤进行检查。

五、评估

考评项目/分数		自我评估	组内评估	教师评估	备注
素质考评/ 15分	工作纪律/7分				
	团队合作/8分				
任务工单考评/30分					
实操考评/ 55分	工具使用/10分				
	任务方案/10分				
	实施过程/15分				
	完成情况/15分				
	其他/5分				
合计/100分					
综合评估/100分					

组长签字：_____ 　　　教师签字：_____

任务工单24　高血压健康管理方案设计

班级		小组号		组长	
成员姓名				学时	
实训场地		指导教师		日期	
任务目的					

任务描述：

王先生，60岁，身高178cm，体重78kg，退休在家，一次看电视中的健康节目后，自己购买了电子血压计测量血压。清晨测血压值为130/85mmHg，中午测为140/90mmHg，下午4点测为145/88mmHg。王先生平时脾气暴躁易怒，喜饮酒。请根据王先生的健康状况和生活方式，为其设计健康管理方案。

一、资讯

1. 什么是血压，什么是高压、什么是低压？

2. 高血压的定义是什么，可以分为哪几类？

3. 指出高血压诊断标准。

4. 高血压与膳食营养的关系是什么？

二、决策与计划

人员分配	
时间安排	
工具和材料	
工作步骤	

三、实施

1. 基本疾病病情评价

2. 饮食习惯史评价

3. 体重评价

4. 膳食指导

5. 生活方式指导

6. 营养与健康教育

四、检查

根据高血压健康管理方案设计的方法和步骤进行检查。

五、评估

考评项目/分数		自我评估	组内评估	教师评估	备注
素质考评/15 分	工作纪律/7 分				
	团队合作/8 分				
任务工单考评/30 分					
实操考评/55 分	工具使用/10 分				
	任务方案/10 分				
	实施过程/15 分				
	完成情况/15 分				
	其他/5 分				
合计/100 分					
综合评估/100 分					

组长签字：_____　　教师签字：_____

任务工单 25　个人健康档案建立

班级		小组号		组长	
成员姓名				学时	
实训场地		指导教师		日期	
任务目的					

任务描述：

请选择本小组中的一名成员，为其建立个人健康档案。

一、资讯

1. 个人健康档案定义。

2. 个人健康档案包括哪几部分内容？

3. 什么是 SOAP，有什么意义？

二、决策与计划

人员分配	
时间安排	
工具和材料	
工作步骤	

三、实施

1. 给该小组成员建立健康档案的步骤

2. 该小组成员的健康档案

四、检查

根据个人健康档案建立的方法和步骤进行检查。

五、评估

考评项目/分数		自我评估	组内评估	教师评估	备注
素质考评/15分	工作纪律/7分				
	团队合作/8分				
任务工单考评/30分					
实操考评/55分	工具使用/10分				
	任务方案/10分				
	实施过程/15分				
	完成情况/15分				
	其他/5分				
合计/100分					
综合评估/100分					

组长签字：＿＿＿＿＿＿＿　　教师签字：＿＿＿＿＿＿＿

任务工单 26 普通人运动处方设计

班级		小组号		组长	
成员姓名				学时	
实训场地		指导教师		日期	
任务目的					

任务描述：

请选择本小组一名成员，为其设计运动处方并进行运动指导。

一、资讯

1. 运动的种类有哪些，分别对健康有什么作用？

2. 身体活动的强度如何进行分级，用心率来判断运动强度时不同人群的靶心率如何确定？

3. 运动频率如何确定？

4. 如何判断体力活动水平？

二、决策与计划

人员分配	
时间安排	
工具和材料	
工作步骤	

三、实施

1. 设计运动方案的方法与步骤

2. 结果

该同学的运动方案

姓名：＿＿＿＿＿＿

性别：＿＿＿＿＿＿

年龄：＿＿＿＿＿＿岁

职业：＿＿＿＿＿＿

体育爱好：＿＿＿＿＿＿

健康状况：＿＿＿＿＿＿，体型：＿＿＿＿＿＿

运动项目：＿＿＿＿＿＿

运动频度：4~5 次/周

自我监督——心率

运动项目	第1周	第2周	第3周	第4周	第5周	第6周

处方者：

年　　月　　日

四、检查

根据普通人运动处方设计和运动指导的方法和步骤对工作过程和结果进行检查。

五、评估

考评项目/分数		自我评估	组内评估	教师评估	备注
素质考评/15分	工作纪律/7分				
	团队合作/8分				
任务工单考评/30分					
实操考评/55分	工具使用/10分				
	任务方案/10分				
	实施过程/15分				
	完成情况/15分				
	其他/5分				
合计/100分					
综合评估/100分					

组长签字：_____　　　教师签字：_____

食品营养与健康
任务工单